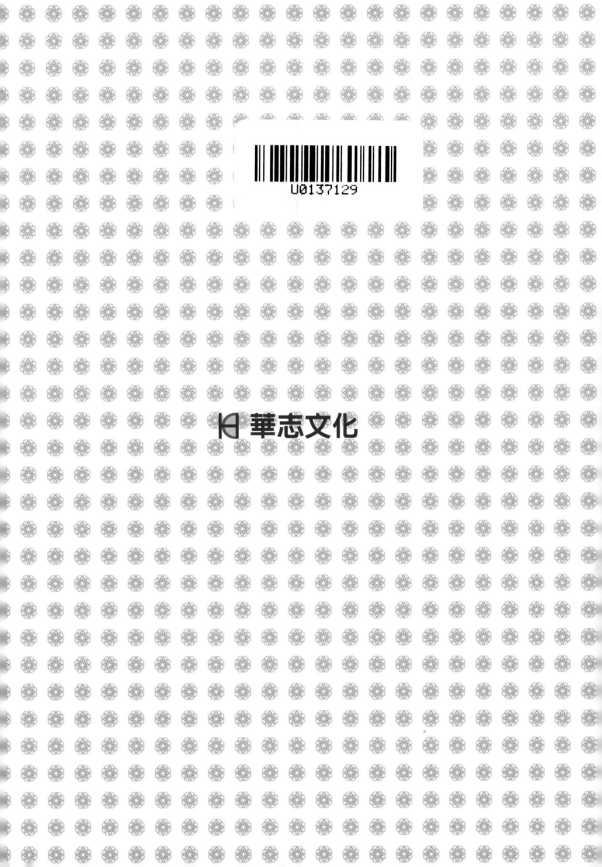

U0137129

華志文化

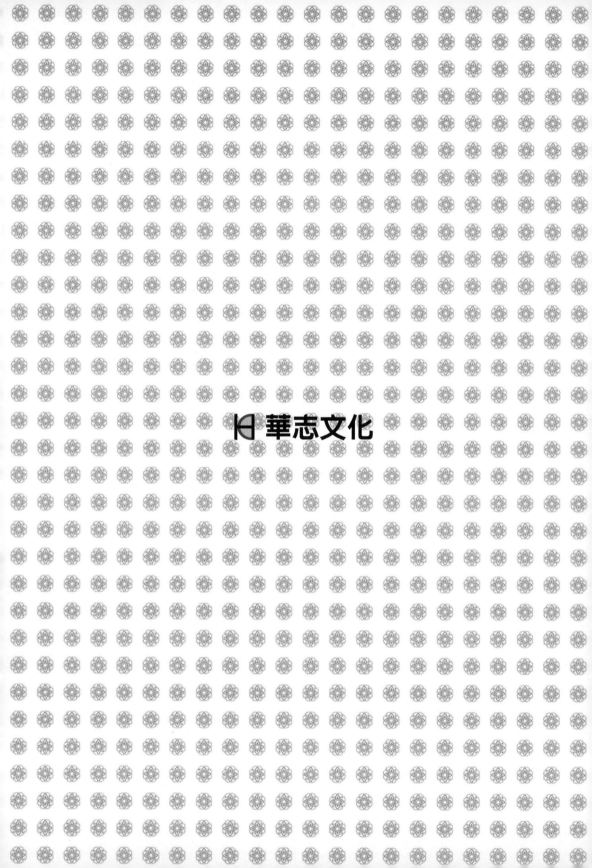
華志文化

胃腸病及痔瘡的治療捷徑

前　言

　　余臨床行醫三十餘年來，所看到的胃腸病患者無數，而因胃腸病影響其他臟腑經絡，併發其他病症的更是不乏其人，不管是胃腸本身的疾病或是由胃腸引發的其他相關疾病，只要該疾病與胃腸有關，都可藉由兼治胃腸疾病的同時，達到基本治癒或快速改善的目的，這樣的治療法較能一發中的，不會亂槍打鳥茫無目標。

　　中醫治病只要把本病治好，其他的病就會跟著好轉，只要讓機體陰陽平衡達到致中和的狀態，病就可以解除，跟西醫的頭痛醫頭、腳痛醫腳，如胃酸逆流則制胃酸的局部治療法是迥然不同，如果患者說頭痛了就醫頭，血壓高了就用藥控制血壓，血糖高就控制血糖、經痛了就吃止痛藥，皮膚癢了就吃抗組織氨或類固醇，失眠了就開鎮定劑，憂鬱症則開百憂解，白帶陰癢就給予塞劑，那樣的治療法只能短暫的把病情控制，不會把病真正治好，因為當本病還存在時，是紙包不住火，只會把病越治越複雜，越治越糟糕。

　　因為我親身經歷治癒過如是此類不少的病症，心裡非常清楚，沒有把本病治好，是無濟於事的，可是太多的患者並不知道發病的原因，也不知只服藥控制的後果，對身體是不好的。當病越來越嚴重時，只得在醫院檢查、拿藥、徘徊、無助，從這一科看到另一科，耗費不少時間，最後的答案總是落莫的失望而歸，病情越來越顏重，在徘徊無邊的苦海裡時，才驚覺事態的嚴重。為了讓那些無助的患者能早日尋找到正確醫療之路，找回健康，只好利用診務之餘，把自身所知盡量用淺顯的文字描述成書，目的是希望有緣者能獲得此類正確的訊息，獲得健康，早日脫離苦海。

　　『腎為先天之本』，父母親給你的基因是與生俱來無法改變的，『脾為後天之本』，後天的生命基礎是可以靠飲食、起居、運動去培養或改變。人在出生後全靠吃進去的食物所攝取的營養來維持生

命，因此在出生後的漫長生涯中，把吃進去的東西好好的吸收去供應全身的營養所需是何等重要的事，而維持消化吸收的功能全在於脾胃等的消化系統，胃之下為十二指腸、空腸、小腸、大腸，最後到達肛門，在消化的過程中還須靠嘴巴咬合所分泌的唾液及膽汁的分泌以分解脂肪，還有脾的運化、吸收、轉輸，和胰臟的分泌胰液來幫助消化，在整個消化吸收過程中，胃、脾、小腸、大腸佔著非常重要的地位，因此凡是發生在胃與腸的大大小小疾病，我們都統稱為胃腸病。

很多人都有一種觀念，普遍都認為現代的人衣食無缺，吃的好，穿的好，應該沒有什麼營養不良的問題，反而是營養過剩才對，其實這種觀念是錯誤的，越是生活在現代文明時代的人，吃的反而越是不營養，怎麼說呢？因為越文明，精緻及加工的食品就越多，譬如白麵、甜點、蛋糕、肉圓、油炸物、加工飲料就是，外食族的人都知道要買胚芽米或糙米或五穀米煮的飯是相當不容易，舉目望去，滿街上的大大小小賣吃的店家，所端出的飯都是白飯，或是以賣各式精緻麵食、水餃、鍋貼、米粉、肉丸、火鍋、燒烤、炸雞排為號召，吸引顧客前去。

商人經營生意只要有人上門就好，那管顧客吃的營養不營養，而顧客呢？只要好吃、便宜、方便就好，如果有 199 元吃到飽的店，顧客更是懷著貪小便宜的心把他吃個夠，等到吃回來發生肚子撐了，才知道事情不妙，趕緊把強胃散拿來應應急，一般人怎麼會知道這些過於精緻的食物，吃多了對身體會產生不好的結果呢！你知道很多加工食品或精緻食品，大部分都有添加對身體不好的化學原料進去嗎？

我常在看病的時候很耐心的跟患者朋友講，他們都抱著懷疑的態度問我為什麼？還會拿北方人、外國人不是一樣吃麵來跟我辯論，說他們這樣吃不是一樣也沒事？沒想到 2013 年的 5 月 20 日以後電視媒體終於用大幅度的報導毒澱粉事件，很多用麵粉做的美食

若是標榜又 Q、又酥、又脆，幾乎都有加化工原料順丁烯二酸，順丁烯二酸吃多了會影響腎臟，甚至連某知名麵包品牌標榜純天然香料也是假的，很多人都被美麗的商標所騙。這時患者才明白是怎麼一回事。

另外，誰會注意到現代的土壤已被過度利用，造成有機物質減少，所以吃進去的營養物質也相對欠缺呢？從美國進口的大豆有許多是經過基因改造，加上噴灑孟山都農藥，吃了容易長瘤，這些都是製造疾病的重要根源，卻被許多人所忽略，只有我們這些有心探討追究的醫者或曾身歷其害的病人才會去注意並發現這些問題。

很多人因為缺少飲食營養的基本知識，看到電視、廣播上的美食節目非常吸引人，便一窩蜂的搶著排隊試吃，做個道道地地的美食主義者，的確，吃進天下間的所有美食是人生一大快事，但是要吃天然、無加工的食物的確不容易，如果不是天然的食物，那麼長期吃下來，雖嚐盡天下所有美食，卻也會造成偏食的問題，造成食物囤積產生毒素，最後的結果是一個一個的病被自己製造出來，甚至等到罹患疾病還不知道是因為什麼原因造成的，於是開始亂投醫，到處檢查，到處吃藥，其實他們很多的病都是自己吃出來的卻不自知，這就應了病從口入的諺語，要治這類的疾病如果沒有從發病的源頭改善，疾病難以根治而且只會越治越糟。

胃腸病本身就已經令人感到很難過，不是痛就是悶脹，要不然就是打嗝、矢氣、吞酸，或是便祕、拉稀交替，嚴重的還會痛到死去活來，或長一些不好的東西，你不能不去理它，要盡快治療，要知道如果不積極治療還會影響其他臟腑經絡而有其他併發症發生，影響的層面廣大因人而異，大致來說有以下多種病況，如：頭痛、頭暈、肝病、小便不利、口瘡、口臭、眼澀、腰酸、白帶、經痛、皮膚病、心悸、胸悶、不易入睡、精神官能症、痔瘡、疲倦、容易退化等症，除此之外，尚還有很多疾病是沒有被發現的，這些慢性疾病都非常惱人，影響生活品質甚大。

倘若不幸罹患因腸胃病而引發的以上諸症，治療之法最好先從腸胃治起，或者相關疾病與腸胃並治，這樣才能把疾病治的更好更快，如果患者不知其所患的疾病是與胃腸有關，則勢必盲目亂投醫，罹患白帶則找婦產科，患失眠則找精神科，便祕則找胃腸科，患青春痘則找皮膚科……，如此頭痛醫頭不尋求其本的治療方式，最後還是不能真正把病治好，有時還會造成反效果；因此，身為一位有醫德的臨床醫者，有義務告知，讓那些罹患疾病的患者，尋找出正確的治療方向，早日脫離苦海。

胃腸病還會影響肛腸疾病的發生，如痔瘡、肛裂、肛癢、肛門濕疹、肛乳頭肥大等，因為肛門乃消化道的最後一道關口，排便的質地，順與不順，次數的多寡、量的多少、排便時間的固定與不固定，都會影響肛門口而產生疾病如肛裂及血栓痔，及肛門口3公分以內的靜脈循環不良而產生痔瘡，而這些排便的品質好壞是消化良與不良的表現，消化的良與不良又與吃進去的食物有關，吃進去的食物好消化吸收與否又跟胃腸本身機能有重要關係，所以要治好痔瘡或整個肛腸疾病，並不能把肛腸疾病當做單一的疾病治療，還要把重要的腸胃功能考慮進去，這樣才能把治療肛腸的疾病治得更好。同樣的道理，治青春痘等類似的疾病，不能把青春痘當成單一的疾病處理，當它跟胃腸扯上關係時，沒有把胃腸調好則休想把青春痘治好，我會在書內舉例證明。

民以食為天，我們沒有一天可以離開食物與營養，而胃腸正是擔任消化食物與吸收營養的重要器官。由於胃腸等中空器官，每天都要與外界進來的食物相接觸，每天都要默默地耕耘、蠕動、儲存、消化、吸收，進而排泄，無時無刻的忙碌著，好的壞的都要照單全收，也正因為如此，難免發生大大小小的毛病，吾人實在不可忽視它而延誤病情。

胃腸病種類繁多，有的很快即可治癒，有的則難度較高，具有高度危險性，所以只要有輕微的症狀出現，就要即刻就醫，譬如噁

心、嘔吐、腹脹、打嗝、矢氣、消化不良、胃痛、胃及十二指腸潰瘍、胃下垂、胃酸逆流、腹瀉、便祕、腸躁症、大便習慣改變、便血或解黑便、肛腸疾病等，均是與胃腸消化系統有關的症狀，不容大意。

　　脾為後天之本，脾又為中州，萬病皆歸脾土，所以胃腸的功能可以影響後天的一切，許多疾病也是因為胃腸疾病演變而來，本書就是在敘述胃腸病的重要性以及與其他臟腑疾病的互為因果關係，並略述肛腸疾病與胃腸的關係進而論述中醫的治法，希望關心本病的人，在閱讀本書後能更加深對胃腸病及痔瘡的認識，從而知所預防，常保健康。

　　注：作者宋文靖醫師本著醫者之仁心，創作了《胃腸病及痔瘡的治療捷徑》一書，分享其中醫治療痔瘡與胃腸病的理念與健康觀，希望能讓有此困擾的患者得到指引。在創作過程中，本書部分汲取了網路與醫學專著之論述，因多次轉載已無法正確得知作者並聯絡，（本書筆者是善意引用，絕無不良之心）若因此轉載給原作者造成困擾，我們表示最誠摯的歉意，若本書使用過您原創的著作內容，懇請您能與本社聯絡，經確認後，我們將按字數補償給予稿酬。

目 錄

胃腸病及痔瘡的治療捷徑

　　要避免胃腸疾病的發生，人類的生活必須漸漸回歸原始，要過著規律的生活起居運動娛樂，維持正常進食時間，避免不必要的壓力，規避精緻化的飲食及垃圾食品，注意營養物質的攝取，飲食勿過飽脹，心情宜放輕鬆。

　　人有胃氣則生，有胃氣就能吸收營養，有營養則能長壽，無壓力則能一身輕，後天之本在於脾胃，後天之養全靠飲食，飲食好、胃腸好免疫力自然增加，胃腸健康身體也會跟著健康。

一、久病可以成良醫

　　人的一生總不免發生病痛，但若此病痛纏綿不斷難以治癒，著實是一種折磨也是一種煎熬，精神上的痛苦真是難以言喻，如人飲水、冷暖自知，相信曾患過慢性疾病的人都曾有這種經驗。

　　余打從有記憶開始，便體弱多病，記得很小的時候（大約五、六歲吧？）便得了氣喘，當時整晚都趴坐在床的棉被上氣喘呼呼，像快要斷氣似的不能入睡，這樣的情形發生過好多次，每次氣喘發作都是請村里唯一的西醫葉醫師來打針開藥，病久了鄰里村人都知曉此事，上小學時不幸又得了中耳炎，耳朵老是流膿，一直吃藥（西藥）吃到國中，高中時又得鼻竇炎，整天都有流不完的黃鼻涕，以為吃西藥（抗生素）會好，結果把胃吃壞了病還是一樣沒好轉。之後在唸高中時，常去花蓮市某耳鼻喉科處做穿刺，雖然做過無數次的引流，但還是一直醫不好，最後甚至差一點跑去台北榮總開刀。

　　還好此病在當中醫師數年後由點鼻療法治好，否則我不知道還要走多少冤枉路，這些事都是在未當兵時發生的，這些年過去，我曾把它寫在《鼻病與咳喘的中醫快速療法》一書中，當兵因受訓整天出操曬太陽的關係，身體變壯許多，身上的舊疾一下子改善了很多，也不覺得自己曾得過鼻竇炎，是我最健康的時候。

　　退伍後唸大學，大三時考上郵局，在郵局工作近七年，由於經常外食，有一陣子胃腸變得不太好，經常拉肚子，記得不知是唸大幾時，有一次吃壞肚子，肚子痛得要死，急著要瀉肚子，急急忙忙用快跑的方式從羅斯福路公館處跑到台大內找廁所，還沒跑到一半便一陣眩暈昏倒過去，馬上又被肚子痛醒，強忍著便意勇闖廁所而去，可說是糗到極點，此事一直記憶猶新。

　　婚後有一次半夜肚子痛起床如廁，還沒走到廁所便昏過去了，適逢胞弟來我處暫住，聽到我跌倒的聲音而驚醒，趕快把我叫醒，醒後方知怎麼一回事。講到排便的情形是有時大不出，或排便不順

時，肛門口便會出現肛裂流一點血，我以為得了痔瘡，聽郵局同仁介紹，便在重慶北路的某個路邊攤購買一包一包的樹根頭（即草藥）據說有治便祕之效，買回來用電鍋煮來喝，有喝時大便的順暢度則變好，沒喝時又恢復以前的情形，我不知是那裡出了問題，是飲食不對還是自己胃腸不爭氣，因為當時我對中醫的知識全然不知，而看西醫，醫生又沒有講的很清楚，所以也不知要從那裡預防起。

　　從郵局轉換跑道考上中醫後才漸漸接觸中醫醫學的知識，民國七十二年尾，為了生活為了工作，我簽約被派到故鄉花蓮市開業，開業之初業主大肆舉辦七天的義診，當時掛號的人潮洶湧，共五位醫師應診，每人要看近兩百人，我是開業醫師不得怠慢，七天下來，把我累壞，事隔一年後，突然有一天早上起不了床，頭昏氣短一點力氣皆沒，原來大出一堆柏油樣糞便，是十二指腸出血的徵兆，馬上被送到花蓮醫院急救打點滴，這就是過於勞累所生出來的病，良久才調整過來。

　　一九八七年為了唸中國醫藥學院的短期進修班，我搬到台中十九甲開業，當時的我又要唸書、又要開業、太太又懷孕生子，搞到身體疲憊，經常因半夜胃痛而起床自己配藥服用，暫時止一止，排便不好時則經常肛裂出血，還經常趕往台北看林大鵬醫師拿藥膏回來擦，一九八九年入聖佑堂中醫院服務，不知是診務繁忙還是飲食不慎，可能跟喝牛奶所產生的乳糖不耐症有關，每喝牛奶則排便酸臭，一日數行，長久下來再壯的身體也會給弄瘦了，同時一直排便的關係肛裂也嚴重到不可收拾的地步，每次大便皆痛且痛後出血，醫院說要開刀，後來我找醫療痔瘡的同道師兄把我治好，這樣治療也費了好幾個月，由於那次慘痛的經驗，終於讓我學習到了一些治療痔瘡的技術，也知道了胃腸的重要性，便開始在醫院裡大量的使用自己研發的腸胃散，在醫院服務期間，我應用腸胃散的加減方，真正的治癒了不少罹患腸胃病的病人。

　　一九九〇年尾我從新店租屋處搬到土城新購的房屋，可能因為

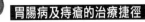

整天搬運重物勞累流汗的關係，那天的排便變得非常漂亮，這是我記憶最深刻的一次，原來有勞動、有流汗，腸胃蠕動就會明顯變好，若沒勞動，大便品質又變差了，這是我難得的經驗。一九九二年起我在土城自行開業，從早到晚都要工作，應診時間很長，多年勞累的結果把自己給累瘦了，最瘦的時候才五十三公斤，當時排便經常是稀稀的，一日數行，沒有吸收，後來在不得已之下吃台中榮總精神科的藥約一年半的時間，才把排便品質變好，把消化吸收功能恢復，才從五十三公斤又跳到最胖的六十六公斤，這個時候氣色最好，總是精神奕奕，我方才領悟腸胃的疾病是跟壓力有重要關係的。

可好景不常，藥一停用，人又瘦了下來，所以使用抗壓力的西藥還是不可靠，後來研究中藥，發現甘藥能令人緩及肥，也就是說甘性的中藥能使人增胖，所以開脾胃的藥都很好吃，而且甘味藥能解除壓力，像甘麥大棗湯、龍眼肉皆是。二〇〇三年，SARS 期間，不知是何原因（事後我想應是胃腸差、營養吸收不良合併無形壓力累積過久所造成）開始心跳、心慌、不好睡，因這病看起來好像不是什麼大病，但就是一直醫不好，最後演變成腦神經脫髓鞘的胞輪震跳，顏面肌肉時常抽搐顫動，非常不舒服，我想這些病都跟胃腸、壓力等脫離不了關係。

另外，我也體會到飲食不慎及吃的時間不對很容易引起胃腸病，譬如說連續吃了兩餐以上的麵食，或是便當內的肉油放太多沒有菜（現代的便當都是肉多菜很少），或是外食餐館連續三次以上，胃腸及排便就會很快出現問題，同時口乾舌燥會變得很明顯，胃腸一不好問題就來了，除了人變瘦還整個人變得很沒精神。

由於自己得病的親身經驗，知道胃腸一不好，很多問題便接著發生，這是一般人不會去注意的，醫生也常忽略，從這些經驗及教訓，更增加了我對胃腸病的重視，因為有這個經驗也更能掌握腸胃病的治法，另外還從許多病人患病的口述中，發現了許多難纏的問題只要跟腸胃功能有關的，大抵皆可從調整腸胃功能而得到改善，

而不一定一直繞著主訴上打轉，例如前頭痛、頭暈、皮膚病（尤其是青春痘）、經痛、白帶、睡眠障礙、肝功能不良、高血壓、貧血、痔疾、胸悶等，皆可由腸胃功能的改善而間接治好了主病，不要只頭痛醫頭，那是無濟於事的。

可見腸胃的功能影響的層面很廣，不能輕忽，我經歷過太多這樣的病例，本來僅是單純的胃腸病，卻不加詳查，而被誤治，變成複雜到不可收拾的地步，我有許多患者不幸罹患頭暈、頭痛、心悸、緊張的疾病，本來很快就可醫好的，卻不幸的在醫院一再的檢查看病拿藥，從這一科看到那一科，繞了一大圈又回到原地，把問題變得更複雜化，結果我發現他們的病原居然跟腸胃有關，我從健脾利濕、去其積滯、調整腸胃的根本問題改善便很快有了起色，等到病醫好了他們都會很好奇的問，如不詳加解說，病人還不知道他們的病居然是從腸胃引起，如果他們還被這樣誤治下去，除了本病沒治好之外，還徒然製造出病人的另一疾病，這樣只會造成病人更多的痛苦、時間、金錢，還浪費了不少社會資源。

維持生命需要食物營養的供給，而營養的吸收要靠良好的腸胃，腸胃好，營養吸收就好，便不容易得病，免疫力自然增加，身體健康了，活的也就更有價值、更有意義，人生才會變成彩色。

二、我們應該怎麼注意胃？

從以上的敘述，胃腸的重要性應該已經被初步了解，很多疾病的發生雖然不全是由於胃腸，但卻可以肯定的說幾乎都跟生活上的飲食、起居不正常及工作上的壓力有關，讓我們冷靜地想一想，我們被生下來以後不管要將來做什麼，要做一個有用的人？還是堂堂正正的國民？首先的必要條件說穿了就是要先能活下去，先能維持生命才能兼顧其他，要活就要吃，要吃就要工作，要有好工作就要

努力，有努力才有好日子過，所以我們受教育，學習技能，幾乎所有的人都是一樣（含金湯匙出生的例外），在努力工作謀生活的過程中，人與人之間不免發生競爭、產生壓力，這之中很容易發生起居、飲食、情緒、生活上的諸多不適。

　　如做業務的常為了跟客人談案子而不能正常的休息跟進餐，像保險員就是，在工廠工作的作業員，常為三班的輪班制使生活日夜顛倒，隨之飲食也跟著紊亂起來，該是進餐的時間卻不會餓，有餓感時又不是正常進餐時間，現代的人尤其是年輕人，半夜兩、三點還不睡覺，早上睡到中午還不起床，若起床就整天對著電腦、手機，白天像一條蟲，晚上像一條龍，這樣的生活方式胃腸一定不好，那又怎能造就健康的國民？別人吃中餐時他才吃早餐，別人睡覺時他吃宵夜，我們可以從社會的諸多現象看出現代人的文明病為什麼突然增多，看看有名的夜市就好，已經超過正常的進餐時間了，再怎麼晚都還是有人在吃吃喝喝，越是人口密集的都市情況越嚴重，難怪像這種胃腸文明病越來越多。

　　現代人的飲食觀念已有些偏差，食物只要好吃就好，只要有名就好，越奇怪越標新立異越好，有些人為了嚐一嚐有名的豆花小吃，可以排上一個小時的長長隊伍，也不覺得浪費時間，很多小餐廳端出來的菜老是那幾樣沒有變化，主食是南瓜飯就全部是南瓜，蓋飯就蓋飯，一點菜也沒有，有些便當店的排骨飯就是排骨一塊，菜全夾起來一口就吃完了，一點營養觀念也沒，這些外食族的人找不到價廉物美的好餐廳，非常無奈，有些人因時尚心理做祟，看到人多的地方就去擠，譬如很多高檔西餐廳，放眼望去全是愛吃美食的人，他們真不知一塊牛排吃進肚子裡要消化多久？肉吃太多會對身體不利嗎？這就是現代人的飲食觀，這種飲食觀不改是遲早會吃出問題。

　　從農業社會演變到工業社會，在從工業社會演變到科技的雲端時代，人類的生活被逼得不得不改變，種植農作物的土地拿來蓋房

子、蓋工廠，土地越來越少的情況下生產的農作物有限，為了增加生產，於是農藥肥料的濫用便接著產生，蔬菜農藥殘留變得異常嚴重，土地無法休耕，土壤越形貧瘠，吃進去的東西有毒物質增多，內涵的營養素卻越來越少，於是生病的人越來越多而且越來越年輕，西式飲食的引進、精緻食品的充斥、食品添加物的濫用，加上飲食時間的不對，經常導致胃腸病的發生。

還有生活上的太緊張、工作太繁忙也是原因之一，如交際應酬太多，或無事忙者，如乘坐捷運總是看到人手一機拼命的滑，連上下電扶梯的時間皆不放過，形成另一種低頭族的景象，這就是現代人的壓力，眼睛耳朵從來不得閒，這種雲端科技的結果雖給人們帶來方便，但方便過了頭也有不好的地方，如只要有空就對著手機的結果，終將造就胃病、眼疾、頸肩僵硬、睡眠障礙的另一批文明病產生，看在有心人眼裡不免憂心，可預見新的文明病又即將到來。

要避免胃腸疾病的發生，人類的生活必須漸漸回歸原始，要過著規律的生活起居運動娛樂，維持正常進食時間，避免不必要的壓力，規避精緻化的飲食及垃圾食品，注意營養物質的攝取，飲食勿過飽脹，心情宜放輕鬆，人有胃氣則生，有胃氣就能吸收營養，有營養則能長壽，無壓力則能一身輕，後天之本在於脾胃，後天之養全靠飲食，飲食好、胃腸好免疫力自然增加，胃腸健康身體也會跟著健康。

胃腸病已是現代人的文明病，胃腸病又影響其他疾病的產生，所以做為現代人的我們，進修一些有關胃腸病的知識實屬必要，可做為事先預防，也可做為指引方向的指南，知己知彼才能百戰百勝，在不幸得到胃腸病時，至少有此基本知識才不會亂了方寸，進而準確的掌握治療的方向，找對醫生吃對藥，以此縮短療程，加速恢復健康的時間，這樣做對自己對別人都是有幫助的，希望藉由本書讓你知道更多你從來沒有注意到的訊息，提醒自己，關心別人，常保健康。

三、腸胃的解剖位置

　　胃腸的功能既然如此重要，所以我們有必要了解其基本解剖的位置，及其與鄰近組織的相互關係，進而了解腸胃在消化系統中所扮演的角色，以及由腸胃所衍生的其他病症，這樣才能方便我們診斷並進行治療，做為現代的人多少了解一點自己的胃腸，幫助自己提醒自己，對腸胃病的保健及預防也是有必要的。

　　右側是一張簡單的消化系統解剖圖。我們所說的消化器官包括口腔、食道、胃、小腸、大腸、肛門等，但真正參與消化作用的器官不是只有上面所述而已，還包括肝、膽、脾、胰諸臟在內，有了它們的幫助才能完成整個消化過程。消化的定義是在說明，食物的營養被機體利用時，先要將食物變成易於吸收的溶解物，這種變化的過程就叫做消化。

　　消化過程中包含兩種消化作用，即是機械性的消化及化學

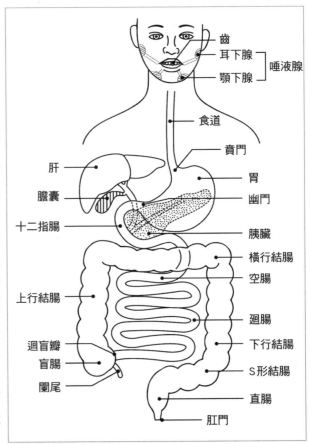

性的消化。機械性的消化是指將食物作粗部細碎之咀嚼，伴隨唾液

之混合後，經食道嚥下至胃腸裡做粗部的蠕動，化學性的消化是指食物在做機械性粗部消化時，還必須有消化腺去分泌消化酶（即酵素）來做輔助，才可以使大分子的物質分解成較小的小分子的物質，其目的在便於消化吸收及攝取，輸送到身體各個地方，以營養五臟六腑，變成氣血津液，為人體生命活動所需。

消化器官包括口腔、咽、食道、胃、小腸、大腸、直腸、肛門等。口腔內有牙齒和舌頭，舌後方連接咽部。口腔含唾液腺，唾液腺的功用是分泌唾液以濕潤食物，唾液內含澱粉酶可分解澱粉。唾液腺又分耳下腺（腮腺）、頜下腺（顎下線）、舌下腺，耳下腺位於耳朵下方，腺體呈三角形，是最大的唾液腺。咽以下是食道，食道為扁平且長的食管，其下接胃賁門，賁門為胃的上口，賁門下的胃呈一囊袋狀，位於膈肌下，略偏左側，胃的下口為幽門，賁門與幽門皆有瓣膜。胃有胃腺，胃腺分泌黏液、鹽酸、胃蛋白酶、胃泌素及胃內因子，胃是消化道中最膨大的一段，它有容納食物、分泌胃液及分解消化的作用。幽門下接十二指腸，十二指腸之下為迴腸，十二指腸與迴腸的中間部分稱空腸。小腸壁生有絨毛，有吸收營養的作用。小腸之黏膜層上有許多小腸腺，可分泌黏膜和多種消化酶。

此外，肝臟和胰臟的分泌液亦注入小腸中，小腸是很重要的消化道，更是吸收分解後的食物養分最重要的地方。小腸後下接大腸，大腸起於腹腔內下方迴腸末端的盲腸部，盲腸末端有一蚯蚓狀之闌尾，大腸分為三部分，上升者稱為升結腸，橫行者稱為橫結腸，下降者稱為降結腸，降結腸其下還連接乙狀結腸，最後達於直腸及肛門。大腸的主要作用是食物經消化後變為的殘渣，在此準備被排出。

在消化過程中還有肝臟、胰臟消化腺的參與，需有膽汁的作用才能完成整個消化系統。膽囊位於肝臟下方的膽囊窩內，藉膽管系統與肝臟相連，沒有分泌功能，並非消化腺，僅儲存來自肝臟的膽汁和濃縮膽汁。肝臟分泌的膽汁經肝小葉間膽管匯集成左右肝管，出肝門後再匯集成總肝管，並與膽囊管會合形成總膽管，總膽管下

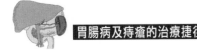

行於胰臟頭部之後，與主胰管會合，於十二指腸乳頭注入十二指腸。

膽汁雖沒消化酶，但可把脂肪分解成微小顆粒，促使其與消化酶接觸，當吃太油膩時，小腸會分泌膽囊收縮素來刺激膽汁排出，送到小腸頭的十二指腸參與消化脂肪和蛋白質。割除膽囊的人，因少了膽囊的調節，膽汁直接流入腸道，若吃了太多油膩的食物容易引起食道炎、胃炎、腹瀉、下腹絞痛等症狀。

胰臟為僅次於肝臟的第二大腺體，胰臟分泌胰液，胰液經小導管導出。小導管再匯集形成主要胰管，其與總膽管匯集，形成肝胰壺腹，注入十二指腸。西醫認為脾和消化功能沒有直接關係，但中醫認為脾的生理功能是主運化，主升清，主統血，並與四肢、肌肉密切相關連。「脾為胃行其津液」，管健運轉輸，將營養物質運送到心肺和顏面部，然後心肺再透過血液將營養物質運往全身，還要統領全身的血液。

脾又主肌肉，脾與胃相為表裡，也就是說胃的受納與脾的運化輸佈是息息相關的。小腸之後接著進入大腸，大腸的功用是在排泄。當食糜來到大腸，絕大部分有用的養分都被胃和小腸吸收了，只剩一些殘渣還有一些有用的水分及電解質，最後形成糞便被排出。從口腔的食物進入到大腸糞便的排出，整個消化系統才算完成。

 # 四、胃腸的病理變化

胃與大小腸在中醫臟腑學說中，乃屬於六腑。六腑者，即膽、胃、小腸、大腸、膀胱與三焦。但三焦並非獨立的器官，而是指胸與腹腔三個部位，上焦包括心、肺，中焦包括脾、胃，下焦包括肝、腎、膀胱、及大小腸。三焦之功能，實際即指此三個部位內在之臟器功能而言。

中國醫學認為五臟之功能係在產生與儲藏精氣；六腑之功能則

為熟腐五穀，分清泌濁，傳化糟粕，也就是指胃腸的消化、吸收與排泄作用。

胃為「水穀之海，倉廩之官」，「胃者，太倉也」，意思是說胃像大海一樣，所有的食物都進入到胃，胃就像食物的大倉庫一樣。胃為受納、消化飲食之器官，「五味入口，藏於腸胃，味有所藏，以養五氣，氣和血生，津液相成，神乃自生」，是說五味進入到腸胃，經過消化吸收的過程而產生對人體營養的作用，有了營養，氣血就能運轉，生命才富有活力。

脾和胃的功能、性質是有分別的，胃其性喜潤惡燥，與脾臟相為表裡。而脾喜燥惡濕，性質恰好相反，在功能上脾主健運，胃主受納。脾氣主升，使飲食營養成分，轉輸上承，分布營養全身；胃氣則主降，使飲食下行，便於進一步消化吸收及排泄。脾因與胃相表裡，故兩者常成相輔相成的關係，所以脾胃生病常是同時的。倘若發生腹部脹悶、疼痛、呃逆、噯氣及嘔吐等症，即可判定是胃氣下降的功能失常。

小腸之主要功能，是在化物，是在吸收，「小腸者，受盛之官，化物出焉」，然後分泌清濁，將胃腑大略腐熟之水穀食物，再經小腸進一步消化，然後吸收其「清」的、有用的、好的營養成分，再經由脾上輸於心、肺，分布於全身。將「濁」的、不好的、沒用的糟粕下送至大腸。小腸功能好、吸收好，則全身都得到營養供給，自然精神好、元氣足，倘若小腸功能紊亂，不能發揮正常作用，則吸收差，生命變得沒有活力，小腸主要的病理表現為消化不良，吸收失調和大便異常、或夾有泄痢之症。

大腸之主要功能是為傳導，將小腸分泌之水穀糟粕變化為糞便，經肛門排出於體外，故稱「大腸者，傳導之官，變化出焉」。若大腸功能失常，則易有腹瀉、便祕或大便品質不良的病理表現，且由於排便的功能異常導致肛門疾病者不乏其人。

綜合上述可得知，消化器官，為專門消化食物，並為吸收營養

之樞紐。食物經由口腔進入食道，食道轉入胃，開始做初步的消化，再經小腸吸收分清泌濁，完成整個消化工作，最後把渣滓運送至大腸，轉成糞便後再由肛門排出，為消化器官的分工合作過程。

人的消化系統運作正常，身體自然健康，若飲食不節，或亂飲亂食，加上情緒不遂，很容易影響消化功能使之不正常。若胃不能腐熟水穀，則小腸的分清泌濁，必失其常，接著大腸的傳導排泄，亦蒙其害；而脾臟之運化輸佈也將陷入停擺；如此惡性循環，互相牽掣，則人體之消化、吸收、排泄等各種功能勢將紊亂。在整個消化過程中，不是只有胃與腸，還旁及肝膽，肝膽在消化過程中亦扮演重要角色；肝主疏泄，其性剛強，喜條達而惡抑鬱，若因腸胃不和，則人之精神情志，亦必失其調節，膽附於肝，內藏精汁（即膽汁），一旦受侮，則氣鬱難舒，一旦肝火上炎、肝陽妄動、肝氣橫逆、竄擾臟腑，肝脾必將失和。脾一旦受戕，不能健運、肝膽亦蒙其害，失其條達；如此脾、胃、肝、膽、大腸、小腸均將產生機能障礙，而百病叢生。

人體生命得賴以維繫，必靠食物營養，而消化器官之工作非常繁重，人之七情六慾，外淫之風、火、暑、濕、燥、寒，生活起居不調等皆極易影響消化器官的各種疾病，胃腸疾病僅係較為常見者。其他相關各症，亦屢見不鮮。是以臨症之時，還須依據病證，推斷有關臟腑之變化、掌握疾病本質之重點，理出治療法則，完成正確施治，方能快速縮短療程，治疾病於無形！

五、胃腸病的分型

胃腸病的類型很多，為簡便起見，大致上分為寒、熱、虛、實四種類型，但疾病發生時通常不會以單一型發病，症狀時常錯綜複雜，交互兼症發生：

（一）胃腸寒型

主症為胃腸內覺冷，持續脹滿冷痛，受冰冷食物刺激及受涼時更形不舒，平常身喜熱怕冷，得溫較舒，症狀發生時除胃腸有冷痛感外，還常伴有呃逆、嘔吐、流涎、臍腹冷脹、腹中腸鳴、水聲頻頻，稍食不慎即瀉，小便清長且頻，腹喜暖喜按，舌苔白滑，食物不易消化、稍食油膩或飲食不潔則大便溏瀉等症，神疲倦怠，沉細虛弱為其一般脈象，胃神經官能症、幽門梗阻、慢性胃炎、潰瘍病、慢性腸炎、腸功能紊亂及消化不良的人易得此症。又腸寒型者，常有小腸氣痛，痛引睪丸，睪丸炎及副睪疾患或腸痙攣症者常見此症。

（二）胃腸熱型

主症偏於胃者，為胃中灼熱，胃脘痛呈陣陣發作，痛勢猛烈，伴有吞酸嘈雜、心中煩熱，噁心嘔吐、口乾舌燥、口渴欲飲、口臭口澀等症，喜食冰涼冷飲，易患口糜舌瘡，排便不暢，大便量少或細或一截一截不成形，小便黃赤量少，舌苔黃膩或黃燥，脈浮弦滑數。急慢性胃炎、胃潰瘍、長期胃脘痞悶脹痛者多有此症。偏於腸熱者，為發熱腹痛，絞痛泄瀉，大便溏稀不暢，排出之物腐臭味甚重，或下痢赤白，或下痢膿血、肚腹裡急後重，肛門灼熱疼痛，急性腸炎，食物中毒、急性細菌性痢疾及傷寒，溫病等症易見。

若為腸瘀熱滯留，則症為臍腹疼痛，在右下腹部常可按到定點痛，用手觸按有明顯壓迫感，便祕或腹瀉交替發生，發熱、脈數、苔黃、腸炎、急性盲腸炎、大腸激躁症或腹腔其他炎症常見此症。

（三）胃腸虛型

偏於胃者，有胃氣虛寒、胃陰不足、肝胃不和、脾胃不和、痰濁中阻、傷食損胃等類型：

1、**胃氣虛寒型的人**：脈象大都細小虛弱，舌質偏淡紅、舌苔薄白，胃脘經常隱隱作痛，尤其在空腹時痛更明顯，在吃進食物時疼痛又稍微減輕，胃脘喜按或得按稍舒，時有泛噁或嘔吐的症狀，大便稀溏或一沖即散，多不成形，罹患慢性胃炎、胃下垂及十二指

腸潰瘍的人常見。

2、**胃陰不足型的人**：舌質偏紅潤少苔或舌體偏薄，脈象細弦微數，胃部灼熱疼痛，口乾口渴、咽中乾燥，雖嘈雜易饑但不思飲食，因少食即脹，大便常成乾硬難出，患萎縮性胃炎的人最為常見。

3、**肝胃不和型的人**：除胃脘痞悶脹滿外，脅肋苦滿或脅肋脹痛為其特徵，飲食不納和胃口欠佳，時有嘔吐吞酸及噯氣呃逆，苔一般偏黃，脈弦數，罹患慢性胃炎、十二指腸潰瘍、慢性肝炎、膽囊炎、胃神經官能症者常帶有此症候。

4、**脾胃不和型的人**：胃脘經常隱隱作痛不舒，腸胃蠕動緩慢，食物遲遲不易消化，動不動即感飽悶作脹，食慾欠佳，稍食即飽，腹脹時嘔，噯氣吞酸，舌苔白滑或白膩，脈細弱且大便稀溏，此症常見於慢性胃腸炎、脾胃虛寒及消化不良的人。

5、**痰濁中阻型的人**：胃脘脹悶，胸悶不舒，食慾不振，肚腹飽滿，食物難以消化，口中黏膩，頭昏身倦，甚至頭暈身搖，四肢乏力，大便稀軟，時伴泄瀉，泛吐清水或痰涎，常患前頭痛及走路不平衡的美尼耳氏症。

6、**食滯胃脘型的人**：由於飲食過量，導致脾胃受傷，症多為飽悶脹痛，常嘔吐酸腐之物，食慾減退或下痢腐臭，症狀常在瀉後痛減，此病之得與胃氣虛寒，脾不健運，又加上飲食內傷或過食生冷及油膩之物，導致停積胃內過久傷胃所致。

7、**腸虛證型**：常因久瀉久痢不止虛寒滑脫引起。腸子蠕動緩慢，飲食呆滯、消化遲緩，病發作時小腹隱隱作痛，腹中常聽見雷鳴聲，肚腹喜溫喜按，排便時常伴有肛門下墜感，手足冰冷，神疲倦怠，舌淡，苔白，脈細弱無力，每見於慢性腸炎，腸結核症，慢性痢疾等症。

（四）胃腸實型

偏於胃者，主要症狀為胃腹脹滿，疼痛拒按，腹診觸按有強烈壓迫感，打嗝矢氣頻頻，經常噯氣吞酸，伴有口渴、口臭、口乾、

口澀，時有嘔吐酸腐，大便不暢，或大便量少，或細小不成形，脈浮滑苔膩厚，患有急性胃炎、腹脹、食道逆流、消化不良等疾病者多見。偏於腸者，是指腸氣燥結，氣機阻滯，大便祕結難出，證象表現為腹部脹滿、口渴身熱、大便祕結、腹痛拒按或先硬後溏、肛門灼熱、手足心熱、身易流汗、脈實有力、舌苔黃厚粗燥、熱性病之胃腸病，或腹膜炎、腸梗阻、胰腺炎等症易伴有此症。

　　胃腸之簡易分型如上，但臨症之時常有虛時夾雜者，須分清本末理出主次，才能治病於無形。

 ## 六、消化系統的梗概

　　胃腸是主要的消化系統，但在胃腸進行消化功能的運作中，卻必須靠口腔中的唾液，以及膽汁、胰液等的互相作用才能完成消化過程，然後經脾的消化吸收完成後，再把無用的廢物從肛門代謝掉，才能算是一個完整的消化系統。脾在西醫的認知裡並不認為是消化器官，脾臟的功能為：一、清除衰老的紅血球，二、產生抗體，三、清除被抗體附著的細菌。但在中醫裡的說法則不同，認為胃跟脾是表裡器官，胃主受納，脾主吸收，是有吸收功能的，而且還認為脾有將重要營養素輸送至各細胞的作用。胃與脾一陽一陰，互為轉化，它們是不能分割的，所以在談胃時，其實也包含著脾，其實脾除了是免疫的主將之外，還是消化的幫手，因為當胃腸進行消化作用，將食物轉變為單醣、胺基酸、脂肪酸、三酸甘油脂等時，需仰賴大量的血液和淋巴液進行運送，而脾臟是人體最大的淋巴器官，同時儲存血液又適時釋出血液。食物經胃之後接著才從小腸、大腸出，腸胃只是統稱。

　　消化道是屬中空的器官，食物經過口腔後經過咽喉、食道、胃，再進入小腸、大腸，把營養物質轉化為營養素，經脾輸送至各個細

胞，最後從肛門將廢物排出，這條中空的管道全長大約有 9 公尺之長。

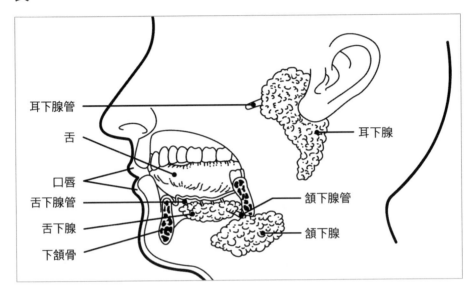

耳下腺管
舌
口唇
舌下腺管
舌下腺
下頷骨

耳下腺
頷下腺管
頷下腺

　　消化作用包括：進食、蠕動、消化、吸收、排便，此處所說的消化還包括了機械性的消化與化學性的消化兩種，這樣才能完成真正的消化，機械性的消化是將吃進去的食物經由口腔中的牙齒和舌頭一起把食物做初步的切碎、磨細、攪拌、混合，再透過吞嚥動作，把食物泥團經過咽喉進入食道，藉由肌肉收縮和放鬆，不斷地蠕動，食物泥團被慢慢的往下推進，化學性的消化是在進行機械性消化中即時分泌各種消化酶（酵素）來分解蛋白質然後再進行吸收，例如小腸透過上皮細胞間隙，讓養分從微血管和淋巴管進入循環系統即是。

　　靠著肌肉收縮、放鬆及蠕動，口腔咀嚼過的食物團通過咽部進入食道後，食物泥團被小段小段地往下推，食道原來呈扁平狀，當食物通過時則成圓柱狀，而食道黏膜會分泌黏液，用來幫助食物泥團順利通過，食道分泌的黏液不含消化酶，食道在這裡只是扮演運

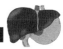

輸的通道，不具有消化和吸收的功能。

食道下方連接胃，胃在人體前面的左上腹，有肋骨保護著，主要功能是容納和消化食物，是一個中空的囊袋，上端有括約肌「賁門」連接食道，下端有括約肌「幽門」接十二指腸，功能是在控制食團或食糜進入的速度，並防止胃酸逆流。胃是由賁門、胃底、胃體、胃竇、幽門所構成，胃壁從內而外分為五層：黏膜、黏膜下層、肌肉層、漿膜下層、漿膜外層，有神經、血管和淋巴管分佈。胃壁有縱形皺褶和胃腺，每天約分泌 2.8 公升的胃液。胃液可分解食物，還有殺菌的功能，成分包括：鹽酸、胃蛋白酶原、凝乳酶原、胃黏液，PH 值約 1.5 ～ 2.0，強酸性，習慣稱為「胃酸」，胃壁黏膜層會分泌黏液而具有自我保護功能，不會被胃酸侵蝕。賁門是最容易被胃酸傷害之處，最容易產生病變，對飯後習慣躺平的人，賁門容易鬆弛、發炎，甚至致癌。

胰臟是位在胃背側的內臟，可製造強力的消化酵素，並可分泌胰島素、高血糖素，以調節血液中的血糖濃度。整個胰臟如同月牙形，扁平細長，重約 70 ～ 100 克，長約 15 公分，頭部最厚也最寬，厚約 3 公分，呈淡紅白色，彈性良好，有時如橡皮一樣。胰液含有消化蛋白質、脂質、碳水化合物的酵素。

胃內食物進入十二指腸後，十二指腸黏膜便會在血液中分泌消化道荷爾蒙，促進消化酵素的合成與胰液的分泌。胰島素刺激肌肉及其他組織吸收葡萄糖並加以利用，藉以降低血糖值。高血糖素則可促進肝醣分解，提高血糖值。

脾臟是連接胃邊端的淋巴性器官，其功能與血液及免疫方面有關，具有造血、儲血、破壞老紅血球、調節血容量的功能，另外也可除去細菌，在此所製造的淋巴球還會製造抗體，帶給人們免疫力。

脾臟連接胃大彎曲部分的上側，以及胰臟的尾側；從體表來看，它的位置則是緊接著左背外側，位於第 9 ～ 11 肋骨的內側。脾臟呈深紅色扁平的蠶豆形，長約 10 公分，寬約 7 公分，厚約 2.5 公分，

重約 80 ～ 120 克。病變變大時，會朝肚臍的方向膨脹，用手壓在上腹時即可觸摸得到。覆蓋在表面的被膜進入脾臟內會製造板狀、束狀的立體網狀物（脾小梁）。

脾小梁間全部掩蓋著無數白色小棍棒狀斑點，叫白脾髓，又稱脾白髓，是淋巴球的製造機，能產生抗體對抗病毒，及圍繞著此斑點的紅色組織──赤脾髓，又稱脾紅髓，是血液的過濾器，同時儲血在血竇，適時釋出到血管。脾髓的基本構造是格子狀的纖維支柱。

膽囊位在肝臟下方，為呈西洋梨狀的囊袋，用來濃縮和儲存由肝臟排出來的膽汁，膽汁由肝細胞生產，每天約 600 ～ 1000 毫升，經肝管排到膽囊儲放。膽囊內壁黏膜層會分泌黏液，自我保護不被鹼性的膽汁侵蝕。膽汁雖不含消化酶，但可把脂肪乳化成微粒，促進脂肪和消化酶接觸。當含有脂肪的食物進入膽囊後，膽囊會藉其中的胺基酸、脂肪酸刺激，由十二指腸、空腸分泌消化道荷爾蒙，促使膽囊平滑肌收縮擠出膽汁，稱「膽囊收縮素」，送到小腸頭的十二指腸參與消化脂肪和蛋白質。

想預防膽結石或膽囊炎，就要少吃高膽固醇、高蛋白食物，多攝取維生素。切除膽囊的人，因少了膽囊調節，膽汁直接流入腸道，所以吃太多油膩食物易引起食道炎、胃炎、腹瀉、下腹絞痛等症狀。

肝臟緊接著橫隔膜的下方，幾乎佔滿了右上腹部的空間，有一部分還延伸到左上腹。肝是人體內最大的內臟器官，其重量成人約 1200 ～ 1400 克，20 ～ 30 歲左右的人的肝臟最重，以後則會逐漸減輕，肝臟有最大的消化腺，是進行新陳代謝的重鎮，主要作用是排除體內的有毒物質，並有再生功能。因為要不斷進行忙碌的化學任務，必須長期維持攝氏 38 度的高溫。

肝臟會製造肝醣，當成能量而加以儲存，並根據身體的需要加以分解並運送到血中，以調節體內的糖分。肝臟還會將構成身體的胺基酸、蛋白質、脂肪等成分加以分解、合成、儲藏。肝臟會將糖轉化成脂肪，或將胺基酸及脂肪變成糖，還能將各種維他命轉變成

容易使用的形態而加以儲藏，並破壞處理體內的廢物、阿摩尼亞及不要的荷爾蒙。肝細胞製造膽汁，能促進消化脂肪，及協助排除紅血球代謝廢物「膽紅素」，避免「黃膽」和傷害大腦、神經。

　　小腸是消化道最長的一段，約 5 ～ 7 公尺，上接胃部幽門，下接大腸的盲腸，身兼消化和吸收功能，且是吸收養分的主角。其吸收功能主要靠小腸壁上的大量皺褶（表面積約皮膚總面積的 300 倍），和黏膜上大量的「絨毛」，每平方公分有約二千根絨毛，絨毛根部有腸腺分泌腸液助功，小腸又分為：

　　1、十二指腸：有腸腺，並接受胃液、胰液和膽汁參與消化過程，是蛋白質消化吸收區，上部與幽門相接處，是最易發生潰瘍處。

　　2、空腸：盤繞在腹腔左上，腸壁血管粗厚、血管多，內有多種消化酶作用。

　　3、迴腸：盤繞在腹腔右下，由繫膜固定於腹腔後壁，主要功能也是吸收。

　　大腸是消化道的末段，約有 1.5 公尺長，開始於右腸骨窩的盲腸，終於骨盆深處的直腸和肛門管。大腸是圍繞於小腸外圍的消化道。當食糜來到大腸，絕大部分有用的養分都被胃和小腸吸收，只剩殘渣了，這些殘渣一邊被吸收還有用的水分及電解質（如氯、鈉、鎂），一邊形成糞便等著排隊被解出。大腸不需大腦發號施令就能自行判斷，以維持腸道的正常運作，故大腸堪稱是身體的第二大腦。所以當壓力大、自律神經失調時，大腸會受影響，出現絞痛、腹脹、腹瀉等「大腸激躁症」。大腸這條中空管，比小腸粗，大腸壁卻比小腸薄。大腸按其結構又細分為盲腸、結腸（包括升結腸、橫結腸、降結腸、乙狀結腸）、直腸等，直腸位在小腹，呈上到下，是消化道尾端，糞便都堆積在此，當累積到一定程度，便會通知大腦產生便意。其前方有膀胱，男性有攝護腺、精囊腺；女性有子宮、陰道。直腸的最後 4 公分為肛管，由內外括約肌組成，是不受意志控制的不隨意肌，此處有豐富的靜脈叢，緊接肛門，同屬排泄、消化系統。

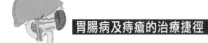

肛門處有汗腺、皮脂腺；肛門內有放射狀的皺褶，平時褶口緊閉，在排便時可擴張 2 ～ 3 公分讓糞便通過。

七、脾與胃的關係

　　脾與胃在中醫臟腑學說中佔有重要地位，古籍中有關脾胃學說的論述對很多腸胃病的治療，以及其他相關臟腑疾病的治療都有重要的指導意義。從《內經》的〈靈樞〉、〈素問〉開始，即有脾胃病治法指導性的論述，往後以下比較具有代表性的諸家有張仲景、李東垣、劉守真、葉天士等，仲景論脾胃偏於傷寒中陽、以寒為殺厲之氣，外感寒邪，輕則遏其衛陽，甚者傷及中陽，以致喘而不能食，瀉而腹中痛，治用散表寒、溫脾胃、護中陽，故每投薑、附、參、朮、草、棗、吳茱萸之屬；守真重視火邪為患，創六氣化火之說，所論積濕成熱，火熱成濕，濕熱相搏則怫鬱痞滿等，治用寒涼瀉火，佐以微辛；天士脾胃並重，提出甘寒濡養胃陰之治法，李東垣之未備，曾曰：「太陰濕土得陽始運，陽明燥土得陰自安，故脾喜剛燥，胃喜涼潤，脾胃與肝、心、肺、腎密切相關，土旺四季之末，寒熱溫涼隨時而用，故有心之脾胃，肺之脾胃，肝之脾胃，腎之脾胃，認清門路，寒熱溫涼以治之，未可但言火能生土而用熱藥。」

　　在我的臨床實踐中，也博採他們的論述，取用他們的治法取得良好療效而驗證了此一理論。的確，很多奇奇怪怪的病，只要扯上腸（脾）胃這個消化系統的問題，幾乎都可透過調治腸（脾）胃，在此基礎上獲得治癒本病的速度。

　　脾統血，脾主肌肉和四肢，開竅於口唇。脾與胃相表裡，胃的功能在受納食物，脾運化著食物的消化吸收和運送。脾為後天之本、氣血生化之源，維持生命一切的物質都靠脾胃在供給，是推動生命活動的關鍵。

民以食為天，脾胃把食物變成人體內可應用的營養成分和津液，與心肺共同運作下，將養分輸送到全身，同時調節人體水分的平衡，維持生命的運作。脾胃功能若不好，會有腹脹滿、唇白、四肢無肉、大便溏稀等症狀。

我們常聽人們說「胃腸不好」，較少聽到「脾胃不好」的俚語，這除了人們的認知不足外，還牽涉到脾在西醫認知中與消化系統無關的緣故，認為脾的重要功能是免疫、儲血、製造淋巴球及抗體等，極少談到消化這一層面，但在中醫的學說裡，脾是重要的吸收、運送臟器。

在中醫的觀念裡認為：胃主受納，脾主吸收。胃是陽，脾是陰，一陽一陰，一升一降，是相互作用不可分割的，故認為脾與胃為相表裡的器官，脾與胃互為作用。《內經‧素問‧玉機真臟論》說，脾為「中央土以灌四傍」，所有的營養都要靠脾的運送，在〈五臟別論〉中也說：「胃者，水穀之海，六府之大源也」，所以胃是接受各種食物的器官，脾胃主宰一身營養來滋養全身，提供生命活動所需，故稱「脾為後天之本」，它與「腎為先天之本」相呼應，腎來自遺傳，體質與生俱來較難改變，後天須靠脾胃的滋養，才得以維持生命，所以好好調養後天的脾胃，體質是可以改變的。

人賴胃氣以生，藥亦賴胃氣以還。要治好疾病一定要兼顧脾胃，再好的藥也要好的胃才得以吸收，故脾與胃的調治，一向為歷代醫家所重視。尤其到了南宋時代，名醫學家李東垣深研《內經》理論，結合自己豐富的臨床基礎，更為脾胃病的治療做出了重大的貢獻，提出了重要的脾胃學說，其思想為後代醫家所遵循。

所謂脾胃學說，要在維持水穀之納受，精微之輸布，使血氣得其所稟，五臟得其所養，大凡病於寒者，法仲景之辛溫；中氣虛者，師東垣之升補，火太過者，仿守真之苦降；液不足者，宗天士之涼潤。這樣綜合應用才能不失偏頗。

脾主運化水穀精微，胃主受納水穀；脾主升清，胃主降濁；通

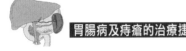

過受納、運化、升降、以化生氣血津液而奉養周身，這是脾與胃在生理功能，在陰陽五行學說中，脾與胃皆屬土，不同處只在於脾為陰土，胃為陽土，脾的屬性是喜燥惡濕，而胃喜潤惡燥。

能量來源都是出自良好的胃，五臟之所以能夠活動發揮其應有功能都需要好的胃，所以說五臟的根本是在「胃」。

五臟雖各自有其臟的本氣，但都須仰賴胃氣才能到達，尤其是肺經，因肺有主治節及通調水道及下輸膀胱的功能，又飲食進入到胃，經過胃的消化吸收後才能把有用的精華物質輸送到脾，脾的功能是轉運輸布，把精華物質運送到身體各部器官，最終上達於肺，肺主治節，通調水道，若水的精華四面都可到達，且肝、心、脾、肺、腎，五條經絡并行，則合乎四時節氣及五臟陰陽，運行的規則就不偏離常道，身體自然健康。李東垣說：「真氣又名元氣，乃先身生之精氣也，非胃氣不能滋之」。人體的元氣、精氣，都來自胃氣對營養的吸收，若胃氣虛弱，營養來源的地方沒有了仰賴，則四臟經絡皆會生病。何況脾的作用全藉胃土平和，才能有所施受，而正常發揮其功能，隨之周身四臟機能才能旺盛起來，若身體各部都能自動調節的話，身體自然健康，有了健康的身體則外邪不能輕易欺侮。

所以說脾胃好，營養吸收好，抵抗力及免疫力跟著就好，就不容易生病；可見人體臟腑經絡、氣血陰陽升降的樞紐，都需仰賴脾胃。而脾主升，胃主降，故脾胃氣機的升降，影響到整個人體氣機的升降出入；所以治脾胃的大法，即在於調其升降，升降得宜則脾胃健，反之，若升降失宜，則脾胃易被所傷，脾胃若傷則出納之機失其常度，而後天之生氣已然停止，生命也會受到損傷。

因此，認識了脾胃的功能，即可掌握疾病的矛盾點，治起病來則較為輕鬆容易。要治脾胃，先要了解脾胃的病因病機：脾胃位居中州，以灌四旁，為後天之本，氣血生化之源，對於人體的生命活動，影響甚大，所以引起脾胃發生疾病的機會也比較多，無論外感、內傷，都容易引起脾胃的疾病。脾胃病之所以生，有其一定的原因，

有外感，有內傷。生於外感的病，像是風雨寒暑流感等外邪；生於內傷的病，像是飲食起居、喜怒不調。情緒失調一樣會致病，先是喜怒憂思恐五賊所傷，而後使胃氣不行，若又繼之勞役、飲食不慎，終會使元氣大傷。可見疾病的發生跟飲食失調、勞倦過度、七情內傷、六淫外襲、誤治所傷等諸種原因，擾亂了脾胃升降及運化受納轉輸等功能，使陰陽氣血失去平衡有關，因此釀成諸種疾病，這是脾胃病因病機的一大特點。

　　脾胃學說諸多的論述不但驗證了《內經》裡所闡述的理論，而且也形成了獨創性的理論思想，啟發後世醫家治療脾胃病的思維。尤其經過歷代醫家的闡發與補充，更能全面且系統地歸納出一套診治法則，為診治脾胃病提供了較可行的方法。要治脾胃病，如沒有脾胃學說的指導，則很可能遇到診治上的盲點，如沒有「胃虛則臟腑經絡皆無以受氣而俱病」的觀念，則很可能變成是見臟治臟，見腑治腑，見寒治寒，見熱治熱的狀況，那跟頭痛醫頭、腳痛醫腳沒有兩樣，結果必很難出奇致勝、令人滿意。

　　反之，此時如果運用脾胃學說，按其規律，找出主要重點，從脾胃論治，則往往效如桴鼓。臨床中碰到許多複雜的難症或重病，也常常以脾胃功能的健全與否為衡量，作為判斷轉歸和採取措施的依據。能掌握脾胃學說的診治規律，不但對診治脾胃病有指導意義，而且在它的啟示下，對診治其他臟腑疾病也會起到發揮靈感的作用，治起病來常會有意想不到的效果。

八、腸胃的主要疾病有那些？

　　凡是疾病跟消化器官有關的都稱為消化器官疾病，消化器官的疾病很多，急慢性胃腸炎、胃或十二指腸潰瘍、幽門桿菌感染、胃酸逆流、胃擴張、胃弛緩、胃下垂、胃痙攣、胃癌、腹痛等，甚至

連口腔癌、舌癌、食道癌、食道靜脈瘤、肝炎、肝癌、肝硬化、膽囊炎、膽結石、胰臟炎、胰臟癌等都是，但若僅從腸胃疾病而言，則主要的疾病如下：

（一）胃炎

胃炎即是胃黏膜發炎的症狀，亦稱為胃黏膜炎，有急性與慢性之分。

急性胃炎大都因暴飲暴食而引起，症狀是上腹疼痛、噁心、嘔吐。慢性胃炎則是偶而會有症狀，有時又似常人，常反覆發生，纏綿不癒。

急性胃炎又分為外源性與內因性二大類：

1、**外源性**：包括單純性與腐蝕性兩種；單純性胃炎是由化學品（如水楊酸鹽類、金黴素）、物理性刺激（烈酒、濃茶、咖啡、過燙的食物）、細菌或細菌毒素（不潔食物中的細菌，如金黃色葡萄球菌、肉毒桿菌、沙門氏菌等）等引起，腐蝕性胃炎大部分是由口服強酸或強鹼所造成，口服腐蝕劑後，口腔、胸骨後及上腹部會產生劇痛，且伴有吞嚥困難與吞嚥疼痛，嘔吐頻繁，吐出血樣黏膜腐片，常發生虛脫及休克，嚴重病例可有食道或胃穿孔，這種病人應緊急送醫搶救為優先考慮。

2、**內生性**：包括感染性與化膿性二種；感染性胃炎是得急性感染症如麻疹、傷寒、白喉、猩紅熱、肺炎、流行性感冒或膿毒血症時，病毒、細菌或其毒素可循血液途徑進入胃組織而產生急性血原性胃炎。化膿性胃炎其實就是指急性蜂窩組織性胃炎，本病罕見，是一種嚴重的胃炎，係由化膿性細菌侵入胃壁所致。

慢性胃炎又分淺表性、萎縮性、肥厚性三種：

1、**淺表性胃炎**：是發生在胃黏膜表淺地方的上皮細胞變性，小凹上皮增生與固有膜內炎性細胞浸潤，有時可見到表面上皮及小凹上皮的腸上皮化生，常見症狀是上腹疼痛，疼痛呈彌慢性上腹痛，

吃冷食、硬食、辛辣刺激物後加重，根據其症狀的表現施藥是可以完全治癒的。

2、萎縮性胃炎：是胃的黏膜萎縮老化，在病理學上是指胃黏膜甚至胃壁肌肉層變得較為稀薄，甚至胃黏膜被淋巴球、形質球，或嗜酸性白血球所浸潤，此時通常胃腺體減少或者消失，胃酸分泌減少，會影響消化與吸收。此外，此類胃黏膜亦有可能轉化為具有小腸黏膜特徵的上皮組織的病理變化而容易致癌。萎縮性胃炎可以由持續感染幽門螺旋桿菌引起，也可以源自患者自身免疫上的問題，與中醫的「痞滿」、「胃脘痛」相類似。有一方叫做「加減烏梅安胃湯」，是由《傷寒論》化裁而來，方用烏梅、桂枝、川椒、乾薑、川連、木瓜、生白芍、陳皮、炙甘草、吳茱萸、生麥芽，共十一味藥組成，為酸苦甘辛合用，剛柔寒溫併施之平劑，具有理肝和胃醒脾降逆的功效，對萎縮性胃炎、胃酸缺乏者尤為適宜。

3、肥厚性胃炎：胃酸不多，時有吐酸、燒心，亦可隨時發生胃出血症，消化道出血，或大便色黑，在病程中，病變有程度上的差別，但它不會演變為其他類型。

（二）、胃潰瘍

胃潰瘍是發生在胃部的消化性潰瘍，當胃的組織缺損深度超過黏膜肌板時，便稱為胃潰瘍。發生胃潰瘍的主因有機械性及化學性刺激，精神壓力也會引起胃酸、胃蛋白酶的分泌過多，此症發生時還會併發胸悶、消化不良、食慾不振、打嗝、胃酸逆流等症狀，主要特徵是週期性的上腹疼痛，特別是在飯後 30 分鐘最為嚴重，痛起來很不舒服，有火燒心的感覺，在胃鏡下可看到大片胃黏膜糜爛，但也有極少數人例外，雖有胃潰瘍但並沒有不適的症狀發生。

（三）、十二指腸潰瘍

在十二指腸黏膜上所形成的潰瘍，它與胃潰瘍合稱為消化性潰瘍，不管男女都有罹患機會。其特徵是右上腹部疼痛與右背中疼痛，症狀是空腹時感到異常疼痛，吃飽飯後疼痛較為減輕，疼痛發作時

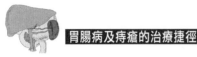

有如火燒一般，令人痛苦不堪。

潰瘍病有三個臨床特點：長期周期性的發作、具有高度的節律性、以上腹部疼痛為主的症狀群，包括出血、穿孔、幽門梗阻等併發症。會形成潰瘍的原因與經常的飲食不潔、饑飽失常和精神刺激有關，中樞神經系統的紊亂、胃液分泌失常、胃酸過多和胃、十二指腸的防禦機能減弱都是原因之一。

（四）、幽門桿菌

當胃潰瘍或十二指腸潰瘍被檢驗出來的時候，常會附帶驗出幽門螺旋桿菌的存在，因此在治療胃潰瘍或十二指腸潰瘍時，也一併要把幽門螺旋桿菌驅除。

1983年澳大利亞的實習醫師馬歇爾和病理醫師瓦倫共同發現胃潰瘍的病因是來自幽門螺旋桿菌。幽門螺旋桿菌是革蘭氏陰性菌，是微需氧菌，生長在胃和十二指腸的地方，它會引起胃黏膜的慢性發炎，甚或導致胃和十二指腸潰瘍與胃癌。全世界有超過五成的人在消化系統帶有幽門螺旋桿菌，但超過八成的帶原者並不會表露病徵。幽門螺旋桿菌是從口腔進入胃腸，有可能是親吻、上廁所後沒洗手，或和人接觸後不洗手而用手拿食物吃，因而感染到病菌，此菌和性交無關。這細菌會緊附在胃部的黏液內層膜，因此不會受到胃酸的影響。這細菌在內層膜繁殖，穿開了小孔洞，而經胃酸和消化液的作用更加惡化，就變成了內白外紅的瘡口，帶來胃痛、胃灼熱、胃潰瘍等。

（五）、胃弛緩

胃壁肌肉緊張發生鬆弛、收縮程度大為降低的狀態即是胃遲緩，在解剖學上胃壁本身並沒有疾病，是屬功能上的退化，以先天性肌肉虛弱及貧血者罹患率較高，通常也會同時引起胃下垂及胃蠕動不良、飯後胃部容易有滿脹感等，此種病人常因為蠕動不良故常會發生便祕，這種病人宜補脾補氣及補胃陽。

（六）、胃擴張

在胃的出口即幽門附近，由於受到癌或炎症及潰瘍等的衝擊，使胃部的食物很難送到十二指腸內，導致胃內腔異常擴大的情況，因而胃壁比健康人收縮慢，最後胃壁失去彈性而呈擴張狀態，所以說胃擴張是由於胃的內容物不能順暢的下降而引起的。

（七）、胃下垂

胃下垂乃胃的位置異常低下，導致胃肌無力伸展而下垂到骨盆中的狀態，常會因胃鬆弛導致胃內食物停滯而導致此病。胃下垂的人容易產生食慾欠佳、易飽、腹脹、打嗝、胸口難受等症狀，還會不時口渴，腹部症狀則有便祕、下痢、腹部膨脹、激烈腹痛等，其他症狀則是手腳易冷、眩暈、貧血、易疲、失眠、頭痛、神經衰弱等。

（八）、胃痙攣

當胃潰瘍或慢性發炎時，胃某部分強烈收縮而引起的症狀，大概發生在幽門前庭部，每隔幾分鐘則抽痛一次，發作時非常難受。引起胃痙攣的原因有膽結石、胰臟炎、大腸炎等，其他情況引起胃痙攣的原因亦有。

（九）、胃擴張

胃擴張症引起的原因大多由幽門狹窄所致，胃壁器質性的變化會引起胃的出口狹窄，例如胃潰瘍症的炎性腫脹、瘢痕收縮，或因其他臟器之壓迫，導致神經性的胃機能衰弱和蠕動無力，或習慣上飲食過多等。食慾不佳、口渴、飲食後胃中有重壓感、腹部脹滿、吞酸、噯氣、嘈雜，胃部疼痛、嘔吐、大便祕結等都是常會發生的症狀，在腹部拍打時會發出低調鼓音。

（十）、胃癌

惡性腫瘍達到胃黏膜及黏膜肌板、或黏膜下組織時是屬早期的胃癌，治療時若在此階段將患部切除，可減少復發率。常見的症狀是經常性的消化不良、肚腹不舒、輕微噁心、吞酸反胃、胃灼熱感、打嗝、食慾不振、下痢、全身倦怠等。早期胃癌症狀不明顯，只能

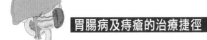

定期檢查早做預防。

（十一）、十二指腸憩室

　　所謂的憩室是指腸內腔面的一部分腸壁虛弱，而由於來自內側的壓力，導致腸內腔向外側鼓起，此症狀若發生在十二指腸者即稱十二指腸憩室，發生在結腸者則稱大腸憩室。憩室裡造成發炎時，便會引起腹痛、發熱、噁心、嘔吐，並會形成腫瘤。

（十二）、腸炎

　　大腸發炎性疾病的總稱，分為原發性與續發性兩種。原發性者係由感染大腸桿菌、霍亂菌、傷寒菌、化膿性鏈球菌等引起，或由腸內化學黏液、腸內腐蝕性物質或飲食不潔、消化不良、冰冷飲料、腐敗食物、暴飲暴食、大吃大喝、感冒風寒、暑濕、外傷等誘發本病。續發性者則由於腸管有其他疾病，如腸癌、腸潰瘍，或因腸管附近臟器的影響，如腹膜炎等。急性腸炎症狀以突發腹痛、腸鳴、腹瀉為主，慢性腸炎多由急性腸炎轉變而來，或續發於胃部疾患、慢性消化不良、先天性消化機能薄弱、服瀉藥過多，以致胃機能障礙，還有胰腺分泌障礙，亦會誘發此病。症狀是腹部膨脹、牽引壓迫、腹內有瀰漫性的疼痛及腸鳴，特別在飲食後或入廁前更加明顯。

（十三）、大腸息肉

　　大腸內側黏膜發生病變而出現隆起乳疣，大都屬於良性腫瘤，直腸與乙狀結腸較常發生。此病並無特殊症狀，其中小部分會癌化，約佔百分之十至十五的機率，若息肉比大豆大時，就會出現便血，若便血不止時應積極治療。

（十四）、大腸癌

　　發生在大腸的惡性腫瘤，稱之為大腸癌，中醫稱為臟毒，位置在肛門之內，結腸以下之處，因發生部位不同而各有命名，可分為乙狀結腸癌、升結腸癌、直腸癌等。可驗糞便或照直腸鏡得之，主要症狀是出血、排便異常、下腹疼痛，病輕時大都無明顯症狀，病勢嚴重時症狀明顯，若不治療則有生命危險。

（十五）肛門疾病

1、痔核：俗稱疣痔，這是肛門周圍的靜脈叢瘀血，而部分靜脈異常擴張形成瘤狀物的情形。痔以齒狀線為界，發生於齒狀線上方的稱為內痔，發生於齒狀線下方的則稱為外痔，而橫跨在齒狀線上下的稱為內外混合痔，發生於肛口周圍的稱為血栓痔。

2、痔瘻（稱為肛周圍膿瘍）：發生在肛門管及肛門周圍的瘻孔（組織中的異常管狀缺損），主要是因肛竇處細菌感染而引起發炎及化膿，另外在組織空隙中會形成膿瘍，瘻管在肛門附近破裂流出膿液。膿液流出之後，瘻孔會殘留下來，而長期由膿瘍內壁排出滲出物，痔瘻日久，該處組織會形成纖維硬化疼痛。

3、裂肛：肛門的皮膚黏膜裂開而發生潰瘍的症狀，是一種好發的肛腸疾病。此症狀嚴重時痛感強烈併發出血，每在排便時便會產生撕裂般疼痛、便後肛門陣陣抽痛，便後伴有出血，病症輕微時出血量不多，但傷口大時，出血量則隨著增多。

（十六）、闌尾炎

也稱為盲腸炎，是指由闌尾發炎而引起的急性消化系統疾病，此病發病急劇，痛處疼痛拒按，主要症狀有腹痛、噁心、嘔吐、發燒。原因大都與暴飲暴食導致大腸積滯有關，症狀開始時心窩周圍會疼痛，而疼痛會漸漸集中到下腹及迴盲部，其特徵為固定右下腹壓痛，且在該處有紅腫熱痛狀發生。

（十七）、腸扭轉症

腸子形狀發生改變，即腸管與腸間膜為軸發生半旋轉後轉兩圈的情形，發生部位主要是在 S 狀結腸，會引起腹痛、嘔吐、腹部膨脹及急性腸閉塞症。

（十八）、腸閉塞症

因某種原因使腸管內的食物不能通暢，堵塞在腸子裡而引起的嚴重症候，因毒素無法排出，會迅速的迫使全身症狀惡化而危及生命。主要症狀有腹痛、噁心、嘔吐、腹部膨脹、停止排便、不斷排

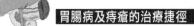

氣等。

（十九）、直腸炎

即指直腸黏膜發炎症，因細菌感染所引起的急性細菌腹膜炎。其次，因外傷或腹腔內臟器官發炎也會再次發病。

胃腸之外的消化器官如下：

（一）肝臟

1、肝炎：肝炎是指肝細胞受到外來或內在因素的損傷發炎。可依病程的長短分成：急性、慢性和猛爆性肝炎數種，若因濾過性病毒感染發炎，則有 A 型、B 型、C 型數種，A 型是經由食物感染，B、C 型是輸血性感染。A 型最容易治療，B、C 型易慢性化，發生肝炎之後應即時治療，才不會急速惡化。酒精、藥物中毒也會引起另一型態的肝炎。

2、肝癌：發生在肝組織細胞上及肝臟內膽管的上皮細胞的癌。肝癌有許多種類，慢性化的 B 型肝炎及 C 型肝炎，最會引起肝硬化而導致肝癌，酒精、黃麴毒素、血色素沉積、鐵沉積、自體免疫、藥物及慢性心衰竭等，均可引起肝癌。而會慢慢引起肝細胞的癌化。

3 肝硬化：肝組織病變，肝臟變硬變小，導致肝臟無法正常運作的狀態稱之為肝硬化，此病大多是由濾過性病毒及酒精性的慢性肝炎所演變而來。其代表症狀是蛛網狀血管腫（上半身出現紅色小斑點），與手掌紅斑，俗稱肝掌，症狀嚴重時有時併發腹水。

4. 肝不全：指發生肝癌之後生命陷入危險狀態時的現象，此時肝機能減退，一切運作失常。主要特徵是肝性腦病時的精神神經障礙，與肝性昏迷。

一般肝病患者飲食禁忌：香焦、茄子（九月十五以後不可吃）、羊肉、鵝肉、鴉肉、不新鮮之魚、芒果（食道靜脈曲張破裂吐血，止血後若一吃芒果就又會出血）。

（二）膽囊、胰臟：

1、胰臟炎：這是因胰臟本身所製造的消化酵素侵犯到本身所引發的疾病，導致此病的主因為酗酒、暴飲暴食及其他因素。分為急性與慢性兩種。急性或嚴重時，胰臟組織會發生壞死。症狀是從心窩下方到左上腹會感到劇痛，而慢性症狀則會依序經歷從無痛到鈍痛、劇痛等不同階段。

2、胰臟癌：發生在胰臟的癌症，50～60歲的男性較易發生。早期大部分沒有症狀，當腫瘤大到一定程度才會出現，主要症狀是上腹疼痛、甚至背痛、消化不良、體重減輕、有時出現黃膽、皮膚搔癢、灰白色糞便等。早期診治仍不易達到效果。

3、膽管癌：發生在外膽道系（左右的肝管、總肝管、總囊管、總膽管）的癌症。

4、膽結石：在膽囊或膽管內形成石頭的情形，這是由膽汁內所含成分的膽紅素與鈣形成的結晶體。患此病時有時並無症狀，但有時左右上腹部會發生劇痛。

5、膽囊炎：因大腸菌等腸內細菌感染而發生發炎的症狀，引起細菌感染的主因是膽汁無法順利通過所致。有時雖無結石一樣會發生此病，膽囊炎分為急性與慢性。急性時會發高燒、右上腹劇痛，嚴重時膽囊壁會破洞。

6、膽囊癌：發生在膽囊的癌症，60歲以上的女性較易發生，可能與膽結石有關。

以上都是有關消化器官的疾病，胃脘痛、胃脘痞悶、胃脹、胃、十二指腸潰瘍、胃炎、胃食道逆流、腹脹痛、便祕、腹瀉、便溏、打嗝、矢氣、口乾、口苦、急慢性腸炎等是胃腸科裡較常見的疾病，至於其他的疾病雖也曾聽到，但大部分都到大醫院去了，中醫診所難得看見。

九、胃腸病的徵兆？

　　胃腸出現異常時，自然會按病情的不同而把症狀表現在各個方面，從所表現出來的症狀常可作為判斷胃腸病輕重的指標而據以下藥，如食慾異常、排便功能變樣、嘴唇老是乾裂、精神覺得疲勞、頭目昏沉、睡不好、筋骨痠痛、口乾舌燥、口苦口臭、放屁頻頻、排便異常、打嗝吞酸、胃酸逆流、胃脘痞悶、腹痛腹脹、胃嘈雜、火燒心、餓時不舒或發抖、胸悶喘大氣、莫名其妙的腰酸背痛、眼睛乾澀等等，這些症狀常與胃腸病有關，從而發展出來的腸胃病則有便祕、腹瀉、胃炎、腸炎、胃與十二腸潰瘍、大腸激躁症、食道逆流、胃下垂等。這些症狀有必要詳述如下：

（一）、食慾的異常：

　　突發性的食慾不振、吃不下東西或莫名其妙食慾旺盛了起來，就是食慾不正常的表現。

　　談到食慾不振又細分為三種，有生理、精神、疾病這三因素。

　　1、**生理上的食慾不振**：當生活起居不正常時，由於消化腺的分泌也跟著紊亂，在不正常的時間進食，胃口自然明顯變差，上晚班的人生活日夜顛倒，該吃飯的時候睡覺，該睡覺的時候吃飯，時間久了食慾自然變差，人在運動不足的時候，消耗能量減少，食慾也會自然減退，而激烈的運動或勞動或工作過於疲勞，也會使食慾降低，原因是胃的運動和胃的分泌液停滯的關係，睡眠不足及在高溫環境下胃分泌液也會跟著減少，吸過多的菸會使尼古丁混在唾液進入胃中，使得胃黏膜受到侵襲，同時進入血液中的尼古丁到達腦後會使食慾降低。喝酒或喝咖啡太多或喝茶太多，一樣容易損害胃黏膜及肝臟而降低食慾。

　　2、**精神上的食慾不振**：精神上及情緒上的刺激會影響食慾，這就是中醫所講的情志不遂，當心情良好時胃的分泌液增加，食慾

也跟著增加，心情極差時胃的分泌液降低，食慾也跟著減少，如不愉快的事情發生、看見骯髒的物體、聞到腐臭的味道、想到悲哀的事情等都會引起食慾降低。

3、因某種疾病而引起的食慾不振：這也是最常見的，如矯正牙齒時的牙齒痛會令人吃不下飯，胃脘痞滿、肚腹飽脹也是如此，那是由於食物積滯導致消化太慢，胃腹仍在飽脹的狀態，所以不想吃東西，胃痛會讓人引起食慾不振，胃弛緩、胃下垂的人是由於胃蠕動緩慢，胃液分泌不足，所以稍吃一點東西即感飽脹，胃腹部好似有強烈的壓迫感，胃口自然變差。

胃癌的主要症狀是長期的食慾不振，看到魚、肉、脂肪性的食物就膩，倒胃口不想吃，且飯後胃部有壓迫感，容易有打嗝和胸部不適等現象，但基本上胃在平常時是不太感到痛的，只有在進食後疼痛才比較緩和。其他疾病如急性肝炎、慢性肝炎、慢性胰臟炎、膽囊炎都會食慾不振，特殊的是，若是急性胰臟炎食慾會完全沒有，且心窩處疼痛劇烈。不是消化器官所引起的食慾不振也有很多，像發燒時病毒對腦發生了不良作用，會變得沒有食慾，其他如心臟病、腎臟病、貧血、維他命缺乏、結核病、孕婦嘔吐、內分泌疾病等也都會引起強烈的食慾不振。

4、食慾旺盛：有的疾病如糖尿病、甲狀腺機能亢進會使人食慾旺盛。糖尿病是因食物中的糖分未被身體所吸收，於是血液中過多的糖分被排出，因此感到熱量不足，為了補充熱量，食慾自然大增，這是屬於消渴病的中消。甲狀腺機能亢進則因甲狀腺荷爾蒙分泌大量增加，新陳代謝旺盛，被消耗的卡洛里增加，為了要補充被消耗的卡洛里，食慾就要增加。還有一種半夏體質的人，越是情緒不好，越要找東西吃，直到肚子撐住了他才肯罷休，這些都屬於食慾的異常。

（二）、糞便的異常

從糞便的異常可快速判斷胃腸的健康與否，也是治療胃腸病的

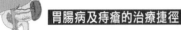

重要資訊之一，每天看一下自己排便的情況，多少對自己的健康有所幫助，所以為了自身的健康，不妨在便後沖水前看一眼自己的糞便，看看大便的質地是否良好，量的多寡是否適中，排便的時間是否固定，顏色是否正常，排出來的便是稀溏還是堅硬、是細小或是一段一段，不是呈土黃色整條的大都是異常的表現。排便時是一天好幾次還是很多天才一次，是想大便又大不出，還是根本沒有便意，這些都是判斷胃腸病的重要資訊，如果難過到有必要治療時，那是提供給醫師的最好資料。

要判定胃腸的好壞，除了舌苔的變化、口乾與否、口味的感覺、胃腹部觸診情況、問患者病史之外，從糞便的質地、顏色、排便的順暢度等，也是得知胃腸病情深淺極重要的訊息。一般人以為每天有排便就是胃腸功能正常，其實並非完全正確，殊不知除了有排便外，還要考慮排便的質地、規律、順暢度等，要這些都正常才算。

臨床上常碰到有人排便正常卻帶有不同程度胃腸病者不乏其人，故對於一位有經驗的中醫師來說，這些訊息都是診斷胃腸疾病參考的重要依據。

要了解什麼是帶有疾病的糞便，就必須先知道正常的糞便是呈怎樣的情狀？正常的糞便是黃褐色或金黃色且帶有裂紋的條狀，就好像成熟的香蕉般，表面上帶有些許裂紋，為什麼會這樣？那是因為腸子是呈皺褶狀的。糞便通常在落水後會沉在馬桶底下或稍微飄浮在水中，那是糞便水量足夠的表現，看起來乾硬適中，表示質地良好，如若又帶有些氣孔，更表示攝取的纖維質充足。除了這些外觀之外，排便的感覺也很重要，排便時的感覺是沒有肚子痛在2~3分鐘就排完，且排完後腹部會有舒服的快感而不是痛苦，且排便都在固定的時間，一般都在早餐前後，用一張衛生紙便可輕易的將肛門擦拭乾淨。糞便排出的量不會太少也不會太多，顏色是漂亮的黃褐色，這代表膽汁呈正常分泌，能在腸內做完消化工作後分解。

膽汁正常分泌會使糞便呈黃褐或金黃色，但顏色有時會隨攝取

食物的種類而改變，不能說是病態，如多食肉食呈暗褐色，綠色蔬菜吃多了呈綠褐色，多食澱粉類食物呈黃褐色，牛乳喝過多則呈黃白色，豬血吃多會讓糞便呈紅褐色，服用醫藥物品也會改變糞便顏色。正常糞便的氣味是微臭，順暢的排出來，不會沾黏在馬桶上，擦拭肛門口也不需要太多衛生紙，如果要用很多張衛生紙才能擦拭乾淨，表示大便黏膩，一節一節排不乾淨，已表示胃腸功能出現了問題。

一個人身體是否健康從排便的情狀就可判斷，如果長期以來都沒有正常排便的特徵，那麼就要注意胃腸是不是發生問題了，這時就要調整飲食和生活作息，倘若身體真的出了某些不適的狀況又不能解除，可能就要看醫生了。吾人如何自我診斷呢？以下告訴你；糞便太細是腸道收縮力不佳或推動力不足，這提示胃的陽氣虛弱，也有可能是攝取的纖維質不夠，或可能是進食量不足，運動量不足最會影響腸子的蠕動，溏便可能是胃寒、水飲過多消化不良所引起，也可能是體內壞菌過多，不管太細或便軟散都跟飲食不當或吃了不對的食物及胃陽不足有關。

人體的腸道需要有足夠的膳食纖維，膳食纖維的主要作用是清除附著於腸壁上的食物殘渣，並幫助糞便向前推移排出到肛門，做一個完整的新陳代謝把毒素排出體外，才能有益健康，所以五穀雜糧、新鮮蔬菜水果及含有豐富膳食纖維的食物應該多多攝取。如果糞便鬆散，則要注意精緻及垃圾食品是否攝取太多，造成體內細菌分布失衡。蛋白質吸收失常，胃陽不足、水飲停留也會使大便鬆散。如果糞便鬆散情況持續，調整飲食後也無改善，應該就醫治療。

有人形容拉出的糞便如羊屎，這可能是攝取的水分及纖維質不足，另外，情緒一直處於緊張、興奮的狀態也有可能排出羊屎便。情緒上、壓力上所引起的便祕需用藥紓解壓力或學習自我放鬆。如果是飲食失調所致，則要即時補充欠缺的食物，水分及膳食纖維。糞便質地要好，除了上述因素外，適當的運動、多接觸陽光、充足

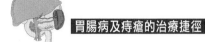

的睡眠也是重要的改善方法。如果排出來的是水便且又腹部不舒，有可能是細菌或病毒感染的急性腸炎，若無腹部不舒僅是幾次的水便，則可能是胃氣虛或脾陽虛不能蒸化水飲所造成，過度飲食造成的消化不良現象也會水便。

此外，糞便的顏色若呈灰白色代表膽汁阻塞或膽結石，這是因為膽汁下不來，無法參與糞便代謝，大便就沒有膽汁代謝後產生的黃褐色。產生灰色糞便也有可能是胰臟前端或總膽管長腫瘤，此種情形需要檢查才能確診。如若胃或十二指腸潰瘍出血，易有解黑便的情形，大便呈現瀝青黑色，這是血液在胃腸中氧化變黑的結果。糞便帶有鮮紅色血沒有混入糞便中，或是直接滴在外面，有可能是內痔、肛裂或大腸末端出血，血液來不及氧化直接排出的結果。墨綠色便可能有細菌感染，常合併腹瀉，原因可能是腸道發炎，包括大腸桿菌、沙門氏菌、霍亂弧菌等，但也可能是服食過多深綠色蔬菜、碳水化合物或服中藥水煎劑中帶有熟地所致。服用抗生素、鐵劑和綜合維他命等，也會讓便便呈現較深的綠色。

大腸下端潰瘍出血，大便常呈暗紅色。此外，吃了容易染色的食物，都可能使糞便顏色偏深棕色，最常見的是富含鐵質的豬肝、豬血或櫻桃、火龍果等。蛋白質、脂質攝取太多易產生硫化氫或阿摩尼亞的臭味使大便惡臭，而碳水化合物吃太多，糞便味道易呈酸臭味，也較容易腹瀉。為了避免大便不會有太重的氣味，攝取足夠含纖維質的食物是必需的。

排便順暢與否對身體非常重要，「腸道是人的第二大腦」，大腸中布滿大大小小的自主神經，如果排便不夠順暢，會影響其他器官而產生諸多奇奇怪怪的疾病。

自我檢查排便的形狀、顏色、氣味除了能了解胃腸的健康情形外，排便習慣是否變得不正常也要非常注意，突然間持續的便祕，或持續的溏便，或排便時老是有「裡急後重」排不乾淨的感覺，或不時有便意等，都有可能是胃腸疾病甚至癌症的徵兆。若自己改變

不了患病的事實，就要趕快請教有經驗的醫師。

不但如此，從中醫的角度看，中醫還認為肺與大腸互為表裡，肺主皮毛，排便不順，皮膚一定不會好到那裡去，一旦便祕，皮膚就容易暗沉、沒有光澤。就如青春痘一樣，若痘痘伴有便祕，沒有從便祕調整起，是很難治好青春痘的。中醫理論也提到，「陽明（中焦，腸胃系統）絡腦」，如果排便不順，體內毒素增多，頭腦也不會清晰，所以很多人的頭痛常常要跟腸胃扯上關係。排便不順還會增加血管壓力。

因此，很多高血壓患者都有便祕的問題，臨床上許多高血壓伴有排便不順或前頭痛者，在調整腸胃使排便順暢後，血壓也跟著降下來，可見排便順暢的重要，真的，「腸胃好，人不老」不是台詞而已。值得一提的是，排便太多次且又稀溏軟散，表示營養物質沒被好好吸收，情況若持續下去，人自然很快就變瘦，而且連帶血壓也會變低，精神也變差，身體若看起來沒有肉，筋骨就顯得僵硬了。

（三）、舌苔不正常的變化

正常的舌頭是大小適中，質地圓潤，動態得宜，舌苔薄白，顏色淡紅，是屬正常的舌苔，如果舌質及舌苔的變化偏離了這些，意味著身體的某些器官機能出現了問題，舌苔越厚越黃越乾，或濕膩或產生剝苔都表示問題越嚴重，雖然從望舌的各個部位及其不同的變化可知體內臟腑的多種病變，但最容易從舌苔得知訊息的還是胃腸的病變，因為胃腸的病變最容易且能快速的反映在舌苔上，相同的，從舌苔的轉為正常也可獲知胃腸疾病好轉的程度，例如：舌苔厚膩表示口乾舌燥、胃腸有積滯、大便不正常、消化出現問題，而當舌苔轉趨正常時也意味著腸胃功能的恢復；所以舌苔不正常的變化可即時提示胃腸功能變化的程度。

（四）、放屁頻頻

當吃進不對或太多的食物時，胃腸未能即時消化，於是產生食滯，食物在腸內堆積過久，大便異常發酵而產生過多的廢氣，這些

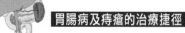

廢氣被排出來時就叫做放屁。大腸內產生過多的廢氣，即會感到腹脹、腹痛，如果能即時通便或放屁，症狀就會減緩或消失，所以當無緣無故的放屁太多時，便要注意大腸內是否有某些疾病發生。偶而放一二聲屁，則實屬正常，不屬於病變範圍。

（五）、便祕

便祕的原因是糞便在腸內滯留過久，內含水分被過量吸收，以致糞質過於乾燥堅硬，導致正常的排便頻率消失，引起排便困難，經常數日一行者稱為便祕。在正常情形下，食物通過胃腸道，經過消化、吸收，所餘殘渣的排泄常需 24 ～ 48 小時。若排便間隔超過 48 小時，且又呈現經常性時，則可視為便祕。便祕分為兩類，結腸性便祕係指食物殘渣在結腸中運送過程過於遲緩而引起的便祕，直腸便祕是指食物殘渣在結腸的運送正常並及時到達直腸，但在直腸滯留過久，所以又稱為排便困難。

便祕的原因可歸納為下列諸種原因：

1、**排便動力不足**：排便動力主要依賴四種肌肉──膈肌、腹肌、提肛門肌與腸壁平滑肌。凡此數種肌肉的虛弱都足以引起便祕。

2、**腸道所受刺激不足**：主要由於食物所含機械化或化學的刺激不足。所以凡攝食過少、飲食習慣不良、食道或幽門有梗阻致使進入腸內的食物過少，皆可造成便祕。

3、**腸黏膜應激力減弱**：腸黏膜的卡他性病變往往引起腹瀉，但在炎性病變的恢復過程中，腸黏膜的敏感性常趨低落，對正常的刺激反應減退，可能導致便祕的發生，例如急性菌痢在恢復期常有便祕的情形；藥物導瀉也常繼發便祕。

4、**神經精神紊亂**：腦與脊髓若發生病變亦可能抑制副交感神經系統，使分佈在腸壁的胸腰枝交感神經過強而產生便祕。另外，脊髓馬尾部損害或腹內病灶引起的病理反射，也可能導致便祕。

5、**腸梗阻**：在腸梗阻的情況下，因腸內容物的運進受阻亦可引起便祕。

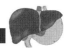

6、排便反射消失而引起便祕：亦即直腸的敏感性減弱，在許多情況下，雖有糞便進入卻不足以引起有效的神經衝動，使排便反射無由產生，久之終而造成便祕，如忍便，肛門括約肌痙攣。

7、直腸肛門疾患：如肛裂時發生疼痛而懼怕排便，罹患痔瘡亦會造成排便不舒，潰瘍所引起的肛門括約肌痙攣以及腫瘤等都可引起便祕。

8、腫瘤：卵巢囊腫、子宮纖維肌瘤、姙娠、腹腔內長巨大腫瘤、腹水等均可壓迫腸道而引起便祕。

9、藥物：某些藥物可導致醫源性便祕。

10、濫用強瀉劑或灌腸：此舉會影響腸功能使其紊亂而引起便祕。

（六）腹瀉

經常腹瀉是胃腸功能紊亂的表現。最常見的是吃進不對的食物引起消化不良所造成的腹瀉，腹瀉原因甚多，在醫學上它分類如下：

1、胃原性腹瀉：

⊙胃酸過少或缺乏胃酸所引起。如萎縮性胃炎、嚴重貧血、胃癌等。

⊙胃腸吻合術後，胃內容物經常反流入胃，致使胃內細菌繁殖，黏膜發生慢性炎症，胃酸分泌缺乏或為鹼性腸內容物所中和，都是引發此症的原因。

2、腸原性腹瀉：

⊙腸道感染症，如腸道病毒、細菌感染、黴菌感染、傷寒、副傷寒、真菌類、第四性病、病毒性下痢。

⊙寄生蟲病，如糞線蟲、旋毛蟲、條蟲、原蟲類、阿米巴、滴蟲類等。

⊙潰瘍性大腸炎，如慢性的非特異性大小腸炎、慢性潰瘍性大腸炎、腸結核、其他腸疾患、惡性腫瘍、憩室炎等。

3、腸吸收障礙：

⊙非熱帶性口炎性腹瀉。

⊙醱酵性消化不良症。

⊙缺乏性消化不良症（低蛋白血症、Pellagra，Sprue，其他維他命缺乏症）。

4.藥物中毒：

⊙汞、砷、酒精等。

⊙一般治療藥之副作用如四環素等。

5、體質性疾患：

⊙慢性腎炎、糖尿病、特異體質所致的過敏。

⊙甲狀腺機能亢進症、無鹽酸症、胃腸運動亢進症。

⊙澱粉樣變性。

6、胰臟疾患：

⊙糖尿病。

⊙胰臟炎引起的消化液缺乏。

⊙膽囊、膽道疾患：膽汁缺乏、無酸、胰不全、併發胃與十二指腸炎。

7、神經性腹瀉：

⊙感情性腹瀉（憂愁、恐怖等）。

⊙中樞神經系的器質性疾患（脊髓癆 Tabsdorsalis、顱內壓亢進等）。

⊙反射性腹瀉（骨盆內臟器的炎症、闌尾炎性膿瘍、膽囊疝痛、腹膜炎等）。

⊙功能性腹瀉：如精神緊張、情緒激動所引起的精神神經性腹瀉、黏液性結腸炎和結腸功能紊亂（結腸過敏）。

不管如何，發生了異常性的腹瀉時，就是胃腸病的徵兆，應提醒自己即時就醫。

（七）、噁心、嘔吐、反胃

嘔吐是把吃進去的內容物經過一段時間後又從口中吐出來的一

種身體防衛反應，用以保護身體機能。這種反應是由於腦中延髓中樞受刺激而引起的，噁心的不舒服感和反胃是一樣的，噁心、反胃有時會伴有嘔吐，但有時只是乾嘔而已，噁心有的時候是由某種疾病所引起，有的則與疾病無關，如精神疾病情緒的刺激就會引起莫名其妙的噁心與反胃，有的人當醫生要用壓舌板檢查喉嚨時，馬上就出現噁心、反胃的現象，這是為了防止異物進入體內的一種反射性過亢反應，嘔吐則是把胃中的實質東西吐出，兩者是不一樣的。當胃腸發生病態時，有的人常會伴發噁心、嘔吐，其原因則在想排除對身體有害之異物，這也意味著胃腸功能發生了問題。

（八）、打嗝

把停留在胃中的氣體經由食道逆流出來的現象稱為「打嗝」，打嗝時伴有很酸的液體，稱為酸性打嗝，也可能是食道逆流的表現，若此現象又伴有心中灼熱和胃痛時，則很可能是患了十二指腸潰瘍。倘若打嗝時伴有惡臭的氣體，則可能是胃出了毛病。若不是惡臭而是食物的味道，則是吃過多某種食物所引發，造成食物的停滯。

當吃東西、喝茶，或喝啤酒、可樂等有氣體的飲料，或在講話、吞口水時，都有可能把空氣吞進去，當吞進胃部的空氣過多時，便會藉著打嗝的方式排出，吃得越多，打嗝的情形則越延長。打嗝跟胃的運動有關，正常的胃偶而打嗝可去除胃膨脹的不適感，但當打嗝太過頻繁、聲長，且連續不止時，要注意此時的胃可能出狀況了，應趕快治療才好。

（九）、腹脹

腹脹的原因是吃了太多的東西或食物，導致食物在腹部停留過久且難以消化，於是產生異樣的氣體或異常的發酵引起腹部膨脹不舒，當腹脹明顯時連胃也會受到波及。有些原因也會導致腹脹：

❶腸的故障引起腸內空氣的增多，如腸閉塞、腸炎，或其他疾病的影響，如肝硬化、心臟不全、肺炎、及其他各種慢性疾病。

❷腸腔內的空氣所引起──如胃、十二指腸潰瘍、胃癌的穿孔、

急性氣腫性腹膜炎。

❸腹部積水——會引起腹部積水的各種疾病，如肝硬化腹水。

❹腫瘤——如卵巢膿腫、子宮肌瘤、子宮癌等。

❺但有些腹脹是肥胖運動量不足所致，並非疾病引起。

（十）、腹痛

腹痛的主要來源有三：

❶中空臟器肌肉緊張度增加或實質臟器被膜拉扯擴張，譬如腸炎時小腸肌肉收縮，肝炎時肝脾腫大。

❷腹腔內發生缺血現象，無論是腸子或臟器都會引起疼痛。

❸腹膜受到刺激。

中國傳統醫學的識別與分類法，多以痛之性質，有形與無形來分別，如氣鬱、血虛、寒疝、熱結等屬於無形之痛，如食積、瘀血、蟲積、癥塊等為有形之痛。以部位來分別者，若痛在中脘，屬太陰脾，痛在小腹左右兩側，屬厥陰肝，痛在臍腹正中，屬少陰沖、任。

大抵有形之痛，必痛有常所，而脹無休息；無形之痛，必痛無定處而或脹或止；氣聚則痛而有形，氣散則平而無跡。其痛而滿悶者，多為實證；不悶不脹者多為虛。痛若拒用手按者，為實症，若喜手按者多為虛症。喜熱者多屬虛寒之症；喜冷者，多為實熱之徵。饑時腹部作悶者多虛，飽食後悶而作痛者多實。

（十一）、口臭

若純以胃腸疾病論，當胃內食物停留過久得不到消化時，便會異常發酵形成腐敗物，其氣味從胃內往上逆出，就變成了口臭，雖然鼻部倒流物也會形成口臭，牙齒的問題也會導致口臭，但仔細分辨還是有差別的，臨床所見的口臭還是以胃腸病所引發的最多，因為胃腸病很快從食道至口而表現在口臭上。除了上述原因之外，還有很多疾病也會引起口臭：

❶喝過量的酒，呼出的氣夾有酒精的味道。

❷糖尿病的患者，喘出的氣會有蘋果的味道，那是由於呼吸中

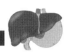

帶有丙酮的味道。

❸常見患重病或生命垂危的病人，其口中常會發出一種腐肉的臭味。

❹肝病到某種程度時也會發出口臭，其口臭是帶有一點甘味和糞便的味道，好像老鼠味，稱為肝性口臭。

❺經常抽菸的人，由於尼古丁的關係，口中常散發難聞的臭味，那也是口臭的一種。

（十二）、消瘦

胃腸功能好的人，食慾好，消化佳，假如又能飲食有節，幾乎身材都能保持適中，反之，胃腸功能不好、不易消化吸收的人，則身體會變得越來越瘦，一瘦下去要再胖起來很難，因為不能好好消化吸收，營養供給不足，在不知不覺中消耗體能，所以看起來變得沒精神，人也憔悴許多。體重減輕，抵抗力變弱，慢性病便跟著到來，而且不容易治好，病總是遷延不癒。

（十三）、胃脘痛

胃脘痛，即是俗稱的心口痛，位置在劍突下，是以近心窩處的胃脘部疼痛為主訴，症狀與慢性胃炎、消化不良、胃及十二指腸球部潰瘍、胃腸神經官能症、胃下垂等病狀所表現的上腹部疼痛、燒心、脹氣等相類似，是以當病人有胃脘痛的主訴時都要考慮以上諸因素，以便診斷。

（十四）、胃酸逆流

胃酸為什麼會逆流？西醫的說法是胃賁門鬆弛。食道逆流最主要的關卡是在下食道括約肌，當下食道括約肌鬆弛時壓力降低，胃內容物就容易逆流到食道。造成胃食道逆流的原因有因肥胖、緊張、胃酸分泌過多、吃太飽、飯後立刻橫躺、胃排空障礙、或食道排空障礙等。逆流發生時的症狀是胸口灼熱感，即俗稱的火燒心，也就是胃酸逆流至喉嚨的症狀。患者會在飯後彎腰或躺下時症狀更加明顯，嚴重者常至不能睡覺、造成吞嚥困難或吞嚥疼痛。

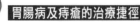

（十五）、口乾舌燥

正常人的口腔內不會有特別口乾或舌燥或容易發生口瘡舌破，當以上諸症明顯感到異常時，即意味著某些狀態發生，雖然其他的病如消渴症也有異常的口渴狀況發生，但這裡所指的口乾舌燥及口瘡是胃腸功能障礙時最會發生的症狀，如消化不良、食滯胃腸、排便不良等最容易發生，發生這些症狀時一般人習慣稱為火氣大，是什麼原因引起火氣大？其實最多的原因來自腸胃，這些症狀從調整胃腸功能上著手，很快即可改善。

（十六）、唇乾裂

上唇屬胃，下唇屬大腸，脾開竅於唇，這是中醫的說法，因此從望診上只要看到嘴唇乾裂，就可直接斷定脾的吸收發生異常，胃腸在某個地方功能紊亂，有的是痛，有的是痞悶，有的是脹，會發生嘴唇乾裂的原因有食積不化形成的腸燥，有不能消化的水樣便或腸炎拉稀造成了電解質的不平衡，總之是胃腸出了問題的徵兆。

（十七）、精神不佳

很多原因都會造成精神不佳，例如睡不好、心情鬱悶、生病等等，但較少人知道胃腸出了問題也會影響到精神狀況，導致精神不佳，甚至頭昏脹痛及睡眠品質差，因為胃腸的功能紊亂吸收一定不好，吸收不好營養就不足，營養不足元氣精神自然變差，同時腸內不好的毒素隨血液循環至腦，造成腦部缺氧，腦部缺氧的結果，頭也就變得暈重甚至變痛，痛久不癒精神官能症便接著到來，「胃不和則臥不安」，睡眠也會變差，所以胃腸功能不好會演變成很多病症。

（十八）、胃嘈雜

當胃熱（胃發炎）、胃寒（胃功能不足）的時候，容易發生胃嘈雜，那是一種似痛非痛莫可名狀的症狀，一般而言，有不正常的舌苔、口渴喜飲、口乾舌燥、口臭心煩、易饑易餓、餓時易抖、想吃東西得食則舒或食後飽脹等，都屬胃熱的症狀，若見口淡無味、

食後脘脹、胃喜溫喜按、脈虛細則屬胃寒。

　　從以上一、兩個症狀的發生，並加以四診辨症，核對病史，便可大約知道是否為胃腸功能發生障礙的參考。

十、脾胃病診斷重點

　　診治脾胃或說腸胃疾病必須仔細觀察面容、唇色及舌質、舌體、舌苔及舌的動態。若面色蒼白，多為氣血不足、低血壓、易心悸、無體力者居多，治宜調補氣血。若面色萎黃、形瘦者為中氣虛餒，倦怠嗜睡，治宜調補中氣，若形體肥胖者多為中陽不足，少氣體倦，若面色暗紅、體型壯碩者，常為便祕體質。若舌質紅潤有液苔滑者，為陰液未傷，可用理氣疏肝之品；若如質青黯則當溫熱扶陽；若如舌中光剝脫液或舌紅碎裂者，為氣陰不足，當滋潤養胃；舌體瘦小乾扁者，為營養嚴重不足，舌體胖大塞滿整口者，為水濕內停不化。

　　舌苔最容易反映脾胃即時的狀況，若舌苔黃厚膩滿布者常為標本同病，恐有外邪內陷或食積化燥，治宜疏化消積導下；若舌上有白厚苔而中間光剝脫液為胃陰不足，氣化失司，運化無力，治宜芳香輕劑透達，舌苔有明顯剝苔者，反映該處有痛痹或炎症發生。若舌苔白燥、口乾欲飲者，苦寒重降稍酌溫胃消導之品是為其治則。唇潤者為一般唇體之常態，為脾胃健康之徵，若上唇乾裂者，為胃陰不足，其因為胃食納乖常，飲食不消久而化燥所致，久病則胃脘痞悶痛。下唇乾裂者，病在大小腸，小腸吸收有礙，而大腸不能推陳出新，有排便不暢之特徵。上下唇皆乾裂者，為胃腸俱病，消化吸收有礙，胃腸有炎症存在。

　　診治脾胃疾患，應問明飲食及排便情況甚為重要，常可從病人平日飲食及排便情況推知其病發生的原因，食性改變，常為脾胃疾患發生帶來先兆，從其中資訊所得可做為診治疾病之參考。病情隨

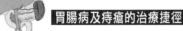

每個人病的狀況不同；如食後腔腹疼痛反減者，常為虛症，可用溫補之品；若食後脘腹疼痛更加嚴重的，為實證或虛中挾實證，治宜先進疏理消導清熱之品，待病緩後再進調補之劑，或調補與尅伐之品並進方能發揮療效。

凡患者大便溏薄或質軟而不成形、胃脘及腹腔不太感覺到痛者，多屬中氣不足、消化不良；若糞便乾燥、排便不暢或閉結難出，或肛燥熱者為內有燥火或有食積；若糞便色青黯或黑者，應注意是否為胃及十二指腸潰瘍出血，須及早用藥以防病增。

脘腹疼痛為脾胃疾患常見之症，用手觸診甚為重要，有時可輕拍聽其聲音之反應，若似鼓聲作響則為脹氣居多，按胃或腸底部有咕嚕響聲者為胃或腸鳴水濕不化，按之疼痛者為炎性發作，輕按即疼痛難忍或拒按者都為該處急性發炎；有結塊者為積聚，或為糞便不能排空。劍凸下為胃之賁門，臍上為胃之體部，臍中為小腸處，臍下為大腸，左下腹為乙狀結腸。疼痛部位有的在肋下，隨部位之不同病情亦就不同，臨床必須予以仔細分析。

另外，痛的情狀有腹痛綿綿不休，大便稀薄，手足厥冷，脈象沉細或遲弱，舌質淡，舌苔白，喜飲溫暖熱湯，或喜用熱手按摩為偏於虛寒症。若腹痛或作或止，溺赤，大便閉，脈象洪大或弦滑，舌質深紅苔黃黏，口氣臭，大便灼熱或乾燥，飯後脘腹脹悶，吐酸苦水者為實熱之症，不過，也有虛中挾實之症，也有舌苔正常卻病在胃腸者而自己不自知者。

治療任何疾病皆須分辨標本緩急，治脾胃病也是一樣。「急則治其標」是共同原則，標緩後方以治本為主，見痛止痛，見酸制酸，見便祕則給予瀉劑，見拉稀則止瀉都只能暫緩病情，因為胃痛、泛酸、便祕、拉稀僅僅是疾病的一種症狀表現，看到的只是標而不是本。所以光用香燥之品以止痛，介類重降以制酸，潤腸瀉下之劑以治便祕，收澀之品以止瀉，都只能緩解一時，療效終究不能持久，而且在濫用久用之下常會加重氣機失調，反而對病情不利，會形成

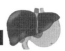

更難治的狀況。

　　治療脾胃疾患必須審症求因，如果是由飲食不當所引起的，一定要從改變飲食習慣及內容做起，如少食精緻麵食、甜點、蛋糕、零食、冰冷飲料、垃圾食物、煎炸過度的炸物、過餐食物、添加化學加工物的有毒食物等。另外，飲食時間要有規律，早餐七至八時左右，午餐十二時左右，不要超過一點，晚餐六至七時左右，勿超過七時半，飲食定時的意義在於人體生理的運作是有一定節律性的，不能違反，有經絡循行時間，經絡循行有一定規則的，胃液在循行時間才會正常分泌消化酵素，因此在過了胃液分泌消化酵素的時間進食，此時消化酵素已停止分泌，進食後必然使食物滯礙難消而形成脹氣，這種習慣若養成，久之自然逐漸形成脾胃病，嚴重者還波及他臟之功能形成其他的疾病。

　　還有，要盡量避免不必要的應酬，因為應酬常油膩太過而引起食積，阻礙消化，且應酬進食的時間過長，易造成胃的負荷，對脾胃的消化極端不利。飲食勿過飽或偏食過量，所謂的均衡飲食即是指各方的營養皆要攝取，不能老是吃那一樣，再好的食物都不能一次吃過量。

　　余治療脾胃病，除問明病史在藥物下功夫外，還經常諄諄告知患者，與患者溝通，調理脾胃不能光靠藥物，戒除不良的飲食習慣才是最重要的治本之法，生活起居規律，心情保持愉快，能幫助脾胃病的恢復，那是脾胃病容易受情緒影響的關係。上晚班的人作習飲食顛倒，對胃、肝非常不利，因為違反了生理的節律。經常規律的運動甚為重要，因為運動可增強脾胃的氣化功能，促進消化吸收，有時還教他們怎麼做運動。所以要治好脾胃病，醫病雙方都要配合，這樣才能把脾胃病治得更好，這是我調治胃腸病的基本原則。

十一、何謂過敏性胃腸炎？

　　鼻子會過敏，皮膚會過敏，胃腸也會過敏。什麼叫做過敏性胃腸炎，過敏性胃腸炎即是由於食物變成了過敏原而在胃腸引發過敏的現象，會很容易因接觸了某種食物而產生排斥拉肚子。其原因是在組織胺等炎症化學介質的作用下，引發腸運動的亢進而引起腹痛、腹瀉等，或由黏液的分泌亢進而引起的腹瀉等症狀。若此症狀表現在胃則是腹痛和嘔吐等。

　　過敏性胃腸炎、慢性胃腸炎、胃腸激躁症等都有長期性泄瀉、長期性拉肚子等症狀，在拉肚子的同時還併發腹部絞痛，或稍許的悶痛，拉肚子的時間沒有一定，想拉就拉，不拉時又像常人，拉肚頻繁時，由於肛門黏膜受到衝擊會變得奇癢無比甚至會痛，而變得抓不勝抓，究其原因就是胃腸對於某些食物特別敏感，飲食稍微不注意，譬如吃到稍油膩的或不新鮮的食物，或不該吃的東西，肚子便起了反應，突然像自來水一樣，嘩啦啦的一下子便瀉光光，像這種體質的人，肚子在平時便不時的咕咕叫，好像肚子裡面都是水，常與放屁聲夾雜在一起，患這種症狀的人出門非常不方便，尤其是出國旅遊，常常為找廁所而困擾，行旅袋內必須隨身帶有各式各樣的胃腸藥，以備不時之需。

　　西醫的理論認為，這是因為腸胃道的腸胃菌不足才會導致消化不良，另一說法是胃腸蠕動過快所致，但中醫的理論則認為是脾濕或脾胃虛寒不能運化，導致吸收不良，大便才會完穀不化，不過這些症狀都跟胃腸黏膜受到破壞，進而喪失腸胃道的吸收與黏液分泌的功能有關。

　　治這種過敏性的疾病，光用止瀉劑、止痛劑、或一些腸胃菌劑並不能有效的治療及根治，要用中藥的健脾利濕、溫中散寒稍酌加一點清熱藥才可逐漸改善直至根治，但飲食的禁忌，避免容易過敏的食物還是不可忽略，否則本病隨之又來。

十二、何謂「腸胃型感冒」？

當病毒性腸胃炎合併感冒的症狀發作時，即上吐下瀉又發燒，一般習慣性稱為「腸胃型感冒」。

「腸胃型感冒」在醫學教科書上並沒有這個疾病的名稱。

近年來，患者在看病時，只要有感冒的症狀並伴有拉肚子或嘔吐症狀時，便會被認為是得了「腸胃型感冒」。

嚴格說「腸胃型感冒」只是「感冒」與「腸胃炎」兩種症狀同時發生的一種疾病而已。「感冒」（Commodcold）指的是病毒侵犯上呼吸道而引起鼻炎，包括打噴嚏、流鼻水、鼻塞與咽部不適的乾、癢、異物感等症狀。

「病毒性腸炎」（Gastroenteritis）指的是病毒侵犯腸胃道黏膜，造成嘔吐、腹痛與腹瀉。醫生向病人解釋病情時為了省麻煩且又可讓病人較易聽懂明白，故而乾脆簡略說成「腸胃型感冒」，因為普遍醫師都這樣說，久之便習以為常。反正病毒感染引起的腸胃炎，跟感冒一樣都是病毒感染，所以乾脆稱為「腸胃型感冒」。

當罹患此症時，患者除了腹痛、嘔吐與腹瀉外，有時也會伴有發燒、疲倦、肌肉痠痛等症，但若是感染腺病毒或輪狀病毒，也可能會同時侵犯呼吸道，引起患者輕微流鼻水或喉嚨痛。在大多數人的觀念中，腸胃炎是吃了不潔的食物或暴飲暴食導致，沒有病毒的觀念。所以不得不使用腸胃型感冒的說法，目的是為了和細菌性腸胃炎區分。

引起病毒性腸胃炎的病毒包括輪狀病毒、諾羅病毒與腺病毒40型、41型等，好發於秋冬，但台灣因為四季不明顯，因此各個季節皆可能流行。

來看診的患者到底是病毒感染性的腸胃型感冒，還是細菌性腸胃炎，要醫院做病理檢查才知道，中醫則憑症狀開藥，若有對症一樣有效。

十三、何謂大腸激躁症？

由於腸道功能異常所表現出來的症候群，可包含腹痛、排便習慣改變（便祕與腹瀉交替發生）、脹氣、腹脹、放屁、解便不乾淨等，和在排便過程中，由於糞便質地改變，肛門要用好幾張衛生紙才能擦拭乾淨，同時，糞便中還經常出現黏液，醫學上稱之為大腸激躁症。當以上這些症狀同時出現又持續存在時，會併發其他相關病症，對生活起居工作都造成相當困擾。雖然大腸激躁症不會有致命的危險，因其病況反覆不定，常造成生活上的困擾。

這類患者的解便習慣有時便祕，有時腹瀉，沒有一定規律，有時便祕與腹瀉同時發生，故要完全治癒並不容易。大腸激躁症屬於功能上的問題，其與器質上的病變不同，症狀無法由具體的病灶來解釋，甚至也無法明確地以病理生理學闡明，只能用病人的自我感覺來判斷。目前的科技尚無法精確衡量腸道是否有明顯的功能異常，也缺乏適當的診斷工具及相關的檢查。因此，臨床上多只能由患者描述的症狀，由醫生再根據其他腹診、望診、脈診來診斷大腸激躁症之存在。

可能為誘發大腸激躁症的原因有以下數種：

（1）腸道蠕動功能障礙

此學說主張部分患者之腸道蠕動緩慢，部分較快，另有部分患者為快慢交替出現，型態多變。

（2）飲食因素

服用某些特定藥物時其副作用也會造成便祕，尤其是西藥，很多的副作用都是口乾、便祕，若長久服之易產生腸功能紊亂而引起大腸激躁症。纖維素之減少攝取，也可有類似作用。然而，並無研究證實大腸激躁症患者攝取之纖維素量與正常人有異。

（3）神經異常

腸道神經控制系統異常時，也可能引發腸道本身的症狀。腸間

神經叢的作用被稱為「腸道之腦」。針對腸間神經叢及其與中樞神經系統關聯之研究，已開啟了一個新的領域，那就是胃腸神經學。學者認為，了解腸間神經叢之生理特性及化學組成，有助於解開大腸激躁症之謎團。

腸間神經叢相當複雜，也含有中樞神經系統內所含大部分的神經傳導物質。舉例來說，睡眠期腸道的電氣活動頻率與大腦相同，且患者多有不正常的快速動眼期睡眠。然而，目前尚未證實腸間神經叢為大腸激躁症之主要病因。

（4）感覺異常

1980 年代以降，感覺異常之理論亦被提出，並引起廣泛的注意。許多研究發現，當直腸或乙狀結腸中置入氣球，開始打氣時，大腸激躁症患者會比正常人在較小的打氣量或壓力下即感到不適或疼痛。類似的狀況，也出現在小腸，甚至食道。然而，大腸激躁症患者皮膚感覺疼痛之閾值與正常人無異，甚至更高，因此有「腸道過度敏感」之理論。這可解釋為何大腸激躁症患者對正常之刺激過度敏感，而產生不正常之反射及腸道運動。

現代醫學對大腸激躁症的病理描述尚處於不明確狀態，而治療狀況則只能對症做控制式的治療，尚沒有肯定有效的藥物，症狀控制的化學藥只能有效於一時，不能長遠，且化學結構式的西藥長期服用有礙健康，筆者用中醫中藥的方式處理本症成功病例甚多，療效肯定且長久，並認為對於本症用推測的學理不夠實際，跟患者直接對話並用四診找出問題所在而對症用藥，較產生良好效果，書中有多起此等相似病例可為參考，若醫者能對病人的飲食起居叮嚀請其加以注意配合改善，並請患者對心情做適當調適，做壓力的釋放，對本病絕對有加乘的效果。

十四、胃腸神經官能症

胃腸神經官能症是一種胃或腸功能性障礙的疾病,由高級神經功能紊亂所引起,主要症狀為胃腸分泌與運動功能紊亂,並沒有可見的器質性病變。一般以臨床表現為主,症狀大都在胃及腸的不舒,並伴有失眠、精神渙散、頭痛、健忘、心悸、胸悶、憂慮、倦怠、盜汗、遺精、神經過敏等。長期處在不良精神因素下也會導致胃腸神經官能症,如家庭糾紛、意外不幸、情志不遂等都可使中樞神經調節與抑制作用發生紊亂,使高級中樞的活動功能失常,而表現為機體各系統的功能障礙,特別是腸道的功能失常。因為自內臟發出的病理信號可傳至中樞神經,加深其功能損害而造成惡性循環。

另外,別人的暗示及自我暗示也是造成本病的原因之一,如醫生的不在意或失言,或親朋好友中有人罹患胃癌、結腸癌而給予深刻印象,均能引起本病發生。在胃腸神經官能症的發病中,身體的內在刺激也不可忽視,因為不僅中樞神經的功能障礙可以引致植物神經系統和內臟的病態,而且植物神經系統和內臟的病態也可促使中樞神經功能失常。例如,體內器質性病變,尤其是慢性器質性病變,可因病灶不斷地向中樞神經發出不良刺激,而使高級神經活動發生障礙引引起神經官能症。

譬如以胃部症狀為主者,患者常有反酸、噯氣、厭食、燒心、食後飽脹、上腹不適疼痛及嘔吐的症狀,以腸道為主症者,患者常有腹痛不適,或腹脹、腸鳴、腹瀉等症。胃腸神經官能症除了用藥物治療外,自我心理的調適甚為重要。

十五、細菌性痢疾

細菌性痢疾是志賀氏菌屬(痢疾桿菌)引起的,以腹痛腹瀉,

裡急後重，膿血樣或黏液性大便為主要症狀的急性腸道傳染病，起因於小腸末端及大腸的急性細菌性感染。《內經》稱之為「腸澼」，《金匱》稱之為「下痢」。這是一種因痢疾菌感染大腸黏膜所引起的疾病。檢查患者及帶原者的的糞便中皆含有大量的痢疾菌，此病也會因為污染食物或飲水，再經由口腔傳染，使人體受到感染而致病。

萬一感染到細菌性痢疾的疾病，不一定要急著到醫院掛急診打點滴，中藥的白頭翁湯加減對於此病有滅菌抗炎止痢的作用，若表症發燒明顯，可用葛根黃芩黃連湯為主方，效果不亞於西醫。

十六、什麼是霍亂？

霍亂是由霍亂弧菌 (Vibriocholerae) 所引起的一種急性腸道傳染病，目前共有三種弧菌能引起霍亂，分別是 O-1 典型、O-1 埃爾托型及 O-139 型。

霍亂弧菌在自然界一般存在於水中，在攝氏四、五度的海水中可生存六十天。它們一般在夏天活躍，且離開水後便很快死亡。

感染霍亂的患者多數為突然起病，它有數小時至數天的潛伏期。典型的患者會出現：劇烈腹瀉，一天內發生十多次，大便呈黃色米水樣，會嘔吐噁心，病延至後期時，病人會因缺水而出現：❶煩躁不安口渴。❷呼吸急促脈搏細小。❸心音微弱血壓下降。❹持續的腹瀉及嘔吐會引致循環系統衰竭和休克，嚴重的病患者若得不到及時處理，甚至會死亡。

霍亂的病程通常不長，病情輕微者或無併發症的病例，平均三至七天即可康復，但有腎衰竭者恢復期則比較長。

在《雜病心法‧霍亂》篇中，把霍亂分成乾霍亂與一般的霍亂，什麼是乾霍亂呢？凡是欲吐不吐，欲瀉不瀉，心腹大痛的稱之，因

為欲吐不吐，欲瀉不瀉所以又稱攪腸痧。若症狀進展至舌卷筋縮，卵陰入腹，則難以治療。

古時候科學不發達，不知有細菌這個東西，所以形容霍亂的病因時，就認為此病得之於風寒暑食水邪，雜揉為病，亂於腸胃，清濁相干，所以心腹大痛而發生吐瀉，這是有吐瀉的霍亂，可稱之為濕霍亂，跟乾霍亂不同，中藥成方裡的藿香正氣散即是治此病之方。

十七、霍亂和細菌性痢疾症狀有何不同？

霍亂和細菌性痢疾症狀上都有噁心、嘔吐、腹瀉、伴有輕微的發燒等共同症狀，但症狀的情況不同，痢疾是大便性狀膿血相兼的腹瀉；食物中毒是排水樣便；一些細菌引起的腹瀉表現為血水樣大便。一般急性腸胃炎也有噁心、嘔吐、腹瀉、腹痛等症狀，因容易與霍亂和細菌性痢疾混淆，所以有必要做更清楚的分析以作鑑別。

霍亂的排便次數十分頻繁，每天排便十幾次，大便呈米泔樣，排出量為 4000～6000 毫升。細菌性痢疾排便的次數也很頻繁，而且每次排便總有便不淨、排不完的感覺，但每次排出的大便量並不多，這種感覺好似「裡急後重」。

伴隨症狀不同如：食物中毒的嘔吐通常情況下是「先吐後瀉」，嘔吐比較明顯，多在腹瀉之前先有噁心、嘔吐，繼而才出現腹部絞痛和腹瀉，吐瀉過後症狀減輕；而霍亂是「先瀉後吐」，往往先出現劇烈腹瀉，然後再出現嘔吐，嘔吐為噴射性的，但噁心的症狀不突出。細菌性痢疾的嘔吐症狀較輕，腹瀉較重。

霍亂很少有腹痛的感覺；而細菌性痢疾和食物中毒都可伴有明顯的腹痛。

發熱細菌性痢疾感染後有發熱的表現；霍亂早期不發熱，只有一些嚴重病例可在恢復期出現發熱。這是它們之間的不同。對於細

菌性痢疾，往往有裡急後重的症狀出現，中醫的白頭翁湯非常有效，而藿香正氣散卻是救治濕霍亂的妙藥。

十八、消化性潰瘍發生的原因與預防

消化性潰瘍發生的原因相當複雜，大概歸納以下數種原因：

1、**情緒不穩定和精神壓力**：此兩種因素皆容易刺激大腦高級中樞做不正常的反射，而誘發胃液不當的分泌、脾的吸收減緩、腸的功能紊亂，加深潰瘍的形成。

2、**飲食習慣不良**：常吃刺激性食物，或吃不對的食物，或吃不適合自己體質的食物，如：辣椒、咖啡、精緻食品、麵食、油炸、高溫烘烤或不易消化之食物如糯米製品等。無定時（超過正常進食生理時間）定量之飲食，以及暴飲暴食等甚易誘發本病。

3、**藥物**：藥物對胃黏膜之破壞亦佔消化性潰瘍的重要因素，尤其是西藥副作用更大，如因病長期服用類固醇、止痛藥物等會破壞胃黏膜。因西藥藥物會使具保護作用的前列腺素荷爾蒙分泌減少，而引發潰瘍。

4、**氣候**：氣候若劇烈變化，常引起情緒上的變化，此情緒會反射至大腦高級中樞加深潰瘍的誘發，尤其是在季節交替之際更易發生。

5、**體質**：有些是因素體本虛，胃黏膜天生較弱，胃本身局部缺血或胃酸分泌太多所致。

科技時代的來臨導致生活步調的快速，沉重的工作壓力加上三餐飲食不正常，更加速罹患消化性潰瘍患者的急劇增加。

消化性潰瘍是指食道、胃、十二指腸的黏膜受到胃液侵蝕，而造成深入組織的潰瘍，其發生在胃部即稱為胃潰瘍，發生在腸部即稱為十二指腸潰瘍。

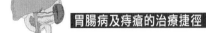

　　胃潰瘍的發生多與年齡有關，年齡越大，黏膜的保護功能越差，再加上血液循環與營養作用減弱，病久容易產生萎縮性胃炎，胃潰瘍多傾向於保護力減弱。十二指腸潰瘍患者的胃酸分泌特別多，其發生之因偏向侵略作用增強。其疼痛幾乎為空腹時，亦即饑餓時疼痛，此疼痛可在進食些食物或制酸劑時緩解。大半的本症患者曾有半夜凌晨空腹時被痛醒的經驗，而胃潰瘍則否。十二指腸潰瘍症狀的周期性疼痛規律較胃潰瘍顯著，且胃液酸度呈示過酸者較多。

　　消化性潰瘍的發生率雖高，但只要戒菸、緩和情緒壓力、注意飲食、生活起居正常便可有效預防。抽菸會造成潰瘍持續存在並反覆發作，原因在於香菸中的尼古丁會使血管收縮、減弱黏膜抵抗力，使膽酸鹽刺激胃壁，引起發炎並潰瘍，因此戒菸是預防消化性潰瘍的首要之務，但從未抽菸而罹患本病者並不在少數，抽菸並不是潰瘍的主要原因，可見消化性潰瘍的原因複雜，筆者從臨床觀察認為飲食習慣的不正確、情緒上的壓抑更是誘發本病的重要之因。

　　因此，保持正常的戶外運動以化解壓力非常重要，這樣可使胃酸分泌漸趨平衡。飲食方面要細嚼慢嚥，心情保持愉快，讓唾液正常分泌以中和胃酸；尤其是急性期的患者，平時少吃零食為宜，睡前更不可進食，因胃酸在凌晨十二點至三點間分泌最多，如睡前吃東西，則會刺激胃酸的大量分泌，傷害黏膜。

　　由於消化性潰瘍是不易根治的疾病，復發的機率很高，因此日常的飲食調理是非常重要的事，平時應避免食用調味乳、煉乳、煎蛋、未加工的豆類，如黃豆、綠豆、蠶豆等。加工的食品亦應注意有無添加不法之添加物。

　　另外應禁食部分含筋的肉類、糯米食品；其他多粗纖維的蔬菜如竹筍、芹菜、蔬菜梗、莖部和老菜、番石榴、香焦、鳳梨、荔枝等甜度或酸度高及粗纖維多的水果，刺激性調味品如辣椒、咖啡、沙茶醬；甜點、濃肉汁、油炸食物、濃茶、酒、核果類等都不宜攝食過多。

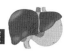

十九、胃食道逆流的症狀及治療

胃食道逆流是因為人的胃和食道間的下食道括約肌張力鬆弛，導致關閉不緊密，促使胃裡的胃酸或氣體容易逆流到食道，其中會令人不舒服的主要物質是胃酸，因為食道黏膜並不像胃有保護膜，能夠防止胃酸的侵蝕，所以當胃食道逆流發生時就會溢赤酸，以及火燒心，心窩胸骨後有灼熱疼痛感，其他非典型的症狀還有胸痛、打飽嗝、反胃、吞嚥不順、上腹痛、喉頭有異物感、慢性咳嗽、聲音沙啞、喉嚨發炎等，嚴重的還會因為無法平躺而影響睡眠，甚至胃酸長期刺激食道黏膜導致細胞變性而誘發食道癌。

飽受胃食道逆流之苦的人，常出現火燒心、溢赤酸、反食、胸骨後疼痛或劍突下疼痛、吞嚥困難、嘔逆等症狀，它是食道疾病的其中一種。胃食道逆流在傳統中醫屬於「胃脘痛、噯氣、吐酸、胸痺、嘈雜、呃逆、噎膈、翻胃、關格」等範疇，是脾胃虛弱、肝氣犯胃、胃氣無法和降等病因所造成。

積極治療胃食道逆流有助於改善不適，並防止出現嚴重的併發症。傳統中醫治療胃食道逆流常以降逆、疏肝和胃、消導積滯、調整腸胃等藥物為主，症狀很快得以改善，效果迅速且持久。但除了用藥物治療外，日常生活的規律也很重要，如應避免吃太飽，不要在非進餐的生理時間進食，避免喝過量的酒，少吃甜食、零食、油膩食物、辛辣類或刺激類食物，富含咖啡因及加工的食物也應少碰為妙，才能減少罹病的機會。

在臨床上，常碰到患者因為工作忙碌、生活過度緊張、壓力大，以及吃飯時經常都匆促了事無法將情緒放鬆，用餐時間不固定、暴飲暴食，常吃宵夜，甚至生冷飲食夾雜，或飽食消夜後就馬上入睡，結果日子久了腸內容物無法消化排出，就發生胃脘脹滿疼痛，且上引胸脇悶痛、呃逆、打飽嗝、吞酸、嘈雜等情形，最後就可能形成胃食道逆流，像這種情況屬中醫所稱的「肝胃不和」，可用柴胡疏

肝湯、四逆散、柴陷湯、半夏瀉心湯、保和丸、腸胃散等處方來加以治療。

如果患者有胃酸嚴重的情形還可加烏貝散來制酸。值得一提的是，使用制酸劑（尤其是西藥）只是降低胃酸的濃度使胃酸逆流的症狀緩和而已，不能治本，對於改善真正造成胃酸逆流的主因——賁門鬆弛並不能產生改善作用，而且長期服用制酸劑，還會產生腹痛、腹瀉、頭痛、消化不良、食慾差等副作用，故要治好這種疾病除耐心服用中藥外，還要從飲食起居基本上做起，去消除會產生胃酸的基本原因，才是比較根本的治法。

以下舉一病例：

屏東車城的廖先生，2011 年舊曆新年過後不久便打電話來說他春節期間每天都喝了不少酒，導致胃食道逆流，胸隔滿悶、火燒心、不能安臥、胃脘痞悶、脹痛不舒，問我要開什麼藥？我當即告訴他黃連湯加木香檳榔丸即可，隔數日後來電，藥沒服幾天即癒，問我藥為何要這樣開？答曰：「因你酒喝太多，食積加酒積在胃，不能應時消化而發酵，故而胃酸太多而逆流，黃連湯消炎制酸，再加上木香檳榔丸的通下消導積滯作用，可快速清理腸胃，腸胃一空，自不會有胃酸逆流的存在。」他聽後終於明白了。

有一種食道逆流是生理性的，即由當人老了後因生理機能自然退化所演變的賁門自然鬆弛所引起，這樣會有利胃內氣體排出，食道會出現推動性蠕動將胃液推進到胃裡，正常情況下生理性的逆流不會造成食道黏膜損傷，不必緊張。要治療這種型式的病，則要補氣健脾助其運化，如補中益氣湯、香砂六君子湯、安中散之類。

發生了胃酸逆流則要注意飲食了，食物要新鮮，飲食要正常，要規律的運動，且要徹底禁食：辛辣刺激物、燥熱食品、甜物、醱酵醃製物、海鮮、糯米類、各種飲料、芭樂、柑橘、鳳梨、竹筍、牛乳、白稀飯。

二十、胃酸逆流西醫的用藥

　　西醫對胃酸逆流主要是用制酸劑（包括胃腸解痙劑，消化性潰瘍治療劑）。

　　制酸劑的作用是中和或吸著過剩胃酸（游離鹽酸或由異常發酵而生成之乳酸或酪酸等）或抑制胃液之分泌，使酸度降低，多用於治療胃酸過多或消化性潰瘍。除了制酸劑外，消化性潰瘍治療劑尚有保護黏膜不受酸侵蝕之藥物。副交感神經解藥可阻止該神經對胃分泌之刺激，以抑制胃液分泌，並可解除胃腸系統痙攣所引起之疼痛。

　　胃酸之分泌有時正常，但若幽門痙攣，會引起胃液滯留，導致胃酸過多症。當胃酸過多時，胃壁會起強烈收縮產生痙攣，此時需用制酸劑中和過多之胃酸，或用副交感神經解藥，使平滑肌鬆弛。胃液分泌過多會導致胃、十二指腸潰瘍，故制酸劑一方面可中和過量的胃酸，另一方面又可防止潰瘍。

　　正常胃酸的 PH 值約在 3.5 ～ 4.5 之間，若低於 1 ～ 2 之間，則呈高酸度，但若高於 6 ～ 7 時，則發生消化性障礙。

　　制酸劑依藥理作用機序可分為系統性制酸劑及非系統性制酸劑兩大類。前者可溶於胃液或腸液內，故可為腸壁或胃壁所吸收，使血液的鹼性度增高，有產生全身性鹼中毒的危險（如碳酸氫鈉）；後者則係不溶性，難被消化管吸收，故不影響血液的酸鹼平衡（如氫氧化鋁）。

　　理想的制酸劑應具備下列條件：❶小劑量的用藥即可中和大劑量的胃酸。❷與胃酸中和時不產生 CO_2，而無嘔氣或氣脹等不良副作用。❸作用持久而不引起續發性胃酸分泌過多。❹無便祕或緩瀉等副作用。❺不會有鹼中毒的危險。

　　碳酸氫鈉（Sodium Bicarbonate）又名重曹、小蘇打。內服為系統性制酸劑。本品內服後極易吸收，故其制酸作用頗短。本品中和

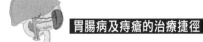

胃酸時產生多量之二氧化碳氣體，此氣體有刺激胃酸分泌之作用，而產生顯著之續發性酸度增高。此外，還有如大量服用可致鹼中毒，且易致胃穿孔的副作用。市售胃腸成藥如強胃散之類，其主要成分為重曹，雖對腹脹有立即之效果，但不能常服及久服，否則易使胃壁變薄導致胃穿孔。

二十一、腹痛的種類

在診斷胃腸病的時候，除了要利用到望、聞、問、切四診之外，還要動用到腹診，才夠全面，因為有些人主訴痛處明顯，很容易據下診斷，而有些人得了胃腸病卻毫不自覺，所以不用觸診難以使患者信服，因此用觸診證明讓醫者心中更能瞭然病的來龍去脈，也讓患者清楚知道病的輕重是有必要的。

胃腸病中最容易發生的一種症狀就是腹痛，所以一旦感覺腹痛存在時，都會覺得自己得了胃腸病，但在醫學上，會發生腹痛症狀的不是只有胃腸病而已，許多疾病也有腹痛的症狀，故在判斷是不是單純的胃腸病時，還需詳加辨別。

腹痛有自發痛及壓迫痛之分，所謂自發痛即是不在接觸外力的壓迫下自然地主觀的感覺疼痛，或在有動作時感覺的體動痛，或在吃東西後而引起的食後痛，而痛的地方不一定是在疾病的地方。壓迫痛是要借由外力（例如用手按壓）按壓時才有感覺的疼痛，疼痛的地方大約都在疾病的附近。

（一）自發痛

1、**疝痛**：就是發作性、波狀地激烈襲擊而來的腹痛。這是因胃腸、膀胱等中空內臟器官或膽道、輸尿管般的管狀器官的壁面攣縮刺激而引起的。如膽石症、腎結石、尿道結石等。

2、**伸縮痛**：即在感覺上比較遲鈍而持久的疼痛，其痛一直停

留在膨脹感、或不快感的程度。這種痛是胃、腸、膀胱等中空性的臟器無理的擴張時所引起的。因過食或消化不良，食物停留在胃腸時，氣體停留在腹部時，忍著尿意等的時候，也會出現此等疼痛。引起這種痛的疾病有胃腸黏膜炎、腸內異常消化、胃癌、幽門狹窄，消化不良等。膽石症或闌尾炎惡化前，一摸觸時，也會引起這種痛。

　　3、**固定痛：**痛的場所固定，大致上變化不大，觸診下有明顯的壓痛，若痛的地方如板子般僵硬，即有可能腹中臟器有炎性病變。急性腹膜炎、膽囊炎、闌尾炎即是此類。

　　4、**血管痛：**產生的原因為血管的流動遲滯，痛的型態跟疝痛類似，腹部血管硬化時即易有此病徵。

　　5、**神經性腹痛：**因自律神經的過分敏感而產生的痛，胃或腸的神經官能症易發生。

（二）壓迫痛

　　健康人的腹部稍加按壓並不覺得痛，也沒有壓迫感，只有在發生炎症的時候才會產生壓迫痛。壓迫痛是發生在有疾病的地方，而且有明顯壓痛點。舉例如下：

　　❶胃潰瘍的壓痛點在背脊第十、十二、十三胸椎左側約離三公分的地方。因胃俞穴在十二胸椎旁開 1.5 公分處，若旁開 3 公分則為胃倉。

　　❷十二指腸潰瘍的壓痛點在肚臍上方約 2 ～ 3 公分的地方。

　　❸小腸疾患的壓痛點在肚臍正左側的部分。

　　❹闌尾炎的壓痛點在右下腹部的周圍。

　　❺膽囊的壓痛點在背脊第十、十一、十二胸椎的正右側，膽俞在第十胸椎旁 1.5 公分處，膽道的壓痛點在八、九、十胸椎的棘狀突起上部。

　　❻胰臟炎的壓痛點在肚臍與左腋下的中心連結線上。

　　❼大腸、肛門的壓痛點在肚臍的正下方，沿著薦骨的邊緣處。

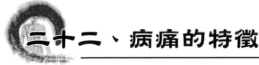

二十二、病痛的特徵

1、**急性胃腸炎**：若為胃炎，其疼痛的部位只在胃部，如果發炎蔓延到腸的話，則整個腹部都會疼痛。

2、**慢性胃炎**：上腹部的疼痛並不強烈，觸診下有輕微的鈍痛。

3、**胃下垂**：胃下垂無腹痛的現象，但在飯後有輕微的脹痛感，脹痛感隨病情的輕重而不同。

4、**胃潰瘍**：胃潰瘍的患者於飯後 30 分鐘至 3 小時之前（時間不一定），其上腹部會有不斷地陣痛、悶痛感。

5、**十二指腸潰瘍**：其痛在飯後 4、5 小時的空腹時間，也可說是飯前 30 分鐘左右，上腹部會感到不斷地疼痛，有時會吐酸水，有時伴有胸口悶痛，其痛是有規律的，性質跟胃潰瘍一樣。

6、**急性胰臟炎**：發生時症狀為嘔吐，胃部發生激烈疼痛，疼痛的範圍甚至擴大到左肋骨、左肩、左胸及左背部。

7、**膽結石、膽囊炎**：膽結石或膽囊炎的患者其腹部會感到燒熱或撕裂的疼痛，尤其是在上腹部的地方特別明顯，痛的範圍會放射至右肩、右腋、背部。其痛一陣一陣逐漸強烈，會有發抖、發冷、發燒的症狀，或出現嘔吐、黃膽、噁心的現象，在夜間 8 ～ 10 點時會有陣痛發生。

8、**急性闌尾炎**：初期症狀為胃痛、噁心，演變到後來右下腹部會發生疼痛，按壓有明顯痛感。

9、**腹膜炎**：急性腹膜炎整個腹部都會疼痛，不能碰觸，伴有發燒、腹部厚硬的現象。

10、**腸閉塞、腸狹窄**：腹部發生間歇性的猛烈疼痛，常陷於休克狀態，腹部不會變硬，壓在任何地方都不會感到疼痛。

11、**輸卵管破裂**：輸卵管破裂會引起腹部強烈的疼痛，破裂在那邊則痛在那邊，痛的位置與闌尾炎的痛法相同，常伴有下部出血。

二十三、認識腸病毒

　　腸黏膜內因被病毒感染而產生的一系列病症謂之腸病毒，因病發生於腸內，所以在談到胃腸病時，也要順便一提，國人不可不知。

　　腸病毒是濾過性病毒的一種，包括二十三種 A 群克沙奇病毒、六種 B 群克沙奇病毒、三種小兒麻痺病毒、三十種伊科病毒及最後發現的 68 至 71 型腸病毒等六十幾種，在台灣常見的腸病毒中，腸病毒 71 型是致死率最高的一種。

　　腸病毒感染是幼兒常見的傳染病，一年四季都可能有感染病例出現，但夏及秋兩季是腸病毒感染的好發旺季。腸病毒潛伏期為一到十天，平均約三到五天。腸病毒感染是全身性、多器官系統性的；有五至八成的患者是沒有臨床症狀或臨床症狀極為輕微，而大部分病例過了幾天之後會自然痊癒，這些不顯性感染以成人較為常見。

　　造成臨床疾病的腸病毒感染中，又因腸病毒種類、病患的年齡等而有所不同，其中又以無症狀的發燒為主，兒童腸病毒的感染大多數也是無症狀的。部分病童也可能有燥動、食慾差、腹瀉及輕微感冒等表現。這類非特異性的發燒通常持續二至十天，少有併發症。最典型的症狀（手足口症）是口腔黏膜、上顎、牙齦、舌頭有多處潰瘍；而手、足、口、臀部及膝蓋等部位會出現零散之紅疹或小水泡，也會有微燒、疲倦、厭食等症狀。病程為七至十天。

　　此外還有咽峽炎（herpangina）也很常見，症狀有發燒、疲倦、厭食、喉嚨痛及易流口水，一般少有併發症；扁桃腺周圍與懸壅垂兩側之軟顎可發現多處潰瘍，但沒有四肢之紅疹。

　　腸病毒少數情形下會出現一些併發症，大部分的腸病毒感染者通常都會自然康復，這些併發症有無菌性腦膜炎、病毒性腦炎、肢體麻痺症候群、心肌炎、心包膜炎、肺炎、新生兒敗血症等，其中又以腸病毒 71 型最可能出現致命性的併發症，故常為「聞腸病毒而色變」的主要原因。尤其新生兒及小嬰兒感染者偶而會發生病毒性

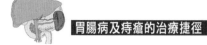

休克症候群，侵犯多種器官，死亡率很高。

玩具常成為幼童間傳染的媒介，尤其是帶毛的玩具更容易因接觸幼童口嘴造成大量病毒感染而發病。

腸病毒可以經由糞口傳染或經由接觸病人的口鼻分泌物、飛沫及皮膚上潰瘍的水泡等途徑傳染。病毒的傳染常因青少年（學童）或成人自外面帶回，或學童間相處，經由接觸或飛沫方式感染家中幼童或同學而造成；也可能經由接觸無症狀帶病毒感染者或病人的口鼻分泌物、咳嗽、打噴嚏飛沫，或吃進含有病毒的糞便所污染的食物而受傳染。

腸病毒傳染力始於發病的前幾天，此時在咽喉與糞便都有病毒存在，腸病毒可持續存在於病人的口鼻分泌物三至四週，而其腸道的病毒排出時間可以持續數週（六至八週）之久。一般而言，腸病毒在發病後的一週內傳染力最高。它們在家庭之中有很高的傳染率，在人群密集的地方，例如擁擠的美食街、托兒所、幼稚園、安親班、小學等，也較容易發生傳染。另外，在流行期甚至可以由污水中分離出病毒。

腸病毒需特別注意感染者之隔離照顧，因為腸病毒在發病後的一週內傳染力最高，感染者之糞便、口鼻分泌物及皮膚上的水泡也必須特別小心處理；發病二週後，咽喉之病毒排出量大量減少，透過口鼻分泌物、飛沫、接觸等途徑傳染的危險性降低，但仍應注意個人衛生，養成時時正確洗手等衛生習慣以避免接觸傳染，同時因感染者排出之糞便仍有病毒存在，因此仍須注意預防腸胃道之感染。

中醫對於腸病毒的治療並不困難，普濟消毒飲、葛根黃芩黃連湯、十味敗毒散、藿香正氣散等都有很好的療效。

二十四、與胃腸病相關的常見疾病

　　凡是症狀或是疾病的發生與胃腸有關係的都稱為胃腸疾病症候群（或稱消化功能異常），只是該症狀與疾病有急慢性及輕重度之分而已。常見的包括如下：

　　❶排便不正常，經常性的便祕或腹瀉，或者便祕與腹瀉交替發生，排空時間為時而一日數行，或時而數日一行，或大便時間不一定，有時早上，有時晚上，隨便意而行。

　　❷糞便顏色異常，有時如墨綠，有時如咖啡，形狀初時為整條，不一會兒即自行散浮於整個馬桶。

　　❸有時大便量少，呈細短狀、一截一截樣，大便時間長，排便難而不爽，且排後用衛生紙數張擦都擦不乾淨。

　　❹論其疼痛的部位，有時先胃痛後肚子痛，有時先下腹悶脹排完便之後方感胃痛，或僅是心下痞滿脹感。

　　❺痛的部位因人因病而有不同，或在臍中，或在臍周兩旁之天樞穴，或在脇下，或在小腹兩旁（有時只發生在升結腸或直腸的單一邊上），有的心胸悶痛，有的脇下滿痛，有的胃痛徹背，每一個人病發的症狀都不相同。

　　❻慢性胃腸病的不舒服感多種多樣，有空腹時嘈雜飢餓感，有的會發生餓時的發抖狀，不吃東西很難過，但吃一點飯又隨即飽脹（這種症狀類似潰瘍，有時胃腸發炎也會有這種情況發生。）。

　　❼有的不舒服感是表現在打嗝、吞酸、口臭，或頻頻矢氣方面，觸按不一定痛。

　　❽有的泛惡納差，飲食無味，完穀不化，大便稀溏。

　　❾有的表現在口乾舌燥、唇乾裂脫皮、排便不爽。

　　❿甚至嚴重的還演變成失眠、倦怠、嗜睡、頭暈，情況不一而足。

　　⓫至於後重窘迫、肚子滾痛、裡急後重、肛門熱灼等亦是急性

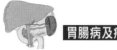
腸炎之　　。

❷病久營養不良，則成元氣不足，面色即成萎黃或蒼白或晦暗。

❸有胃腸病的舌苔常呈白膩或白滑或白燥或黃膩或黃燥或白乾，也間有舌苔正常卻患嚴重胃病之人，脈象也是一樣，是浮滑或弦細數無力，或弦緊，都沒有一定。

總之，有以上諸等現象皆或多或少與胃腸病有些關係，吾人不能因患者的主述排便正常，即認為與胃腸全無關係，還要與其他相關四診或其他訊息合參（當然也不能把所有的疾病皆認為都是胃腸惹的禍）。如女性每次吃四物湯即便溏與口乾唇裂，或一般人只要吃個兩餐麵食，即覺腹脹便難是胃腸功能不好的表現。

民以食為天，人要活就要吃，而後天生命之長養皆賴脾胃之吸收，皆靠胃腸功能之好壞，故脾胃之功能就不得不給予重視。由於現代人愛好美食，只重美味、但求方便不注重營養，或三餐不定食的關係，導致胃腸病成為現代人的好發病，由於吾人每日三餐皆離不開胃腸，所以由此疾病所引發的相關疾病就不得不特別給予注意，筆者多年臨床觀察並驗證的結果，認為如下所舉為臨床上常見卻又被人們與醫者所忽略的，茲條舉說明如下：

（一）胸悶

胸悶為慢性胃腸病急性發作時最常見的一種症狀，表現出胸如石壓，吸不起氣來的感覺。一般人遇此胸悶的症狀，直覺的會懷疑是否胸腔內部或心臟血管或是支氣管方面出了問題，例如胸腔長瘤，心血管阻塞，支氣管氣喘、肺結核、肺積水等，有時還會與胸部內傷（如跌傷、打傷、氣岔等）聯想在一起，當然胸椎移位及胸大肌、前斜角肌筋緊、鼻塞也會胸悶，除了以上原因外，很少人會注意到胸悶有時會被胃腸疾病所牽連，因此就容易被忽略掉了，此症發生時，如果 X 光或心電圖等科學儀器檢查又無異樣，則應考慮此病之由來是否發生在胃腸，只要合乎前面所述廣義的胃腸病症

狀，即可高度懷疑是與胃腸病有關。

因為當胃發炎產生疼痛的時候，其神經會牽引到胸腔引起胸悶不舒或胸痛，因為心胃共用一個神經節，所以當胃發炎時，直接的會傳導至心肺而影響心肺功能的低下，而產生胸悶缺氧的情形。從功能上說，胃主受納，小腸主消化與吸收，大腸主排泄，當飲食不當，「吃」出了問題時，胃首先會產生狀況，小腸、大腸是胃的下游器官，當然直接受到波及也會或多或少的產生毛病，從表裡臟象醫學來談，心與小腸相表裡，小腸有病，心臟受累便會產生無力感，肺與大腸相表裡，大腸有病肺臟亦將受到波及，也就是說由大小腸的異常發酵所產生的廢氣會從腸壁滲透血液而隨血液循環至全身，其中到達其所互相表裡的心與肺臟時，便會自然演變成心肺功能的低下，而會有心肺缺氧的胸悶狀況發生，胸中好像充滿了二氧化碳般吸不進外來的空氣一般。

另外一個原因是：由於胃腸發炎所產生的廢氣會把橫膈膜往上撐起無法自然的開閉，間接的使肺氣的交換不夠充分，也會形成呼吸不利的胸中滯悶感。

了解了以上的原因，就知道胸悶之症與胃腸病有多麼的密切關係，因此治療此症時必須考慮腸胃上的相關問題。

（二）、神疲與嗜睡

即是元氣不足所產生的現象。元氣是人體生命的活動力，又是維持生命活動的最基本物質，脾胃有病，容易產生元氣不足的現象。根據前面所述，發生胃腸疾病之後，吸收異常，營養不足，營養無法供應身體所需，自然產生無元氣的神疲現象，同時腸內無法適時排出的廢氣也會隨著血液循環至全身，而引發一系列的神經性症狀，好像自家中毒一般，容易產生神疲嗜睡的狀態，加上腦部欠缺新鮮的氧氣以及養分的供給（因為此時的胃腸已在發炎之中，吸收及供給養分的功能已全然低下）之故，所以頭目開始昏昏沉沉，胃腸的消化與吸收有了障礙時會旁及他臟，以中醫的角度看此是相當

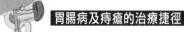

於「脾為澀困」，此脾即泛指消化與吸收的功能，脾主四肢，脾有了障礙，它所管轄的肌肉如手足四肢就顯得沉重無力了，若此病一久，累及腎時，會自然的產生打呵欠的動作，因為打呵欠就是一直想把體內廢氣排出的一種現象。

由胃腸等消化系統的故障會產生許多一系列的神經性症狀，是故當患者主訴神疲嗜睡等症時，吾人應考慮是否與消化功能有關。

（三）、失眠、淺眠易醒

就是難以入寐或者是睡眠中斷的意思，或者是似睡非睡，亂夢亂想一通，或是醒來便睡不着。它是臨床常見而又不易治療的疾病，雖然失眠的原因眾多，有病理的，有心理的，有生理時鐘亂掉的，但與胃腸有關係的卻不在少數，撇開其他原因不談，在此僅述與胃腸病有關的失眠。

我們老祖先曾說過：「胃不和則臥不安」，也就是說當胃腸功能長期處於低下時，會引發淺眠、不易入睡，最後演變成失眠，由胃腸功能不良引起的失眠還不在少數，因為長期的胃腸病會引起自律神經失調。

從醫學理論上說，吾人所吃的食物經過消化器官 24 小時之後就必須代謝一次，如果其間發生了問題而產生了代謝的障礙，譬如數日不行的習慣性便秘，或雖一日數行但量少成片、排便不暢，總感覺排不乾淨，會導致無法順利排空的代謝物久積體內形成毒素，此毒素由腸壁滲透至血液循環至腦，除了造成成腦部缺氧的頭目昏沉之外，還會造成腦部自律神經失調，使腦部真正想睡的時候反而睡不著，終至演變成失眠。從中醫臟像的五行相生相剋說，當胃腸（脾胃）發生毛病產生功能低下時，肝木會剋脾土，而當胃腸發炎內容物不易消化形成異常發酵嚴重時也會反侮及肝，肝是藏魂的，功能上說是主情緒、主精神的，肝的機能受到亢奮則魂不守舍也就睡不著了（相當於肝鬱脾虛）。

從生理解剖上言，心屬交感神經，脾胃、大小腸為中空器官屬

副交感神經，副交感神經的興奮會抑制交感神經的作用（當腸胃發炎時），因而刺激了大腦下視丘（為肝所管）的睡眠中樞而無法進入睡眠，這也就是中醫所說「陽氣不能入於陰」的一種表現，所以吾人在治失眠時應如何將陽氣入於陰才是重要關鍵，若因胃腸疾病導致失眠時，應急調理腸胃為佳。

（四）、精神官能症

通常所稱的精神官能症包括如下：倦怠疲勞、四肢無力、頭目不清、記憶力不集中、嗜睡但又睡不飽、或嗜臥而不寐的失眠多夢、無精打彩、頻打呵欠、腰酸背痛等稱之，是現代文明病之一，好發於上班族群。這又跟腸胃疾病有什麼關係呢？

要瞭解此，首先我們先來引用李東垣的一段話：「元氣之充足，皆由脾胃之氣無所傷而後能滋養元氣。」又說：「賊邪不能獨傷人，諸病皆從脾胃而生」。也就是說，當脾胃功能低下的時候，營養物質（水穀精微）無法消化吸收並運送至全身，導致營養物質供應的缺乏而產生元氣不足之倦怠感，若再加上腸功能的紊亂，穢濁糟粕無法按時而排或排出過多，將使血液污濁不帶氧，形成自家中毒的一系列症狀，而變成了所謂的嗜睡、頭目昏沉等精神官能症了。

脾為後天之本，出生以後要維持生命的繼續都必須要靠「吃」，但飲食入胃就必須要有脾胃的健旺才能發揮它吸收的功能，所以要元氣充足精神狀態良好，才不會有疲勞倦怠嗜睡等精神官能症的發生，要避免此症發生就要有健康的胃腸作後盾不可。

臨床上這種疾病比較容易發生於婦女身上，因為婦女生理上的關係，常有生產、月經等問題，以及比較不喜愛運動等等原因，常會有氣血不足及情緒上的壓抑形成肝鬱脾虛等問題發生，因此胃腸功能比較不佳（胃中靜脈循環較弱），因胃腸功能低下之故，其所化生之氣血以及吸收後之營養精微物質皆會產生不足，因此，所謂的心悸、怔忡、眩暈、月經不調以及前述的精神官能症便相繼而來，因為此症好發於婦女，故又與婦女症候類似。

（五）、皮膚病

皮膚乃是內臟的一面鏡子，內臟的不良常反映在外在皮膚上，而最容易反映在皮膚上的臟器是肺，因肺主皮毛，另外就是胃腸的消化系統；因為腸胃功能的不良會引起吸收不良及新陳代謝的紊亂，因肺與大腸相表裡，尤其是經常便祕以及經常拉肚子的人最容易發生皮膚癢，便祕者是由於毒素無法代謝而由腸壁滲透血液循環全身之故，循環到那裡，那個部位便起燥癢，此種患者之皮膚色常呈暗褐，掌熱、口乾、苔燥，此為腸胃鬱熱的表現，若鬱久化火當變生他症，此種形態的皮膚癢，當然以治便祕以通腑泄熱為首要。

若為脾虛便溏或經常拉肚子者，因為濕久不化鬱而為熱，則易反映在皮膚上而為濕疹、香港腳或汗疱疹。此種患者之膚色較向面有菜色之萎黃色發展，吾人可從治皮膚濕疹用藥時，大抵為健脾利濕的基礎上著手就可見其端倪。

因此，皮膚病的產生若與胃腸疾病有若干關係時，需列為首要考慮之因素，要皮膚病與胃腸病同治，療效才能顯現，切記不能光在皮膚的表面上打轉，否則容易前功盡棄。

（六）、口乾、口臭、口瘡及唇乾裂

口臭發生最直接的原因在於腸胃發生消化上的障礙。腸胃是個中空的器官，易被食物所填滿，當飲食不慎時，腸胃易於變化而發生毛病，其在體內腐化或異常發酵之氣體將隨氣上逆而產生口臭，所以口臭應先責之於腸胃而非責之於肝膽，口苦則常同見於肝脾上（即膽汁分泌不良與胃腸疾病同見時），一般人常會把口臭的問題責之於口腔疾病（當然口腔牙周疾病也的確是口臭的原因之一），或誤導在肝膽的毛病上，而忽略了重要的胃腸問題，（除非肝膽真的出現症狀）在觀念上這不一定對（其他臟腑問題也會引起口臭）。

口瘡呢！中西醫見解各有不同，現代醫學認為口瘡是維他命 B 群及維他命 C 不足，若整個口腔紅腫糜爛則稱之曰：病毒性的感染。中醫對呈糜爛性的口瘡則稱之為胃熱或熱毒，方劑中有五福化

毒丹、清胃散及黃連解毒散，若再配合腸胃散對此症有特效，有些口瘡呈經常性的發作，雖然也口服維他命 B 群及 C 有一段時日，或服中藥之清胃散劑等若干時日均不見好轉時，可能要考慮到胃腸問題，臨床觀察，此類口瘡均好發於胃腸之慢性疾病，如消化不良、納差、常脹氣、大便不爽等，中醫治此病時只要調整胃腸功能使之恢復正常，此類口瘡均可在短期內治癒，因為胃腸不佳時，所吸收的礦物質及維生素等會呈明顯的不足，這就是現代醫學所論的口瘡，當胃腸發炎無法發揮正常的消化與吸收功能時，體內異常的發酵物將鬱而為胃火，即俗稱的火氣大，會循陽明經絡而上造成口瘡。

口燥、唇裂者，脾胃伏火也，具體的說，此時胃、大小腸的功能已產生嚴重的障礙了，此症不能如西醫所論的；口燥口乾則多喝水就好，嘴唇乾裂則塗護唇膏般的敷衍了事，應探究其本，治其腸胃，腸胃一好，電解質自然調整過來，唇乾口燥自除，否則光喝水、光塗護唇膏是無濟於事的。我們都知道體表發生的一些異常現象常可反映體內臟器變化的微兆，口乾唇裂就是反映胃腸疾病的一種症狀；引用中醫經絡學說：足陽明胃經之病最容易化燥，故此經絡之臟器有病最易口燥、口乾，「脾足太陰之脈，起於足大趾之端……上膈，挾咽，連舌本，散舌下。」，

所以脾胃氣虛，穀氣下流（一直想大便的意思），激發陰火（發炎現象）循經上炎，則在脾胃虛證（功能低下）的基礎上，見到口燥唇乾、弄舌口瘡、口臭易飢（稍食即飽），或大便乾結、肌熱面赤、心煩不安、頭痛失眠、苔白黃膩的現象。脾開竅於唇，上唇屬胃經，下唇屬大腸經，可想而知脾胃有病最容易反映在口唇上，中醫的這種脾胃理論、經絡理論實為現代醫學所望塵莫及。

寒流來襲，唇部的乾裂脫皮程度也許較臉部肌膚更為嚴重，因唇部沒有汗腺及皮脂腺的黏膜組織，無法像臉部其他肌膚一樣分泌油脂，也沒有角質層的保濕效果，因此比較容易乾燥、脫皮，這即是氣候的因素而非胃腸功能不良的原因。

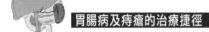

　　唇部乾燥的原因，還包括氣候乾燥、紫外線照射等環境因素，舌頭舔舐、抽菸等物理因素，牙膏、色素等化學因素，以及身體不適、營養失調等個人因素。水分的喪失、蛋白質的破壞，是導致唇部粗糙、脫皮，甚至乾裂的常見因素。

　　避免唇部粗糙乾裂的方法，只要平時塗抹富含滋潤油脂成分的唇膏或口紅，可暫時產生良好的滋潤效果，可是男性朋友你不能叫他塗口紅啊！這是在胃腸無病時的建議，若腸胃一旦有病，還是要從腸胃功能調起。腸胃有病時出現的唇乾裂脫皮，塗護唇膏是紙包不住火，一點用處都沒，美容師的建議僅是從外表美容上發言，是不管裡子的，當然治不了此症。

（七）、小便不利

　　臨床上，因為頻尿而小便不利來診的患者還真不少。

　　首先我要強調的是；這裡所謂的「小便不利」是指頻尿非常，有一點尿意即想小便，但每次尿量皆不多，排尿時尿道感覺酸酸的，好像尿排的不順暢且有意猶未盡之感，尿完不久又想排尿之意，這與一般所稱的每次尿量皆很多的頻尿意義有所不同。不管是中醫或是西醫一見此症便會很直覺的認為那是屬於尿道或膀胱上的問題，而少有人會把該問題的癥結放在胃腸疾病的根本原因上去作考慮，的確，腎主二便，小便問題出在膀胱，膀胱不能氣化會出現小便不利，但胃腸問題一樣會引起此症。

　　現代醫學則以尿中紅、白血球出現的多寡作為判斷膀胱是否發炎的依據而作必要性的對證治療，如果其他相關檢驗數據不明顯，則很容易忽略了「胃腸」上所牽引出的疾病，中醫則以體表所出現的異常症狀作為判斷疾病的依據，此症可能會引用傷寒論所稱：「口渴，尿少不利者，五苓散主之」的膀胱不能氣化這一條文去思考，臨床上單純性的膀胱不能氣化所產生的尿少不利，的確五苓散有莫大的效果，但是如果慢性胃腸炎（本來胃腸就不太好）呈急性發作，排便不暢而壓迫膀胱形成反射性的頻尿，則五苓散已非此症之主

方，需要配合清熱消炎、消導理氣的腸胃方劑，以調整腸胃之功能使之恢復於正常，使消化正常、排便正常，方為治此病之根本原則。

吾人皆知，大腸、小腸、膀胱、腎、子宮、卵巢皆位居下焦，民以食為天，大、小腸職司消化、吸收、排泄之功能，最容易受外界飲食之影響而發生疾病，當大、小腸發炎時，膀胱受其中異常發酵之氣體膨脹擠壓之結果，往往會影響大腦中樞引起反射性的頻尿，而真正想要尿的時候又尿不太出來，以中醫的理論解釋為水道、穀道不分，腸內異常的發酵需要水分，水分跑到大腸來自會造成電解質的不平衡，另外由於腸之發炎，必然形成腸內壁充血膨脹之狀態亦會壓迫膀胱，終至膀胱不能氣化而形成小便不利了。

（八）、肝病

肝病為什麼會跟慢性胃腸病扯上關係呢？這得要從中醫的五行關係中去探討。

在五行之中，肝屬木，稱之為肝木，脾屬土，稱之為脾土，木、火、土、金、水所代表的肝、心、脾、肺、腎是相生的母子關係，而肝木與脾土則是相剋相侮的（這裡的脾胃代表著廣義的胃腸消化與吸收功能），當肝有病時會侵襲到脾，引起肝脾功能的異常，但反過來說，當脾有病，也就是慢性胃腸功能不良久居不下時，也會累及肝而發生肝病。

從各臟器的本性來說，肝木是升發的，所以其性質需要條達，肝臟本來就跟情緒有關，情緒不能壓抑必需抒發。

脾之性喜燥而惡濕，它能把食入之五穀化為精微物質（也就是營養的東西）運送至各部位供各臟器之用，因此，一個人有沒有元氣就靠脾胃（腸胃）之健運與否，所以脾是氣機升降的樞紐，吾人常稱「脾為後天之本」即是此故。

從病理上來說；當肝木鬱而無法條達舒展時，便形成情緒上的不暢，久經壓抑之後便間接影響脾胃的吸收，形成腸胃功能的低下，譬如心情不好的時候，則吃不下飯沒有胃口，工作壓力大時，便易

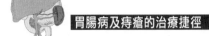

飽脹、打嗝、吞酸，阻礙了消化，這就是因為肝而影響到脾（腸胃）一連串的反應症狀。

從脾而言，脾本喜燥而惡濕，脾濕則不運，不運則水濕內停（水分停聚太多），脾濕則不能培木，又會致使肝木不能升發。（因此消化不良之人多性格憂鬱）。

脾濕的人身體基本上多虛寒（因為營養不良），越是虛寒的人，其中空器官的血液循環越是不佳，因為血液循環不良，會反過來更造成脾的不能健運，於是產生了脾濕不化的吸收不良及完穀不化或便散等慢性泄瀉等症狀，如此一來，則脾不能把營養物質儲藏於肝，肝沒有了營養物質作原料，就無法製造出成品供身體所使用，於是便失去肝木升發的本能，毛病於焉產生。

若從醫學理論上說；膽居肝之下葉，肝強則膽旺，肝弱則膽虛，所謂肝膽相照即是，肝無病則膽汁分泌正常，則必循常道按時注入十二指腸以幫助脂肪之分解，使大便轉為黃色，反之當肝有病時則膽汁不循常道注入十二指腸，必影響了脂肪的分解，於是大便黏臭而色褐黑，這就是由肝病間接影響到了腸胃（脾）的功能。

脾的運化除了本身所分泌的消化液之外，尚須靠胰液及膽汁的幫忙，在脾不健運的情況之下，營養物質無法輸送至肝，肝沒有了營養的供給，便漸漸的產生疲勞，形成脾病肝亦病的現象。

所以臨床上患肝病的人常伴有腸胃功能低下的症狀，而腸胃功能低下久治不癒，勢亦常伴有肝功能不良的情形發生。

中醫治療肝病的原則是常考慮肝脾同治的，內經上也說；「上工治未病，見肝之病必先實脾」，也就是說看到肝病就要想到脾，要考慮到胃腸的功能，證之實際，確實亦是如此，這樣才能縮短治療肝病的時間，也才是根治肝病的要件。

（九）、婦女病

婦女病患主要以血為主，而血的來源，尤需要依賴脾胃的受納和生化作用，因此脾胃功能的強弱，是直接影響婦女疾病的發生和

發展的。女子胞宮與性的發育成熟，以及生理功能的出現，雖然主要仰賴先天腎氣、天癸，但也要仰賴後天脾胃的供養。內經說：「女子二七天癸至，任脈通，太沖脈盛，月事以時下，故有子，七七任脈虛，太沖脈衰，天癸竭，地道不通，故形壞而無子。」沖脈扮演重要角色。而中醫的理論認為沖脈隸屬陽明，所以透過脾強胃盛，中州斡旋，生化有源，才能為胞宮經、孕、產、乳輸送必需的物質。乳汁和月經俱由氣血所化生，此氣血與脾胃關係密切。倘若脾胃失運，胃腸功能差，則易發生經、帶、胎、產諸婦女病，臨床常見的經痛、白帶、月經不調、卵巢炎、子宮炎等都與胃腸病關係密切，當然不是指全部的婦女病都與胃腸病有關，但絕大部分是，因此，調和脾胃就成為婦女病的治療大法。

1、**經痛**：經來之前痛與經完之後痛皆謂之經痛，不過經前痛屬實證或虛中夾實為多，經後痛則屬虛證。痛的性質又分為兩種，痛過於脹的為血瘀，脹過於痛的屬氣滯，中醫治療經痛的原則就是根據痛的時間、痛的性質分析其原因，配合其他四診而給予養血活血或理氣行氣之方劑，這種方法有別於現代醫學的辨症，但現代醫學的治病方法多少還是要懂一些，才能知己知彼百戰百勝。

一般來說，月經來前的輕微不適是屬於正常的生理現象，但一旦嚴重經痛會影響至生活步調及工作情緒時都有必要作治療，否則，因為經痛而引發的其他相關疾病將會相繼產生，屆時之影響則不單單只是生活、工作等身心的問題了。

純粹的經痛症狀則以單純的症狀醫治即可，但臨床上常見嚴重的經痛常伴有久治不癒的慢性胃腸病者居多，（月經與排泄一樣皆要「適時以時下」，有新陳就要有代謝，月經也是新陳代謝的一種。）當一個人慢性胃腸病（尤其是便祕）久治不癒時，影響經痛常見的有：此時必然所食之五穀精華無以全數吸收以化生精血，（因為胃腸功能一直處於低下的情況，也就是所稱的脾不運化。）以之貯存於肝，肝的作用在於藏血，從經脈言，肝經脈繞陰器，肝無血

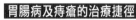
藏，故運送出去之血不足亦不流暢，因脾不化生精血，故子宮內膜無以受養，便產生形寒，形寒則血凝，血凝則不流暢，不流暢子宮內膜發育不夠成熟，欲剝落而不以時剝落則產生經痛。 胃在中焦，腸居下焦，子宮、卵巢皆位在下焦，位於大、小腸之前，易受大、小腸發炎發酵脹氣時之壓迫而產生疼痛。未婚之少女若經常便祕、腹脹、大便不爽或常裡急後重者，所發生的經痛最多，月經前後會發生泄瀉者也容易發生經痛（因為營養吸收不良）。

　　以上兩種原因之經痛，病因與胃腸吸收紊亂有密切關係，因此治療此種經痛要以調理胃腸之功能，使之歸於正常，方為治經痛之根本方法；否則，若只在經痛局部症狀下功夫，只會擔誤病情。

　　2、白帶：白帶之因雖不完全是由胃腸病所引起，但因胃腸病久治不癒或呈急性發作所產生的白帶卻佔絕大多數，吾人不能全以中醫所論的五色帶下青、赤、黃、白、黑而完全歸屬於肝、心、脾、肺、腎五個臟器的死套公式，照本宣科給予處方治療，也不能全以西醫所論之黃、白帶全歸屬於黴菌、念珠菌、陰道滴蟲等方面之感染而作局部的對症治療，皆應綜合靈活應用辨證法才不致流於呆板。

　　因為腸胃腸功能低下的結果，營養物質無法經由腸胃吸收，更無能上輸心肺，結果會造成一股代謝物往下流失而形成帶下之病（即脾濕下流），傅青主女科一書中指出：「夫白帶乃濕盛而火衰，肝鬱而氣弱，而脾土受傷，濕土之氣下陷，是以脾精不守，不能化營血以為經水，反變為白滑之物，由陰門直下，欲自禁而不可得也。」有名的完帶湯就是在調理脾胃的。

　　根據經驗，胃腸病屬實症者色偏黃膿帶居多，偏虛中夾實症者則白黃帶相兼微刺癢，屬虛症者白帶居多，屬虛偏寒象，或脾腎雙虛則白帶清徹如水或如蛋清，以上諸症若伴有腸胃功能不佳都須按虛實論治其腸胃，則其帶病常可收事半功倍之效。也就是說白帶若兼有胃腸功能不良的問題時，若純以白帶的思考模式治療，而不考

慮胃腸病的調整，常會嘗到久治不癒的後果。

　　3、月經不調：月經不調與肝的關係密切，但當慢性胃腸病經久不癒，或呈急性發作時，也易使月經忽然不調，不調之症狀有月經提前的，有延後的，有不來的，亦有忽斷忽來者。《素問·陰陽別論》說：「二陽之病發心脾，有不得隱曲，女子不月。」足陽明胃腑病則中焦之汁枯竭，脾無以轉輸水穀之精於臟腑、不能上奉心肺而化斥，津血虧虛則女子不月。苟脾虛血少，血海不充、沖任失養，則月經過少，若脾虛失統、沖任不固則經水先期，或經量過多，或崩中漏下。

　　脾胃病即是胃腸病。當胃腸病發作時，胃腸內的血液因迴流不暢，黏膜常呈慢性充血狀態，血液集中在充血發炎的地方，間接的會影響子宮內膜剝落的不暢，所以一旦慢性胃腸病呈急性發作時，腹腔充血，則月經受腹腔充血之影響無法按時以時下，則呈月經拖延之情形，吾人治此症，只要抓住病機及主要矛盾所在，先調整胃腸改善腹腔充血的狀態，則月經隨即恢復常態。臨床此病例甚多，本來月經皆正常，忽然因胃腸病之發生而將月經拖延的案例比比皆是，如見月經突然不來便自作緊張火速找婦產科大夫打催經針，是只治標不治本，其結果自是不言而喻。

　　月經不調還有另一個原因；因為慢性胃腸功能不良，導致營養物質無法吸收以化生精血，其所製造的荷爾蒙當然不足，所以產生機體對新陳代謝的緩慢，形成月經每一個月皆延後的情形，月經有時延後，有時量少色暗，有時則淋漓不止，子宮收縮緩慢，這些情形若是伴隨著胃腸功能的低下而來，皆應以調整腸胃的功能為首要，若不正本清源則將淪為頭痛醫頭式的治法了。

　　4、子宮炎、卵巢炎：常見一些婦女朋友只要腹腔不舒，尤其痛的位置是在小腹兩旁的卵巢處，就誤認為自己是卵巢發炎，若痛在正下腹部中央就懷疑是得了子宮疾病。若此症去婦產科檢查，被診斷為子宮發炎或卵巢發炎，但經多次治療症狀依然還在時，就要

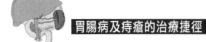

高度懷疑發生在下腹腔的疼痛不完全是子宮、卵巢的毛病，若真是子宮、卵巢的毛病，那怎麼會醫不好？因腹腔還包括大腸、小腸、膀胱、腎，下腹腔的痛有時是承自胃腸的疾患而來，因此常把「胃」、「腸」病連接在一起，如若不是真正子宮、卵巢方面的疾病而有下腹腔疼痛的話，吾人應考慮病因是否在胃腸；吾人可用觸診按其痛的部位，並用望診視察唇舌，是否口乾、口燥、唇裂、苔白黃膩，問其二便情狀，按其六脈，大概便可得知其中梗概，若加上有排便不正常、胸膈鬱悶、倦怠不安等情狀，應可肯定其病確與胃腸有關。

　　吾人不能被婦科病出現的表面病狀所迷惑，應詳加辨別，例如有的患者痛的地方是在下腹腔的中央或小腹兩旁且有子宮下墜感、白帶增多之象時，就直覺的認為那是婦科上白、黃帶的問題，忽略了背後隱藏的胃腸發炎下，腸脹氣壓迫子宮引起子宮下墜的問題、忽略了因脾胃濕熱下流引起的分泌物增多現象，就失之草率了。見以上症狀，仍然應以圖治腸胃方為子宮炎、卵巢炎的基本正途。（當然，輸卵管破裂也會引起腹部強烈的疼痛，破裂在那邊則痛在那邊，痛的位置與闌尾炎的痛法相同，常伴有下部出血，若真是這樣那就另當別論了。）

（十）、肛腸疾病

　　肛腸為消化道的最末端，其內黏膜含有黏液，以作潤滑大便之用，當胃腸功能變差時，排便的質地、規律都變了樣，太硬時會擠破肛門口引起肛裂，便祕太久會壓迫靜脈造成血液迴流不暢而發生痔瘡，大便多次又量少時常會用力硬擠而衝擊黏膜，也會引起肛口不適，若為宿便又常併發細菌滋生，容易引起肛竇發炎膿腫，細菌性痢疾由於後重窘迫一日數行，肛口常會腫脹疼痛，所以肛門的疾病很多都是因胃腸功能紊亂而引起。

（十一）、總結與實例

　　因胃腸病所引發的疾病實不勝枚舉，茲再綜合數點簡述簡單理

由如後以為結尾：

1、**頭痛、肩酸、項強、腰痛：**頭痛的原因相當多，因腸胃疾病有關的頭痛亦佔不少，我有一周姓男患者長年被頭痛所困擾，到處求醫不癒，我用調治腸胃的方法很快的即把的頭痛治好。足陽明胃經上行於頭前，當便祕數日不行或裡急後重之時，由於腹壓的增高，血壓也跟著增高，頭部血行上逆會引起頭痛，以及腹部的脹氣將橫膈膜往上頂，會引起頭、頸、肩痠痛的現象，腹脹痛也會壓迫腰部神經而形成痠痛。

我有一位邱姓女患者，每次腹脹就會引起腰酸，看了很多醫生都沒有效，吃我的胃藥很快肚子就不脹了，同時肚脹、腰酸也跟著好了。若因「胃不和而臥不安」所造成的長久失眠，因肌肉長期處在興奮當中得不到休息的結果，又會導致脖子肌肉僵硬的頭痛發生，稱為頸性神經肌肉症候群，如屬胃腸功能低下的吸收不良則營養物質無以化生精血上輸於心肺，造成腦部缺氧則會產生頭先暈後痛之現象。

2、**眼睛酸澀流淚：**一般中醫遇此症會認為病屬肝腎陰虛證者居多，因肝開竅於目，而眼之乾澀則責之於腎水之不足，流淚者肝虛生風是也，而若以西醫眼科的觀點論之，則認為是結膜炎或眼睛過敏或是眼鏡症候群等因素導致，而給予人工淚液，表面上理論好像是那麼一回事，但筆者認為上述理由並非絕對，臨床常見不明原因之眼睛酸澀流淚之症常伴有胃腸不適的也很多，例如幾個晚上沒睡好後，或平常即睡眠品質差者都容易有這個毛病，經常胃腸不適，排便老是黏膩而又散，排便品質不良，連衛生紙都很難拭乾淨的人，則因營養物質無法吸收，眼睛缺少了某種營養素，久之容易發生眼睛酸澀流淚的現象。

眼睛之充血最易造成酸澀，充血之原因有的是用眼過度，所謂久視則傷血，有的是長期睡眠品質差，因胃腸疾病的長期發作所形

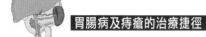
成的胃不和所造成的臥不安，亦會引起睡眠不充足而使眼睛長期充血（臥則血歸於肝），眼角旁的黏性分泌物則是充血後的分泌液，以現代醫學來講，眼睛的酸澀多數是維他命 A、D、E 攝取不足，眼睛的感光物質視紫質是需要維他命 A 的，而維他命 A 的吸收是靠脾胃的健運方可，是故本來就體質虛弱、胃腸差者，一旦患上胃腸病的急慢性發作，是最容易引起眼睛酸澀流淚的。

筆者遇此情形，常從胃腸方面著手，只要胃腸功能轉佳，上述諸症常隨之急速改善。當然，肝腎陰虛的治法以調補肝腎為主，睫毛倒插的則應拔除睫毛，胞輪振跳的眼肌放電痙攣更會引起眼睛乾澀流淚，這時就要針對其病調整大腦、放鬆壓力了。排便不順暢也會引起眼壓高，在張步桃醫師的眼科醫案裡，即遇上一女姓患者每次上廁所後就頭暈眼花，有時還會頭痛噁心，目視白光有如看到彩虹般光暈，我也有患者長期便祕，她不以為意，結果眼壓高引起頭痛去動眼部手術，從這些例子就可證明胃腸差會引起眼壓高。

因胃腸病所引發的相關疾病且常被忽略而被誤診者甚多，難以詳細描述。以上 11 點論述為筆者經驗之談，臨床病例比比皆是，並非無中生有，僅供參考。

二十五、胃腸病的治療體會

胃腸病，是在我所臨症治療諸症當中，要算是最常見的一種疾病。隨著文明社會的日益進步繁榮，此症有越來越多人罹患的趨勢，究其增多的原因，實在是不一而足，如食品的化學添加物增多，精緻或垃圾食品的到處充斥，外食族飲食不定、食品的不衛生等等，但值得肯定的是，「胃腸病」跟我們的日常生活息息相關，如果一有不慎，便有隨時侵犯吾人身體的可能，更有甚者，往往從能單純的胃腸病持久不癒而衍生成其他複雜的疾病，那可就麻煩，是故吾

人不可不善加預防。

　　急性胃腸病的症狀要使其減輕，雖並非難事，但慢性胃腸病要使其根本治癒則甚難為。因為我們每天都離不開食物。民以食為天，食、衣、住、行、育、樂裡面，食擺在最前，也就是說人們的一切活動都以先填飽這個無底洞為優先，台灣俚語有一句話：「吃飯皇帝大」，工作是為了糊口，任何事沒有比這件事更重要的了。所以「吃」這件事要認真面對，「吃」看起來很簡單，但如何吃的好、吃的對，那學問可大，吃的好、吃的對則可常保健康，但我們從吃的當中，實在很難知道從所食入之物是否完全合乎衛生的原則，是否吃到有添加物的食品，吃的不適當，太飽或太少都不行，稍一不慎則病從口入，日積月累，終而漸形成了「胃腸病」。

　　除了飲食之外，現代人生活忙碌，精神情緒緊張，工作壓力繁重，生活步調不協調，很難做到怡情怡性的社會關係，也都是影響「胃腸病」的重要因素，因為胃腸，包括了脾，除了主司消化吸收的功能之外，還有著重要影響內分泌系統及免疫系統的功用。（脾是免疫力產生的重要臟器，因為它是轉輸運化精微營養物質的重要樞鈕），它隨時都會受到內在、外在不定因素的影響而起著重要的變化，因此要治療或預防「胃腸病」的發生，不是光靠醫師所扮演的單一治療角色即可，病人本身的配合，以及周遭環境的調整適應都是重要的因素，如果沒有醫師與病人之間的密切配合，要治好胃腸病可就事倍功半了。

　　先天以腎為本，這是與生具來無法改變的事實，也就是基因的遺傳是與生具來，無法改變，後天則是以脾為本，脾的健康與否可靠後天的培養。脾之健運與否，除了得自先天的因素，後天的培養、保養尤為不可忽視。後天的生化全靠脾胃，脾胃無病，則所供給之五臟必生生不息，胃腸一旦發生了毛病，則其所供應的營養精微物質必不能適時輸布於全身所需，於是身體各部便起了重要的變化，連鎖性的疾病於焉產生，諸如：營養性的消瘦、小腸不能吸收所導

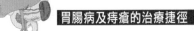

致的心臟衰弱（心與大腸相表裡）、大腸不能傳化之肺脹胸滿（肺與大腸相表裡）、脾累及腎之腸鳴泄瀉及腎虛腰酸、大腸壓迫膀胱及下腹腔所引致之尿少不利與婦科病、脾濕肝鬱之肝病、因胃腸病而引起內分泌系統紊亂併發的精神官能症等，影響所及，無遠弗屆，真是牽一髮而動全身。

反之，若腸胃功能健全，脾胃運化健旺，則中氣充足，抵抗力、免疫力自然增加，五臟及全身各部皆得以賴正常之精微物質輸布，則百病無以生，必延年益壽矣！若病至飲食不納，入口即吐，或便祕泄瀉無常，則必了無生機，故「腸胃病」實影響吾人身體健康深遠，而它又最易發生在吾人身上，從臨症胃腸病日益增多之趨勢已可見一斑，因此研究胃腸病以及如何治療防治胃腸病實為吾人所不可不及早注意者。那麼，胃腸病又應如何治療呢？

胃腸病跟其他的病型一樣，分型分類上也是很多，有照寒熱虛實分類的，有按病名分類的，如胃潰瘍、十二指腸潰瘍、胃下垂、胃弛緩、胃擴張、結腸炎、腸結核等等，有按病情輕重分類的，如急性胃炎、慢性胃炎、急性腸炎、慢性腸炎等等，有按痛的情況分類，如中醫的九種心痛（氣、血、寒、水、痰、食、蟲、悸、症）、及脾胃虛寒、脾胃虛弱、肝胃不和、脾胃濕熱、胃陰不足等等不一而足，名目繁多，吾人要從中抓住其主要矛盾所在，異中求同、同中求異顯非易事，因為有時同樣的病名，發生的病機不同、體質的不一，則用藥就有所區別，因此絕不能執意於固定病名，亦不能老在同一症狀上打轉，需全盤考量，方能治病於先機，臨床上，筆者綜合各類說法及諸多用藥，以較清楚、易辨、易記之法歸納為下列三種類型：

第一類：實證型——以泄實法治，稱通因通用法

所謂實證型的胃腸炎，則相當於胃腸病的急性發作期，已自覺出症狀明顯的不適，嚴重影響到工作情緒及生活步調者，胃與腸病

交錯發生，其症包括噁心、嘔吐、反胃、吞酸嘈雜、易肌易飽、胸悶神疲、脘腹脹痛、腸鳴與腹瀉交替發生，大便不爽、裡急後重、糞便的形狀成一團一團、或一片一片、或如筆管之粗細、或黏膩臭穢不堪，觸診胃腹部有強烈拒按之壓迫感，舌苔黃燥或白膩、口乾舌燥、唇裂、精神萎靡、排尿異常，婦人則有白、黃帶分泌物出現，及其他頭痛、失眠等症，應按症狀之不同，給予清利濕熱、和胃降逆、消導泄濁之處方，若以腸胃散為主要分界，可有如下之用法：

1、**白頭翁湯 6 克、腸胃散 8 克**：用於濕熱下注、肚腹絞痛而泄及感染痢疾或細菌性腸炎、裡急後重者。痛偏於於腹。有時亦可用於胃痛甚服黃連湯無效者。

【**加減法**】：胃腸偏寒型者，加乾薑或肉桂以克制白頭翁湯之苦寒，氣滯排便不爽者，以木香檳榔丸代替腸胃散以增排便之力。肚腹痛甚者，合蒲黃、五靈脂以增止痛之功。

2、**葛根芩連湯 8 克、腸胃散 6 克**：用於太陽病誤下，及陽明病挾熱下利，稍伴有發燒體痛重者。也適用細菌性痢疾。加腸胃散之因乃在於通腑導滯。

第二類型：半虛半實——泄多補少，痛偏於胃

半虛半實型，相當於亞急性之胃腸炎，是胃與腸病交錯發生之疾病，胃與腸的症狀皆有，病的情狀與第一類之全實症類似，但疼痛稍可忍受，拒按情形稍減，較第一型緩和，病人舌苔黃白相兼、濕熱夾雜、心下痞悶、肚腹脹滿、倦怠嗜睡、氣逆打嗝矢氣、大便時散時溏，或大便量少、排便不暢，意猶未盡、糞便質地差、便色異常，在胃腸其上按壓有中等程度壓痛感或壓迫感。似此病在半虛半實之間者，應補虛泄實，寒熱並用，若仍實多虛少，仍按泄多補少為法，按病情輕重及病型之不同排列如下：

1、**黃連湯 6 克、腸胃散 8 克**：用於胃脘痞悶痛、下腹疼痛不舒、吞酸嘈雜、苔白膩或黃膩、口乾舌燥、泛惡原因不明、大便異常者。黃連湯強調在心下痛。

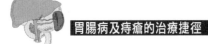

2、**半夏瀉心湯 6 克、腸胃散 8 克**：胃脘痞悶、心下脹滿、常矢氣或打嗝者，兼有口乾舌燥、排便不爽。半夏瀉心湯強調在心下痞脹。

3、**五苓散 6 克、腸胃散 8 克**：頻尿而尿少不利，因為胃腸症狀而起之不能氣化者。

4、**豬苓湯 6 克、腸胃散 8 克**：頻尿量少、小便澀而微痛，反覆發作因於胃腸濕熱而起者。若頻尿量少、小便不利但無不適者，以五苓散合腸胃散治之。

5、**桂枝茯苓丸 6 克、腸胃散 8 克**：小腹兩旁痛，因腸而引起之卵巢不舒者。

6、**旋覆代赭湯 7 克、腸胃散 7 克**：因脾胃失於和降所致之氣逆打嗝、呃氣不止者。

7、**理中湯 7 克、腸胃散 7 克**：中焦偏寒而又邪氣實者以此緩和苦寒之劑。適用於上熱下寒之腸胃不調者。

8、**安中散 7 克、腸胃散 7 克**：脾胃虛寒、胃中嘈雜、易飽易饑者。適用於胃酸缺少、胃黏膜較薄者。

9、**瀉黃散 6 克、腸胃散 8 克**：患腸胃病已久，腸內異常發酵吸收水分，導致電解質不平衡引起上下唇乾燥裂者。

10、**保胃正氣散 5 克、黃連湯 4 克、腸胃散 5 克**：吞酸、吐酸、胃中嘈雜煩悶，傾向於消化性潰瘍者（即胃酸過多）。

白頭翁湯乃為濕熱夾雜之胃腸病，腸病明顯，胃病又交錯發生，譬如先胃痛後腸痛，或腸痛改善了，胃才開始感覺痛者，黃連湯偏於胃痛居多，故白頭翁湯症之後，應改以黃連湯，主方亦照前列，較黃連湯輕症者為痞症，痞症以半夏瀉心湯為主。

第三類：虛中夾實法──按症之陰陽虛實之多寡給予腸胃調理。

此中之虛中夾實法乃呈第二類型後期演變而來，越虛之人越不易驟補，故補法宜循序漸進，所謂虛不受補即有此意，補法之中，以補脾陽型居多，滋胃陰亦屬補法之一種，但亦要詳細辨證為宜。

第三類型之初，先是補多泄少，之後方是純用溫補。常見症型如下：

❶香砂六君子湯合腸胃散

❷六（或四君子湯）君子湯合腸胃散

❸半夏天麻白朮湯合腸胃散

❹理中湯合腸胃散

❺參苓白朮散合腸胃散

❻厚朴溫中湯合腸胃散

❼黃耆建中湯合合腸胃散

❽小建中湯合腸胃散

❾聖愈湯合腸胃散

❿十全大補湯合腸胃散

⓫安中散合腸胃散

上症服至一定程度時，方把主方量增加，腸胃散量減少，直至病情逐漸穩定到不必用到腸胃散時方可去之，再純用溫補法，這樣較不會變生它病。常用方劑組合如下：

❶排便大致正常，無明顯口渴胸悶及脘痛腹脹現象，僅微有偶而矢氣而已，但卻飯後即想大便，一日三行，伴隨飯後而大，此為中氣運化不足，運動量不夠，使腸胃吸收功能欠佳的表現，氣虛神疲者可用補中益氣湯合香砂六君子湯。

❷腹皮濡、四肢逆冷、胃中空空、口淡流涎者，此為脾胃虛寒，可用大小建中湯（有痛狀），或安中散、理中湯、四逆湯以溫胃健脾。

❸脾胃虛弱，稍食不慎即口乾舌燥、倒飽脹滿者，此為脾不健運，用香砂六君子湯合保和丸。

❹脾胃虛弱，飲食難化，胃口不開者，香砂六君子湯加山楂、麥芽、神麴、內金。小兒可用肥兒八珍糕加減。

❺面色不華，中氣虛弱，易感風寒，四肢易冷者，用黃耆建中湯。

❻排便多次而散，按肚腹並不感脹滿，無其他異狀者，參苓白朮散或七味白朮散主之。

❼若天亮即泄，完穀不化，晨間即泄數次，泄時肚腹不甚痛者，此為腎關不固，參苓白朮散合四神丸主之。

❽脾胃不佳之眩暈頭痛，半夏天麻白朮湯合腸胃散主之。

❾胃中振水音、腸鳴者，苓桂朮甘湯或生薑瀉心湯合腸胃散主之。

❿小兒之脾虛不食納差，用肥兒八珍糕加焦三仙、萊菔子即效。

以上三型概括提出，僅供診斷及治療之參考，當然，胃腸病之類型甚多，其中不泛寒熱虛實夾雜者，亦有虛中夾實，實中夾虛者，分辨宜詳，大要以先泄實後補虛為要，亦即有口乾舌燥、嘈雜吞酸、脘腹痞滿、大便不正常之場合，先泄之於苦寒，病重在下焦，待口淡唇和、脘腹虛脹、大便色形皆可之情狀，方轉以中焦黃連湯之寒熱並用法，病機穩定後，方圖治其本，以調補為主。

大致上，慢性胃腸炎，虛人易患，故善後需調以溫補，另外，虛人所患之慢性胃腸炎，病情常反覆不已，若不耐心調治，或治不得其法，則纏綿難癒。虛人所患之便祕，待標緩之後一樣要用補脾陽以增強胃腸之蠕動，這樣才能治癒便祕。

胃氣以降，主納化，脾胃以昇，主吸收，陰陽平和，無病以生，若升降失常，則腸胃病生，腸胃病久會影響整個機體的運化，故治療腸胃病不可不慎。

又治療腸胃病中，亦要多方參考西醫之說法，引用西醫之說法為中醫所用，補中醫之不足，知己知彼才能百戰百勝，中醫為體，西學為用，方不致被假像所蒙蔽，例如飯前嘈雜，易餓易肌，餓至發抖，飯後即舒，常被疑為潰瘍之症狀，若不尋求導致此種現象發

生之因，以胃鏡有潰瘍而醫之，往往久治不效。

　　吾人亦不得以固定式之病名而在其病名上打轉，而忽略其他相關疾病的表現，皆應從病因、病名、症狀、生活起居、飲食等全盤考量，方能慎思明辨瞭然於心，諸書皆言白頭翁湯苦寒，用於濕熱下痢之症，卻未言用於胃痛與腸痛交錯之症，諸書皆言潰瘍之症狀若何若何，卻甚少描述潰瘍大便之情狀，白頭翁湯究為苦寒之劑，應中病即止乎？亦或仍用之再清餘邪？此均為吾人所應深深思考者，不能無書，亦不能盡信書，西醫用藥盡在病名，中醫則不能盡信病名，如何拿捏，此間學問可謂大矣！

　　余患胃腸病多年，深知罹患胃腸病之苦，故精心研究胃腸病治療之法，以期使胃腸病患者能早日脫離苦海，前述所列三型治法梗概，為余多年臨症經驗之累積，大抵多效，雖未能盡善盡美，但離目標亦不遠矣！

二十六、腸胃散在消化系統及雜病上的應用

　　古人說；「腎為先天之本，脾為後天之本」，可見胃與脾扮演著人體先天與後天發育、成長過程中的重要角色，可是先天的「腎」得自遺傳，是與生俱來無法改變的，後天的「脾」主運化吸收，雖然它也具有遺傳的基因，但脾受後天周邊環境，如飲食起居、工作作息、情緒壓力影響的因素甚大，所以體質唯一能改變的是後天。

　　人自出生以後，時時刻刻皆與「飲食」有關，所謂「民以食為天」，人們沒有一天可以離開食物與營養，沒有了食物與營養，生命便無法繼續維持，食物與營養需仰賴脾胃，所謂脾胃包括了胃、腸，而胃與腸正是擔任「消化食物」與「吸收營養」的兩大器官。

　　由於胃腸是個中空器官（胃、大小腸是屬中空器官，屬副交感神經），胃主受納，小腸主吸收，大腸主排泄，胃腸功能需要靠胃

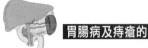

腺、胰液、膽汁、唾液等的各種消化腺的幫助及脾的吸收運送，才能完成整個胃腸消化系統。胃腸的吸收與排泄功能若能維持正常，則人體的活力泉源不斷，如此方能常保健康，如若這些功能出現異常，日積月累的結果，很容易出現或造成圍繞在胃腸周邊的問題，所以胃腸功能的好壞與許多內科疾病的發生息息相關。

胃腸常見的疾病有便祕、拉稀、腹脹、腹痛、急慢性胃腸炎、消化不良、食慾不振、胃下垂、噁心、反胃、胃酸過多、胃、十二指腸潰瘍、打嗝、食道逆流、幽門桿菌、大腸激躁症等，除此之外，更不可忽略的是其對內、婦科疾病的影響甚大，很不幸的是這些重要的問題常被醫者和一般民眾所忽略，導致醫病偏離了方向，越醫越糟，這是很可悲的事，吾人實在不能不給於注重。由胃腸功能紊亂所影響的疾病無遠弗屆，所以在治療時不要忽略腸胃的重要性。

科學中藥有關治療胃腸病的方劑如數家珍，但真正要達到治病的效果恐怕沒有那容易，作者臨床三十餘年，從治眾多治療腸胃病成功案例中，知其與內科雜病的聯擊性甚深，刪刪改改，終於從眾多成功的案例中創出實效的驗方「腸胃散」，它的組成是：丁香、山楂、良薑、木香、麥芽、大黃、豆蔻、厚朴、枳實、黃連等等，是綜合了芳香醒脾、理氣行滯、溫胃清熱，和胃消導的方劑於一體，可治療多種腸胃病的綜合症，如若適當加減則可有效的治療多種疾病，如胃脘痞悶，胃脘痛、腹脹、腹痛、便祕、腹瀉、急慢性胃腸炎、潰瘍病、食道逆流、胃酸過多、消化不良、脾虛不納、倒飽脹悶、打嗝矢氣，甚至旁及其他的雜病等，它有順氣、和胃、整腸、化滯、消導之功。如若擴大治內科相關諸病，則用此方加減，確有如魚得水，如虎添翼之功。

其加減法如下：

1、**急性胃腸炎：**嚴重者，白頭翁湯6克、腸胃散8克，次重者，黃連湯6克、腸胃散8克。克數隨症加減。慢性者以半夏瀉心湯和腸胃散調之。

2、**消化不良者：**四君子湯 8 克、腸胃散 6 克

3、**食道逆流、胃酸過多、以痞脹為主訴者：**半夏瀉心湯 6 克、腸胃散 8 克。以胸悶痛為主訴者，柴陷湯合腸胃散，胃虛寒所引起者，安中散和腸胃散。胃虛寒所引起的便祕，理中湯（或溫脾湯）合腸胃散。

4、**白帶因於脾濕所困者：**完帶湯加腸胃散。純為胃腸炎症所引起的白、黃帶，半夏瀉心合腸胃散即有效，肝經濕熱帶下者，龍膽瀉肝湯合腸胃散，黃帶者用易黃湯合腸胃散。

5、**氣血虛、疲勞、倦怠，經少延後，手足冰冷，不易入睡、頭暈、低血壓等伴有胃腸功能不佳者：**聖愈湯（或十全大補湯）加腸胃散。大便軟散引起的頭目眩暈、頭痛用半夏天麻白朮湯合適量的腸胃散。

6、**長年便祕：**先用小建中湯 6 克、腸胃散 9 克，後改以小建中湯 9 克、腸胃散 6 克。此症尚需詳辨，氣滯嚴重者，木香檳榔丸合腸胃散，之後再用四逆湯合腸胃散。

7、**腹脹、溏便、大便不暢；**先用半夏瀉心湯 6 克、腸胃散 8 克，不應時再改他方先治其標。調理用四君子湯（或六君子湯、參苓白朮散、七味白朮散）合腸胃散。直至最後病情穩定時方把腸胃散逐漸減少或去掉。

8、**人胖或壯實者的便祕腹脹、大便黏膩不暢，陰虛失眠：**可用天王補心丹合腸胃散。

9、**脾虛、心悸、口渴、便溏不暢（大完還想大）之失眠：**歸脾湯加腸胃散。

10、**氣血虛之失眠，常有大便數日一行者：**聖愈湯合腸胃散最效，若腸胃皆無異樣之氣血虛頭暈者，直接用聖愈湯 12 克、天麻 2 克即可。

茲舉數例說明：

（一）、仙宗曾師姊，曾因膽結石阻塞膽管而手術，最後把

整個膽也給切除了，沒有了膽，膽汁的分泌自然缺乏，常導致消化功能紊亂，稍食不慎則狂拉一通，每次出門都要擔心找不到廁所，很是麻煩，肚子老是脹氣，一拍肚子砰砰作響，常一陣絞痛之後，便要瀉肚一番。她的體型比正常人胖，精神看起來還蠻好，評估之後，給予白頭翁湯和腸胃散合方，結果服藥後一星期後拉肚次數減少，二星期後，改以半夏瀉心湯腸合胃散善後，終於在短時間內把她多年的頑疾克服，也算功德圓滿。

（二）、以美容為業的黃協理是一位女強人，她跟顧客服務時，自訴常會接到病氣而打呃，呃聲甚長且頻打不止，我認為那是胃氣不降、濁氣上逆所造成，按壓胃脘及下腹有強烈的壓迫感，原來她多年來，經常腹先絞痛而後瀉，雖甚為所苦，但卻不以為意，這病兆所在即在腸胃，開給白頭翁湯 6 克、腸胃散 8 克，服藥一週後，症狀近無，續服一星期後，纏綿多年的打呃、拉肚子終於不再，事隔一年後，見到她時，告知已甚少有打呃的聲音。

（三）、住在石碑的李女士，血壓低，面色不華，心悸怔忡、緊張焦慮，雖疲勞至極，但仍不能入睡，需賴安眠藥鎮靜方能入睡，非常痛苦，希望我能幫助她。通常血壓低的人胃腸蠕動及消化功能皆差，常有排便不暢及口渴的現象，此症以歸脾湯 10 克、腸胃散 5 克最為合拍，果然，服藥一星期後明顯進步，再服兩星期諸症痊癒，稱謝而去。此症誤治將導致憂鬱症的發生。

（四）、有一女性年方三十，長得美麗大方，以賣醫療器材為業，經常在大醫院奔走，可是她也有不舒服的隱疾，症為經期延後，四十天一行，不打催經藥則不來，且經前乳房脹痛不堪、眠淺易醒、精神不佳、口乾、口渴，自覺排便尚可，但按壓心下胃脘有悶痛感覺、口唇周圍長滿小顆青春痘，綜合診斷，為肝脾

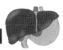

失調，用消遙散8克、腸胃散6克最為合拍，再囑她每天吃不要冰的鳳梨兩片，她很配合，一星期過後，高興的告訴我青春痘消失了，大便也較暢通，人也精神許多，原來，她以為她的消化功能很好其實不太正確，現在終於明白，腸胃的疾病會影響許多臟器的功能以及青春痘的發生，她很耐心的續服，終於把她的月經及青春痘調整過來。

（五）、這一位女性，舌質紅，舌苔白燥而乾，舌根凸起，舌尖及兩旁皆紅，有多處剝苔，提示胃腸功能差，胃腸皆有發炎狀況，便常數日一行，口乾、口臭、口苦，下腹脹滿，壓迫到子宮，因而產生了經痛、白帶、失眠、痠痛、神疲諸現象，這樣複雜的症狀要從那裡治起？「萬病歸脾土」，還是以調整腸胃為優先，概後天脾胃為本，開給半夏瀉心湯6克、腸胃散8克，服藥一星期後，眠可，帶減、神清，納佳，甚為滿意再續服不久而癒。

（六）、傅女士，尿頻連連且小便不利，子宮常有下墜感，深為所苦，西醫診斷為膀胱發炎，但服藥不癒，後找到了我，問其大便雖然尚可，但按壓其中脘及下腹卻痛，此乃消化不良、大腸積滯壓迫膀胱所致，非西醫所言之膀胱發炎，此症常為醫病雙方所忽略，速予五苓散6克、腸胃散9克，服藥不到三天，症狀全消，甚言其效。

（七）、有一位宋老伯，年近八旬，十數年來，常為便祕所苦，常四、五天才排便一次，先硬後溏，他曾服過甚多中藥，效果不佳，後來乾脆放棄，因他經常來看感冒，自訴易吹風受涼，稍感冒則喘並痰多，故其便祕是屬脾陽虛型，應溫中補脾、理氣消導，給予理中湯合腸胃散，服藥後反應甚佳，排便情形大有改善，又續服數回，很快便一日一行恢復正常了。

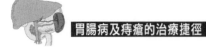
這樣的例子，不勝枚舉，謹提出數例以為用藥時的參考。

傳統方劑對於便祕大抵以三承氣湯、大柴胡湯、防風通聖散、木香檳榔丸、潤腸丸、麻子仁丸、溫脾湯等加減應用，但需劑量應用正確，否則易反其道而行，對於胃腹脹痛、拉肚等症，光用半夏瀉心湯、黃連湯等效果欠緩，對於熱痢而瀉，純用白頭翁湯雖可止痢，但大腸積滯尚未能盡出，對於潰瘍等病，若純用烏貝散加減，而未應用疏肝理氣、和胃消導之劑，效果難現，腸胃散剛好彌補這些缺點，它還可廣泛應用到其他雜病。所應注意者，有極少數的病人體質特異及脾陽虛寒，稍服含有腸胃散之劑則腹微痛、大便次數增多者，此為胃寒症，宜少量慎服或停服。

腸胃散的加減還有很多，很多婦女經後想以四物湯調補，但一服四物湯則口乾舌燥、便溏納差，此症必與腸胃功能欠佳有關，此時若用粉劑聖愈湯或十全大補湯加上少許腸胃散，則可克服這個棘手的難題。

總之，腸胃散的功用神妙難述，應用時靈活加減不可拘泥，當然，並非所有的胃腸病皆要用到腸胃散不可，但許多的胃腸病甚至內科的疾病的確少不了它是真的，很希望這個驗方能對罹患腸胃病者能有所幫助。

二十七、病例分享〈總共 68 個病例〉

（一）治肝之病必先實脾

按中醫的五行學說，在五行相生相剋的關係中，肝屬木，而應脾土，倘若肝氣橫逆則剋犯脾土中焦，因此肝一有病，首當其衝的則是腸胃受到波及，這裡所稱的脾土，實即泛指消化系統之意，所以當肝有病時，腸胃所產生的病態亦要考慮，難經七十七難中曾經提及「肝病實脾」之說，所謂的『見肝之病，知肝傳脾』，故肝有

病應先實脾為上工治未病的治療法則。

　　肝病就是機體受到破壞，沒有足夠的抗病能力，就慢性肝炎來說，其發生和發展，與機體免疫功能低下，特別是與 T 淋巴細胞的功能不全有關。免疫機能是機體防護機能之一，亦屬人體之正氣。正氣怎麼來呢？首先要靠脾胃，李東垣說：「元氣之充足，皆由脾胃之氣無所傷，而後能滋養元氣。」脾胃的主要功能是腐熟水穀，轉輸精微，人體正氣的物質基礎是水穀精微，所以正氣與脾胃有著直接的利害關係。實脾，即是補脾益胃之意，脾實而後才能有正氣，免疫力才能提昇，所以見肝之病不要只想到肝，還要考慮脾土，這樣才符合真正治肝病的原則。舉例如下：

　　陳○富先生，26 歲，住在土城市裕生路，某年 4 月 18 日因急性肝炎來診，肝功能指數 GOT396、GPT578，B 肝帶原，自覺非常疲勞，好像肚臍有一股氣往上衝逆，引致胸悶不舒，尿黃便硬，口苦納差，舌苔黃膩，脈弦洪，來本院之前，因服役的關係，曾在桃園市某中醫診所看過，服藥每日皆瀉，不但病情沒有減輕，反而加重，之後才回來土城試試，我根據其病情給予下方一星期，方如下：

　　龍膽瀉肝湯 7 克、黃連湯 4 克、腸胃散 5 克，共七日份。

　　4 月 25 日複診時病情已改善甚多，精神好轉，已不再感到有濁氣上逆的現象了，囑咐再續服一星期後檢驗，5 月 3 日報告出來，GOT35，GPT32，肝功能已大抵正常，續予保肝丸一料以鞏固療效。

（二）尿少小便不利與腸胃的關係

　　尿量突然變少而頻頻如廁欲尿時，許多患者常誤以為是膀胱發炎，這本無可厚非，若婦女朋友在此尿少不利的情況下，還伴有下

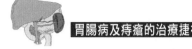

腹脹悶下垂的感覺，更會因此而懷疑是否為子宮發炎，或是懷疑自己得了什麼婦女病似的，當然，在如此情況下作適當的懷疑實屬難免，但是患尿少不利的症狀卻很少人會把胃腸的因素考慮進去，因為病人畢竟不是專業人士，而事實上本病跟胃腸有相當大的關係。

如果胃腸一直很不健康，那麼當突然之間變得尿量減少、小便不爽或小便頻數時，可要靜靜想一想，最近排便是否不暢？是否不定時？形狀質地是否不良嗎？是否像正常人一樣？是否伴有口乾舌燥？最近胃腸是否悶脹痞痛？有口臭嗎？常生口瘡嗎？如果有以上蛛絲馬跡，則你所患的尿少不利症狀肯定跟胃腸有關了，因為除了膀胱、尿道的局部問題外，腸胃的脹悶還會壓迫膀胱而使尿意頻催。如果是婦女得了此症，由於女性朋友下腹多了一個子宮，當腸胃發生脹悶時，經常會伴有子宮下墜及腰酸的感覺，所以不管男女，碰到這種情況，治療本病的同時，還得兼顧胃腸，這樣才能把本病徹底治好。

簡女士，1951 年，住土城區裕民路，患有尿少不利的情況已多日，每次排尿時都非常不舒服，又伴有腰酸及下腹悶脹的情狀，誤以為得了婦女病，在正打算要去大醫院檢查時，又一轉念，不妨看看中醫先試，經診斷後認為這病與胃腸炎症引起的熱結膀胱有關，於是給藥：五苓散 6 克白頭翁湯 4 克腸胃散 6 克，服藥三日即癒，以上所述的症狀都一掃而空，可見尿少不利不見得是泌尿系統疾病。

（三）小便不利、不順

陳張○○女士，70 歲，病例號碼：0002337 號，2012/11/28日初診，自訴小便量少且難，也就是尿不多、不順的意思，小便帶有泡沫，這樣的情形已經有一段時間，以前有動過腎結石的手術 3 次，伴有血壓高，目前還在吃高血壓的藥，其他還有心包油的病史，像這種情形，常跟胃腸機能不良有關，胃腸機能不良則

影響排便，也會使口變乾。

張仲景醫聖曾在《傷寒論》中說；「太陽病，發汗後，大汗出；胃中乾，煩躁不得眠，欲得飲水者，少少與飲之，令胃氣和則癒。若脈浮，小便不利，微熱消渴者，五苓散主之。」可見此症之口渴，胃腸的機能不良佔很大因素，是故治療此病必須利水的藥與胃腸藥同治效果方好，於是開給五苓散 7 克合腸胃散 7 克予服，10 月 25 日複診時言上症進步，但不幸剛好碰到感冒咳嗽，開給止嗽散 8 克、麻黃 1.5 克、杏仁 1.5 克、乾薑 3 克，藥量一星期，也是很快就痊癒，三診時為 11 月 10 日，又重服第一診的藥，五苓散 7 克合腸胃散 7 克，11 月 28 日四診時自言上症皆癒，大便也順多了，而改拿其他症狀的藥，由此例便可證明此患者的小便問題是跟胃腸有關的。

（四）屎如羊糞之症

屎如羊糞之症臨床常見，病因為腸子蠕動緩慢。胃主司受納，小腸主吸收，大腸主排泄，此症雖因大腸蠕動緩慢無法按時排空，但病因卻與胃、腸息息相關，例如：

馬蔡女士，住板橋區民治街，即常為此病所苦，來診前即有胃腸不佳的毛病，經常口乾、口苦及失眠，自訴屎如羊糞難出，18 年以來都是好幾天才如廁一次，從未治好過，非常苦惱，頭痛及一身痠痛的現象也經常伴隨。

從生理上說，大便積久未出，一肚子廢氣積多常會引發胸部喘悶，此應為腸內毒素未予適時排出所造成，這種來自大腸糞便中的毒素若積存太多反會隨血液迴流而刺激大腦，甚而影響睡眠，正合中醫「胃不和則臥不安」的說法，治該患者的疾病應先將腸胃之積滯疏通，其餘的症狀方能改善。

我開給下方助其消導，保和丸 5 克、黃連湯 4 克、腸胃散 7 克，自訴服藥三日後即有改善，我勸她多服幾次，之後又在 12

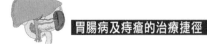

月 27 日來看診，跟我說服上藥本以為好的差不多，怎麼最近又開始睡不著覺，只能勉強睡個一至二個小時而已，心悸、悶喘、項酸、腰痛、便祕又開始來了，這次我給龍膽瀉肝湯 8 克、黃連湯 3 克、腸胃散 4 克，很快的又把她的症狀解除了。

此病從大腸來，故應首重消導，肺與大腸相表裡，下焦的大腸得以正常的消導，則上焦的肺主治節的功能恢復，則肺必豁然開朗而不喘悶矣！

（五）潰瘍出血後遺症

張○平先生，1946 年，新北市中和人，曾因胃出血住院六次，住的都是大醫院，每次胃鏡檢查都說是胃有潰瘍，但幾經治療都不見效果，病情總是時好時壞，後因其妹婿介紹而專程來診，當時的症狀為經常胃脘痞悶及脹滿、食欲不佳、口苦、眠淺、多夢，還伴腰酸背痛，這些症狀其實就是飲食不化積久難消所造成的現象，給予理氣助運消導的藥即能妥為改善，把他當成潰瘍來治不見得是對，開給下方：藿香正氣散 6 克、黃連湯 4 克、腸胃散 6 克，給九日份的藥，據言，服藥兩日症狀即改善甚多，服完藥後改方為：六君子湯 6 克、半夏瀉心湯 4 克、腸胃散 6 克，調理數次而癒。

（六）口瘡與胃腸

古醫李東垣有一名方叫做清胃散，是專門用來清胃熱治口瘡的，主治是這樣寫的：「治內有濕熱，中脘作痛、唇口腫痛、齒齦潰爛，或飲冷作痛、口舌生瘡、牙痛、小兒童舌馬牙、吐舌流涎。」確實，以它作為治療口瘡的方劑是非常適當，但若病情反覆，或更嚴重至口舌潰爛，可能要考慮其他因素，如白塞氏病就會口腔潰瘍，胃火會引起口瘡，心火也會引起口瘡。

中醫說：「舌為心之苗」。心與小腸相表裡，小腸吸收功能不佳，會引致心經火旺，胃、小腸、大腸為什麼有火？其原因來自先天體

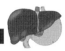

質的關係加上後天的不調，飲食生活起居不正常，或吃的東西不當、不衛生所引起，故腸胃功能的紊亂常會使糟粕無法適時排出，終而累積毒素，造成積熱形成胃火而成口瘡，（當然不是每個腸胃病的患者都會），所以口瘡的根治方法還是在調整腸胃，常食含維生素B 群的食物，如糙米之類，讓它恢復正常的功能，病毒性的、細菌性的口瘡則在於清熱解毒，如是維他命缺乏，則以補充維他命為要。

羅先生，46 歲，2013 年 8 月 27 日初診即因舌瘡而來，他有大便稀溏不成形易拉的毛病，平常很少吃水果，不著重飲食，長期排便品質不好也不以為意，只知自己常常火氣大而已，其實這就是消化不良的表現，開給清胃散 6 克、腸胃散 8 克，藥未服完即癒。9 月 7 日又因同樣的病來，又開給同樣的藥給他，他為什麼經常口糜舌瘡，不注意飲食之故也。

治口瘡的方劑甚多，有清胃散、甘露飲、五福化毒丹、牛黃解毒丹、天王補心丹、六味地黃丸等，不管應用那一方，只要口瘡跟胃腸有關，那麼適當的加上胃腸藥以調理胃腸是非常必要的，這樣治病才能事半功倍。

（七）胸悶與腸胃

從解剖上而言，心胃是共用一個神經節的，因此當胃發炎產生疼痛的時候，心胸亦會產生疼痛，嚴重時會有如針刺的感覺，當腸胃產生脹氣的時候，由於腸內毒素滲透血液循環至肺部的關係，亦會產生胸悶的現象，因此當一個人主訴胸悶刺痛的情況時，除了其他心肌缺氧、胸痺、內傷、鼻塞、氣喘、胸椎移位等諸因素外，亦要考慮胃腸的因素，是不是胃發炎了？還是腸炎的關係？吾人可從病人的大便情形可知梗概，也可從觸診心下及中脘、臍周下腹得知疼痛的程度，從胸椎四、六節按之痛的程度可約略分辨出病情的久暫，當然其他可幫助診斷的方法仍有很多，如脈診、望診、掌診、

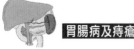

檢驗數據等皆是，只要是胃腸原因引起的胸悶，從胃腸方面著手在診治思維的大方向上是不會錯的，以筆者之經驗，此類之胸悶只要調整腸胃之功能使其正常，則胃不痛、脹氣消、排便順，症狀很快可消。千萬不要因為胸悶就認為一定是肺部或是內傷岔氣的問題，還須多方思慮方好。

余女士，54歲，2013年9月14日初診，住裕民路，謂最近一個月來老是胸悶，老覺得氣吸不進來，經常要深吸一口氣方覺舒服，曾看過別的中醫，開的是讓鼻竅通的藥，但是吃不出效果，因她早期是我的老患者，講完以後即用內視鏡檢查其鼻腔，發現還算正常，後望其舌苔，有些白膩，知其有口乾的現象，再按其胃，則痛苦不堪，因此知其胸悶吸不起氣之症的病源來自於胃，開給半夏瀉心湯6克、腸胃散8克，9月21日複診時即自言好的差不多了，可見對症之重要。

（八）頭痛與腸胃

諸君，只要你稍微注意一下，在你生活的周遭，你的親朋好友當中，一定有不少人常為頭痛而煩惱，也許你同情他，但也許你並不在意，為什麼？因痛的人不是你，不過，別高興，風水輪流轉，那一天輪到你或許你也不知道，沒有人敢保證一輩子不會生病，我們只能多吸收一點醫療上的知識，做好準備，提早預防。

引起頭痛的原因很多，外感、外傷、血壓高、睡不好、過勞、腦瘤、頸部僵硬、壓力等等，都會引起頭痛，這是為多數人所熟悉的原因，但便祕或腸胃不好會引起頭痛，則你較少去注意到。我們人體有新陳就要有代謝，當代謝出現不正常時，體內容易積存毒素，這些毒素累積至某一種程度時，則將隨著血液循環全身，頭為清陽之空，又為元神之府，不能有任何毒素存在，否則頭部一缺氧，將變成頭昏昏、腦鈍鈍的樣貌，從經絡上來說，頭為諸陽之會，足陽明胃經上行至頭，胃經與膀胱經在鼻旁八分相纏繞，故胃經有病頭

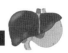

也就不輕鬆了，與腸胃疾病有關而引起的頭痛，症狀大抵可從口乾舌燥、胃脘痞悶、肚腹脹滿、排便中看出來。

有位王女士，住板橋市中山路，經常為頭痛所苦，多年來求治中西醫皆不癒，也檢查不出結果，來診時我觀察其舌苔黃厚而乾，脈象浮洪，知其腸胃必有積滯，問之大便常有數日一行的習慣，但自己並不以為意，自稱已經習慣了，從此訊息得知，其多年頭痛必與此有關，要治此病，必使腸胃之積滯從大便出，方可改善，我向王女士述說其中道理及治療的方向，她頗感訝異，她說她是要來治頭痛的，跟調理胃腸有什麼關係？我答說妳服藥後就知道了，果然，再來複診時排便變順，胃口亦增，舌苔變淡，頭痛好像也沒有再發作，至此方信頭痛與腸胃之積滯相關，之後半年間因他病前來，也未聞頭痛再發作過。

2013 年 8 月 31 日來了一位周先生，他是以前跟我學過針灸的學生，他說最近兩個月以來經常頭暈頭痛，嚴重的時候還會想吐，非常不舒服，幾至無法工作的地步，他住在樹林，所以一開始都在住家附近或上班地點附近的中醫診所看病，但換了兩、三個地方都沒看好，後來才想到了我，我一聽便知他的病是在胃腸，果然一按他的的胃痛的很嚴重，大便從來都是稀的多，此為痰厥頭痛，開給他的藥是半夏天麻白朮湯 6 克、腸胃散 8 克，順便給他針灸止痛，用了兩個穴，一是足三里，二是陽陵泉，9 月 7 日病情進步，9 月 14 日三診又有進步，9 月 24 日頭又有些不舒，再拿同樣的藥，針穴也是一樣，10 月 7 日來時跟我說這次服藥中曾頭痛到真的吐，但吐完以後頭痛就好了，大便也開始成條狀了，過去看過的醫生都只針對頭部用藥，更離譜的是有一位骨科醫師說是頸椎的問題要他拉頸椎，還好他給我看好了，否則他也不會想到他的頭痛是胃腸出了問題。

至 2014 年 4 月 1 日來診時，他前頭已不痛，想續服保養，

我開給四逆湯7克合腸胃散7克，他說服此方甚合他右肋痛的病情，藥方只要患者服之有效即可，我以此方給予續服。

（九）胃腸經常性的發炎會影響到腰酸背痛

胃痛時神經會反射至腰背，腸炎時神經易反射至腰部，這是神經反射的關係，若兩者皆有，則會加重腰酸背痛的感受，從胸椎第六椎下按之若有疼痛感，即表示胃的功能不良，胃神經反射至背亦屬當然之現象，按針灸經絡學說，胃俞、脾俞、大腸俞皆在腰部，故在胃及腸發炎狀態下，神經反射在腰部附近是必然的生理現象，這種情形在平常即有腰痛的病人反應更是明顯，再說，平時即有慢性胃腸功能不佳的病人，由於營養精華物質不能完全被吸收，以致造血功能及抵抗力衰退，肌肉筋骨萎縮，風濕邪氣容易進入，因此較易發生痠痛的現象，所以有痠痛產生時，胃腸的功能必須考慮。

（十）腸胃功能的不良與婦女經痛白帶有莫大關係

經期或行經前後小腹疼痛較劇，並隨月經周期發作謂之痛經，原因主要由於氣血運行不暢所致，而氣血之所以運行不暢，與脾胃吸收功能不良有重要關係，古人有言：「腎乃先天之氣，脾乃後天之氣，人之生也，必得食五穀雜糧方得以營五臟六腑以生之，此後天之氣必賴脾以養之，脾之功能不健全則百病叢生矣！」胃主受納，脾主吸收，大腸主排泄。脾的功能健全，則能化生精血，血足則其中所攜帶的營養與氧氣足夠，月經自得按時以時下而不痛矣！古人又言：「有胃氣則生，無胃氣則死。」此說明脾胃對於月經的重要性。月經也是代謝的產物，就如同吾人每日都必須排便一樣，正常的排便不會有肚子痛的問題，若排便時肚腹悶痛，則意味著腸胃出現了問題，月經也是一樣，正常來的月經是不該痛的，會發生異常的疼痛，原因大抵如下：❶氣滯血瘀；❷寒濕凝滯；❸濕熱博結；❹氣血虛弱。

筆者臨床上常見的痛經卻與胃腸功能不良有密切的關係。當一

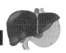

個女性排便經常不正常時，會影響到月經的不順、經痛、白帶及腰酸，數日一行者，腸有積滯，故痛經及黃帶較易發生，時而數日一行，時而一日數行者，則除經來甚痛之外，常夾有白帶、腰酸、心悸、胸悶、納差、頭暈諸症，並伴有經來腹瀉之狀，這就是脾無以化生精血所產生的症狀，此時若不從脾胃處調理，而徒給補血之劑，或只是給予止痛劑是根本無效的，如果能善於調理脾胃，使其胃不痛，小腸可吸收，大腸可正常排泄，則痛經與白帶及其他相關症狀均可很快恢復而且效果持久。

至於帶下病亦多由脾、腎二臟功能失調所致，故除治脾外，還牽涉到胃，範圍較廣，中醫有所謂濕熱帶下、脾虛帶下、腎虛帶下之說，也是提到帶下病不光是子宮的問題，也不是全止於黴菌感染的問題而已。腸胃功能的不良會造成排便的不正常，更會形成久治不癒的帶下，所以調整腸胃的功能，使脾胃健運，才是真正治癒經痛與白帶的關鍵所在。

此症經痛時以生化湯、黃連湯、腸胃散加減最妙，等到腸胃功能漸至正常時方看虛實，以聖愈湯、黃耆建中湯、人參養榮湯、溫經湯、歸脾湯、香砂六君子湯等等調理很快可癒。

黃○枝女士，54 歲，是我多年的老患者，2013 年以來，經常跟我抱怨她胃悶痛和肚腹脹悶，小便熱燙、有刺痛感，黃色分泌物多，陰道搔癢，同時眼睛酸澀流目油，望其舌苔黃膩，上下唇皆乾裂，知其排便頻、量少而不暢，時有拉肚子發生，她有饑不擇食的習慣，喜歡貪吃、亂吃，所以胃腸老是不好，動不動就拉肚子，脾胃功能不能健運，濕熱下注即演變成小便熱刺及黃帶的問題，我經常勸她注重飲食，但她還是改不了那種習慣，只一直問我要吃什麼藥才會好？我給她的藥是腸胃散 8 克、龍膽瀉肝湯 6 克，服後症狀皆有減少，後又續服多次而癒。此症之來，正合病從口入的原理，若不從飲食上改善，很容易病情復發，果然，沒多久又因同樣的症狀前來求診。

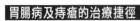
（十一）皮膚病與腸胃的關係

俗話說：「皮膚乃是內臟的一面鏡子」，凡內臟品質的強弱都可反射在外的皮膚，中醫診斷學說有所謂氣與色並重者，無病之色也，尤其指在肺有疾病時更為直接明顯，因肺開竅於皮毛，所以皮毛之疾，首先應考慮的乃是肺臟是否有病，事實上身體五臟六腑皆與皮膚之顏色有關，所謂肝、心、脾、肺、腎所反映之青、赤、黃、白、黑者是，六腑有病變如瘤、癌等之病變，皮膚上亦將在相等的部位出現莫須有的斑點及黑子或無名小顆粒出來，只是未經行家指點，不知其所以然而已。

同樣的，腸胃疾病若反射在皮膚上亦有徵兆可尋，一般而言，臉面會有癢的症狀出現，因為臉面這個地方是陽明經所過，陽明經即是胃經，因此胃有疾病，顏面氣色必不正常，或長一些奇怪的皮膚病，如青春痘、痤瘡等，至於如何分辨肺有熱或胃腸不佳，則要視臨床經驗去辨證論治了。

再說，腸胃疾病亦可導致全身性的皮膚搔癢或皮膚病，假若一個人一星期或數日才排便一次，這種異常的新陳代謝，會導致體內毒素的堆積，這些毒素無法經由正常的排便排出時，必然經由小腸滲透至血液而遍流全身，血液中攜帶的毒素循環至那裡便癢至那裡，這種情形若純粹由皮膚表面的症狀去下藥是事倍功半的，必須由代謝方面加以調節，也就是讓便祕的原因消除方能奏效，許多皮膚癢的症狀光用抗過敏療法無法治癒的原因，就是忽略了調節新陳代謝的功能所致。

便祕會引起皮膚搔癢，同樣，經常腹瀉鬧腸炎的人也容易導致皮膚搔癢，因此皮膚莫名搔癢時就要考慮是否有習慣性的腹瀉，若有之，則其皮膚癢症應與腸胃疾病並治方能產生良好的療效。

許多醫學報告亦指出腸胃的病變可影響及皮膚，報告顯示多種皺紋、癤、瘡，皮膚炎的出現同腸吸收功能不良有關，腸黏膜異常變化有互動關係而表現在皮膚上，皮膚之好壞就似一面鏡子而可瞭

解到腸功能是否平衡健康。

另外，血寒、血熱之症亦會引致皮膚搔癢，貧血者屬血虛或屬血寒者多，即一般所稱血液循環不良者是也，因為血虛則血不足，血寒則血凝滯，不能充分攜帶養分順流至全身，血走的速度緩慢難以達到末梢，故手足冰冷，會麻或酸軟無力，中醫稱此症謂之「血痺」，皮膚的表現就有如螞蟻走過一般刺癢的感覺，這種情形補血、養血、行血則有效，所謂「治風先治血，血行風自滅」即是這個道理，而會血虛、血寒的人大部分要責之於腸胃功能之低弱。

試想，如果一個人經常消化不良鬧肚子，怎會有足夠的營養去供應製造血液所需？吾人之血都是吃進去的五穀精華所製造，而腸胃不佳、經常腹瀉之人因為不能吸收營養，無法製造出充分的血液（雖然造血在骨髓，但還是要有良好的營養作後盾），能量不足，於是便形成血虛、血寒或貧血之症了，因此血液循環就隨之而不良，因此當血液要走不走的那一剎那，就會有癢的感覺產生，許多人睡熟則癢或洗澡後更癢與此應有關係。

根據營養學的觀點來說，某些皮膚病如濕疹之類還跟人體某種維生素不夠有關，而維生素的不足除了供給之因素有否匱乏之外，尚要慮及腸胃吸收之功能，現代的人吃的好，穿的好，少有人營養不夠，那麼就要怪在腸胃功能之不全了。

皮膚既是內臟的一面鏡子，如上所論它又與內臟有著有著密切的關係，因此要治好皮膚病時，除了要考慮皮膚本身的病理變化之外，也要同時考慮它反射內臟的一部分，這樣的治病效果才會達到最佳，同時病家所受的莫須有痛苦才會降至最低。

（十二）肛門疾病很多是由腸胃功能不良所引起

肛門是消化系統的最後一道關口，它承受自大腸來的壓力，負責把多餘的糞便排出。如果來自大腸的糞便質地良好，肛門有了足夠的潤滑液（這個潤滑液要在消化功能良好的情況下才會正常的分

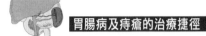

泌，當消化功能出現問題時，肛門不會分泌黏液，所以肛門變得乾澀），就能很自然的把糞便順利帶出肛口外而完成使命。

倘若糞便質地不良，便或溏或稀或堅硬，便會衝擊肛門引起各種不同的病變，如肛裂等，若腸胃道不潔常使肛竇誘發感染而引起肛門腫痛，或誘發肛周膿腫，或痔瘡，大便稀或大便量少而次數多的人，由於肛門黏膜不斷受到衝擊一樣會引起肛門不舒或腫或痛，所以肛門的問題很多原因來自於腸胃，我有許多肛門疾病的患者，所以能順利治好的原因大都來自於調和腸胃，由治癒肛門疾病的患者中得知，肛門疾病是與胃腸消化功能息息相關的。

徐先生，46 歲，2012 年 10 月 31 日初診，當時是因外痔腫痛而來，急則先治其標，先用真人活命飲合黃連解毒湯給他，並給黑藥膏外擦，服幾個星期後腫痛便消，2013 年 6 月 13 日時又發現肛門隱痛，趕快又來找我，我由四診判斷是他胃腸出了問題，問之，果然有口乾的明顯症狀，口乾最大的病因在於腸胃，他的胃腸差，經常胃悶不舒，自訴稍吃一點則脹及矢氣，以前有胃潰瘍史，可見他的肛門隱痛跟胃腸大有關係，我開給真人活命飲 7 克合腸胃散 7 克服用後即有進步，2014 年 4 月 3 日又因此病來拿藥，他說這個藥對他的病非常有效。

（十三）皮膚搔癢不可忽視腸胃

高周女士，1934 年次，居住在新北市樹林區，她是個很典型的皮膚搔癢案例，每病發作必不能入睡，東抓西抓的，常抓至半夜還不能闔眼，甚為痛苦與懊惱，曾為此病奔走於諸大醫院之間，雖經治療但未見效果，後雖找中醫治療亦未見起色，後到我院來診，早期 1989 年，台灣正值中醫開放勞保期間，因人數眾多，我院有八位醫師輪診，高周女士剛開始由別位醫師看診，服之方劑為麻桂各半湯，但不效，後轉來我處，我視其舌苔黃燥，脈象浮洪，面色黯赤，按其心下痞悶，自訴口乾難寐，兼有便祕

腹脹，從其表現的症狀得知其皮膚搔癢應由腸胃積滯化熱所導致，須用通腑泄熱法方能得效，我用原來的麻桂各半湯加上腸胃散予服，不想三日後搔癢明顯改善，後再續服一星期而癒。

按本症本可應用麻桂各半湯治其皮膚搔癢，但其癢之因是由腸胃積滯而起，若不加通腑泄熱法，只能治其標不能圖治其本，故諸醫無效之因即在於忽略了腸胃的因素，可見腸胃的重要性了。

（十四）風疹塊癢之皮膚病有些是與腸胃有關

胡○○先生，1950 年生，住板橋區中山路，初診時，自訴皮膚過敏嚴重，全身都是風疹塊，紅斑片片，搔癢難忍，自訴曾服西藥無數次，但每服西藥則頭目昏昏欲睡，每至不能勞動工作，服了西藥則不癢，不服則又發，心想這樣不是辦法，後改看中醫，但看了多次仍舊沒有效果，後來找到了我，我看他的舌苔黃膩，脈浮滑，於是觸診其心窩處，有胃脘痞悶的症狀，提示其癢與胃腸有關，故其用藥除了需疏風、涼血、清熱外，還需酌予健脾理氣消導，使其毒素表裡兩解、方可收效，處方：消風散 10 克、腸胃散 6 克，複診時來言：「你的藥服兩天後即感覺效果出現，服完一星期後癢症均除，可謂神效。」

按：皮膚起風疹塊遍身不定有陽明之症者，大體為血液中毒素發於皮毛未能排除所致，中醫理論謂之風熱是也，但此理論未盡完美，需加上消化系統之因素方善，蓋由於消化系統功能之不良，導致腸內毒素無法排出，滲透至血液而繞行全身便癢，故除治癢之外，加強腸胃的消化功能才是治本之道。

（十五）面紅癢、鼻塞常與便祕相關

陳○火先生，1957 年次，住板橋市東興街，初診時由他醫診

治，服藥半年未效，當時之症狀為面紅癢甚、鼻塞、鼻癢，打噴嚏、流鼻水，大便數日一行，按其脈非洪實，體骼亦非壯碩，何來此病？後捨脈從證，給予防風通盛聖散9克合辛夷清肺飲5克以疏風清熱、發表通裡，二日即言大效，複診時面紅退、面癢亦止，鼻塞通、便亦順矣！唯自稱便乃硬而已，後將前方改為防風通聖散8克、麻子仁丸2克、辛夷清肺飲4克，又續服三日，三診言基本病癒。

按本症亦與陽明腑實有關，而前醫之處方皆著重皮膚病的局部外症而忽略通腑泄熱之重要性，故未能得效，可見很多皮膚病是與腸胃的積滯未排除有關。

（十六）腸胃積滯所引發之富貴手及汗疱疹（俗稱螞蟻窩）

張○楊女士，52歲，住永和區秀朗路，來診時的生化檢查一切正常，卻有明顯的頭痛及失眠，並伴有脘腹脹悶、大便量少之症，她強調她要來看的是手掌的汗疱疹，每晚都癢得睡不著，視其掌上脫皮層層，如米粒大的疱疹似白色泡狀遍佈著，掌皮甚為粗糙，好似富貴手一般，自訴每次看皮膚科都沒有效果，看腦神經科又老是說心情要放鬆不要憂鬱的老話，數年求治不癒下來，心情早就降到谷底，非常痛苦。

以中醫角度而言，此症應屬脾胃濕熱壅滯、腑氣不通及水分代謝不良，應通腑泄熱、調整電解質的平衡方能改善，給予五苓散4克、藿香正氣散4克、腸胃散7克，七日份予服，複診時便已順，胃嘈雜脹悶消，可入眠，頭亦較不痛，腰亦不酸了（因可入眠而得到充分休息之故），同時小便也很順暢（五苓散利濕助膀胱氣化），膀胱部分已沒有那麼嚴重的壓迫感了（因大便已通），最欣慰的是手上的汗疱疹也漸漸消失，手掌皮膚變得較之前光滑細膩，不再那麼癢，她非常高興的又拿了一星期的藥回去吃，在病癒之後，為表

謝意，特贈送我一瓶白蘭地，此事雖為在民國 77 年間治驗的案例，但來龍去脈我印象深刻，因此仍清晰記得此事。

（十七）頭皮癢有時是腸胃的毒素所引起

黃○幼女士，1950 年次，住在土城區學享街，身體一向不好，常面有菜色，一副氣血不足、弱不禁風的樣子，每次來看病不是胃腸不舒，就是氣血不足所顯現出來的毛病，因此我相當了解她的體質，1995 年 11 月來時是因頭皮癢的不得了而來，帶有口渴及胃腸不舒的老症狀，她形容自己常因為頭皮癢而無法入睡，非常困擾，看看她的髮根處又沒長什麼東西，就只是癢而已，按中醫理論即是血虛生風，諸陽經皆上之於頭。陽明胃經乃多氣多血之處，故胃腸有病易使氣血多燥，故治本病需胃腸與皮膚相兼。

處方：清上防風湯 6 克、半夏瀉心湯 4 克、腸胃散 6 克，標本兼治，服藥數日後，複診來言，頭皮癢改善甚多，胃也比以前舒服，以前連喝湯都會拉稀，現在已無此症了，藥既然有效，因此再續服幾日，三診時自訴服上開藥方後，兩個困擾的毛病都沒有了，非常高興，這又是皮膚病與腸胃有關的病例。

（十八）你可知道胃腸病會引起失眠（胃不和則臥不安）

如果你患失眠已一段時間，檢查又沒有什麼異樣時，精神科醫師大概會冠上精神官能症或腦神經衰弱或自律神經失調的病名，而據以開給鎮定劑或安神劑，這些藥剛開始吃有效，等到產生依賴性後就很難改了，最糟糕的是藥越吃越多，頭腦卻越來越遲鈍，暫用是無可厚非，若長期使用則副作用很大，這是治標不治本的暫緩之法。

失眠的原因很複雜也很難治，若是尋求中醫方式治療，一定要有耐心，剛開始可與西藥並用，等到機體陰陽漸漸調和，西藥即要開始減量，慢慢地服對症的中藥，慢慢地把西藥戒斷，這樣才是正

確的方法。

　　失眠的因素很多，有一種失眠是跟長期胃腸疾病有關，這在一般的民眾可能就不清楚了，中醫有一句話可要勞勞記在心裡，即是『胃不和則臥不安』，也就是說當腸胃長期發生疾病的時候，日子久了會引發失眠症，這是臨床上經常可見的事實，而且這種病人還相當的多，都被醫生與病人雙方所忽略掉了，如果病人失眠的原因是從腸胃功能不良所引發，不從調整腸胃功能使其正常的話，那這個失眠的病是無法順利治好的。

　　腸胃功能不良產生疾病時會有什麼症狀呢？

❶頭目昏沉沒有精神

❷頸項肩背強硬、筋骨不舒

❸口乾舌燥，時伴有口苦口澀或口臭咽乾

❹胃脘痞悶、肚腹脹滿

❺嘔氣打嗝、頻頻矢氣

❻納少不香、稍食即飽

❼大便不暢、拉稀及便祕交替

❽糞便質地偏離正常顏色，或細小或一截一截或一團一團，排便時間沒有一定，或數日一行或一日數行

❾精神倦怠終日想睡或想睡又睡不著

❿小便深黃而臭，小便頻而不利

⓫婦女則有時伴有白帶經痛等症。

　　如果上述這些症狀你不幸中了好幾項，那你的失眠或說不好睡等症，則要高度懷疑是不是與腸胃功能不良有關。

　　為什麼腸胃的功能紊亂會有這麼大的影響力呢？原因是：民以食為天，人類的一切活動中，最重要的就是吃。食、衣、住、行、育、樂，食居其首，由此可見食的重要。維持後天的生命基本條件就是吃，所以吃很重要，吃不對、吃不好，疾病便跟著來，飲食入胃就要經過消化，小腸吸收，大腸排出的階段，所吃的食物經過消化器

官二十四小時就必須代謝一次，如果其間發生了問題，產生了代謝不良，那些無法順利排空的廢物久積體內，將會產生毒素而滲透至血液內，毒素隨著血液而遍流全身，在腦則成腦昏、腦暈、神疲。

從另一個角度去思考更可明瞭：因心屬交感神經，脾、胃、大腸、小腸為中空器官屬副交感神經，副交感神經的興奮會抑制交感神經，兩者是互相拮抗，但又要維持平衡，若腸胃功能紊亂出現了問題，副交感神經低下，而使交感神經過亢，自律神經不協調，因而刺激大腦中樞無法入眠，就容易變成失眠了。

中醫理論認為陽氣必須入於陰才能安然入睡，心腎要相交才能安眠，都是要交感與副交感平衡，腸胃是扮演副交感的角色，要使副交感神經興奮來平衡交感神經就要把腸胃功能紊亂調節好，所以當失眠與腸胃功能紊亂有關時，就要兩者兼治，否則光用鎮定劑那只是治標不治本，最後還是徒勞無功。

陳先生，1950 年次，住板橋區四川路，來診時即以不眠、心悸、怔忡、口苦煩躁為主訴，不能好好的睡一覺是他最痛苦的事，二便均不正常，小便尿黃、大便量又少，苔微黃而燥，從以上主訴便可得知其睡不好跟胃腸功能失調所引起的臥不安非常有關係，給予滋腎水、瀉肝火及理氣消導之劑即效，處方：知柏地黃丸 6 克、龍膽瀉肝湯 4 克、腸胃散 6 克，三天症狀消除大半，再服而癒，可見藥症合拍之重要。

如果上症病久不癒形成嚴重之失眠，則煩躁更甚，胃腸之功能更形紊亂，若演變成胃脘痞悶不舒時，應變方如下：龍膽瀉肝湯 6 克、黃連湯 4 克、腸胃散 6 克方能快速產生療效，等病緩和後方視體質及病情的變化調整用藥。

（十九）半夜胃痛症

彭○輝先生，住中和區國光街，初診時言：「經常三更半夜

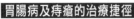

胃痛發作，為了治療此病曾照過胃鏡，說是十二指腸潰瘍，必須至少服上三個月的藥，藥是按時服完了，但病情依舊。」我視其舌苔黃厚膩，問其大便形狀細小一截一截如小孩，每次排完皆又意猶未盡，如廁後不一會兒又想排便，這些描述聽起來其實就是食物消化不完全，引起腸內積滯腐敗所造成的潰瘍，治這種病要從消導腸內積滯為先，然後再理氣健脾加一點制酸劑方能真正治癒潰瘍，保胃正氣散就是中藥的制酸劑，黃連湯清熱消炎和胃，腸胃散消導腸內積滯，因此給藥：保胃正氣散 6 克、黃連湯 4 克、腸胃散 6 克，果然服藥三天即效，又服一星期，大便的形狀皆改成一條一條的香蕉色，從此而後，半夜胃痛的症狀便消失無蹤。

按：經常胃悶痛，大便一日數行而量少者，及餓時胃痛或嘈雜，飽後即稍舒者皆屬此類療法方效，把症狀病因解除了病就會痊癒，不全然要照西醫的病名去治，西醫對潰瘍一症常用制酸劑，雖抑制了胃酸，但並未把腸胃積滯去除，把功能調整回來，故易復發，是故有許多人老是在照胃鏡、治胃病，卻始終不癒，就是沒有求治其本的緣故。

（二十）餓時發抖症是胃寒的狀態

廖○○先生，1948 年次，住土城區仁愛路，來診多次，有一次來診時的主訴是餓的時候會發抖，沒吃東西會受不了，非常的不舒服，好像快要被餓昏一樣，其他症狀還伴有頻尿、手腳冰冷及腰酸等，他說他為此病曾求醫多次，只是沒有效果，所以來求治看看。

我聽後認為所述應為脾腎陽虛，理應溫中補脾收澀，但若按病理推之，乃為血糖量供應不足，開給下方結果效如桴鼓：黃耆建中湯 8 克、桑螵蛸散 6 克，共三日份。

上方黃耆建中湯全屬甘溫之品，有溫中祛寒之功，尤其飴糖補

脾和脾，含豐富的維生素，可促使血糖上升，桑螵蛸散有收澀固腎之功，以治頻尿，兩方同用故能短期收效。

（二十一）打嗝、呃氣是胃腸積滯不化所導致

李○榮先生，1971 年次，住土城區學享街，經常被打嗝、呃氣所困擾，尤其空腹時更為明顯，飯後情況稍好，自訴曾為此症服藥兩年餘但療效卻無，按此症應為胃腸內積滯，廢氣上逆引起橫膈膜痙攣下降不利之故，治宜降氣和脾、理氣消導方能收效，雖然李先生自認為排便順暢並無異樣，但仍須按此法施治，給藥：旋覆代赭石湯 6 克、黃連湯 4 克、腸胃散 6 克，一星期後病情改善，後再以和中理脾之劑調治，不到一個月即痊癒。

（二十二）慢性胃腸炎先用清熱消導後用理脾去濕

廖先生，1952 年次，住土城區，本來就是老患者，有一次來診時主訴；最近老是莫名其妙的拉肚子，自認為自己三餐飲食都很注意，怎麼會拉肚子？因怕變生他症而到大醫院接受胃鏡及大腸鏡檢查，但檢查結果只是胃輕微發炎而已，大腸並無異樣，西醫開給的西藥服藥多次情況並未改善，所以趁這次看診之便向我詢問，按其所述，檢查既無異樣，卻會經常性的腹瀉，應是慢性腸炎無疑，中醫稱為濕熱下注，理應清熱理脾燥濕。

開給：豬苓湯 6 克、白頭翁湯 4 克、腸胃散 6 克，服藥一星期後病情明顯進步，大便已漸成形，舌苔亦趨正常，後改參苓白朮散和腸胃散調治，隔了一陣子，因飲食不當，造成胃腹脹痛兼拉稀趕來調治，又給清熱消導理脾和胃之劑予之，方用：白頭翁湯 6 克、腸胃散 8 克，數日即效。

（二十三）胃脘痛不一定是熱症

陳○達先生，1950 年次，住在板橋區中山路，初診時主訴

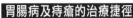

有十二指腸潰瘍病史，心窩處悶痛，食前食後發作明顯，伴有嘈雜飽脹的症狀，並無口苦口乾，排便也正常，開給半夏瀉心湯加減其效不明顯，次診改方：失笑散 3 克、烏賊骨 3 克、貝母 1 克、白芍 1.5 克、甘草 1 克、三七 1.5 克、黃連 0.5 克、元胡 1.5 克、琥珀 0.5 克、乳香 0.5 克、沒藥 0.5 克，服至二十天後胃脘痛即甚少再發作，後改方安中散合半夏瀉心湯調養。

上述胃脘痛的病例，症狀不是每個人都一樣的，倘若伴有肚腹脹悶、大便量少而頻、排便不暢、矢氣重、口乾舌燥等症，則用藥又有所不同，總之，胃脘痛之症，因潰瘍引起者有之，因消化功能不良導致腸胃積滯者有之，因其他疾病引發者亦有之，總須辨證論治才能據以下藥，不必拘泥於潰瘍的字眼，有時消導清熱健脾養胃法，反比純用制酸劑去治潰瘍的效果更為有效。

（二十四）腸胃的問題卻誤以為肝膽濕熱

陳○珠女士，1948 年生，住台北市寶興街，初診症狀是：口乾口苦、疲勞倦怠、腰酸尿少、目糊難寐、腹脹絞痛，稍吃點食物則嘈雜難安，按其所述應為單純的腸胃問題，理其腸胃的積滯，再調整脾胃的消化功能，使其恢復正常即可，開給五苓散 5 克、黃連湯 4 克、腸胃散 6 克，三日份即有效果，患者服後大有改善，複診時跟我說：「這麼久以來我吃的藥裡只有你的最有效，我從來沒吃過這麼有效的藥……過去都是吃假的。」三診時她又帶了一位患者來。她唸了過去所吃過的處方箋給我聽，有龍膽瀉肝湯、溫膽湯、芍藥甘草湯、元胡、海螵蛸、蒲公英、金錢草、車前子之類，這些藥都是治肝經濕熱，藥證不對，當然服之無效。

（二十五）肝胃不和的拉稀

廖老師，住花蓮縣富里鄉，多年前我因事返鄉時碰到他，他

跟我說他有一個毛病，就是從高中時代起便患上動不動就拉稀的怪病，一直都沒治好過，要我替他把脈診病，切脈之後發現兩關浮弦而短，此症應是肝脾不調所致之濕熱，其他症狀則是倦怠、腹脹、頭眩、項緊、口乾，理應調理肝脾兼清濕熱，方能治其本，處方：丹梔逍遙散 6 克、平胃散 5 克、葛根 1 克、黃連 1 克、藿香 1 克。服藥五日後，果然大便情況轉佳，倦怠、腹脹、拉稀也跟著好轉，因此藥不更方再服五日，這次藥後進步更多，幾近正常，有一陣子他故意不服藥，喝酒試試看會不會再拉，還好都沒有拉稀的症狀出現，表示這次服的藥真的有效，他把這事告訴了我，同時也向我母親提起這件事。

（二十六）急性腸胃炎

楊〇琴女士，住中和區中山路，某年 10 月 26 日初診，當時的症狀是胃及腹部痛甚，常反胃嘔吐，伴有口乾舌燥、舌苔黃燥，自訴自發病日起算，月經剛好慢一個月，懷疑自己是不是又懷孕了，來診的目的是希望能開給一些能止嘔的中藥。

這個病例以當時的病症表現推論，應是腸胃急性發炎的現象，並非因懷孕而起，其腸胃病可能潛伏了一段時間才因某種因素呈急性發作，胃腸病有時會引起月經不調，其間關係已在前面篇章述及，如月經延後、月經量少、月經淋漓不止等等，何況她沒有檢驗之前未有足夠的證據以證明她確實有孕，故她的嘔吐應是急性胃腸病所造成，有孕害喜嘔吐是孕婦特有的現象，但伴有口乾、苔黃、胃腹疼痛等症則應懷疑，該患者平常即有胃腸不佳、經常拉肚子的毛病。

她說為了以免影響胎兒，希望我能開給水藥予服（因為她經常看到中藥摻西藥的報導），為了免除她的顧慮，開給水藥煎劑如下：藿香二錢、砂仁二錢、黃連一錢、半夏錢半、杜仲二錢、六汗二錢、厚朴二錢、山楂二錢、麥芽二錢、白扁豆二錢、陳皮

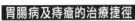

錢半、豬苓二錢、車前子二錢、茯苓二錢、白朮二錢、蒼朮二錢、甘草錢半。

當我寫到「黃連」時，她馬上很敏感的說：「報紙上不是說服了黃連會使嬰兒黃膽嗎？」我為之一愣，這些無聊的記者不經過求證，便冒然的在報紙上亂發表，害得這些守法的中醫同道蒙上不白之冤，呈受不少外界的壓力。

事實上「黃連」不但不會使嬰兒黃膽，反而還可治療黃膽，為什麼有這種誤解？原因是民間有一種習慣，就是孕婦在懷孕時怕有胎毒，所以在懷孕七、八個月時，會到中藥房購買內容物含黃連、珍珠、人參的膠囊回來服用，早晚各一顆，目的無非是讓生產出來的嬰兒皮膚漂亮，免去胎毒，因很多孕婦多有服食此種膠囊的習慣，因此少數婦產科醫師就斷章取義的認為嬰兒之黃膽是服了黃連之故，如此以訛傳訛、人云亦云加上報紙上宣傳的結果，終而演變成談「黃連」色變，該患者如此詢問，不免又要多費唇舌一番了。

（二十七）胸痛徹背、腰酸背痛結果病因在胃腸

王○藍女士，住桃園縣龜山，初診時由她兒子帶來，當時的症狀蠻多，包括了胸背痛、胸悶、呼吸困難、疲勞倦怠、腰酸背痛、失眠、口乾舌燥等現象，但來診的主要目的是希望能解除她胸痛徹背的症狀，因為她已被胸痛徹背的毛病困擾很久，到處求醫都醫不好，非常失望，因為痛苦，常有生不如死的念頭出現。

結果經我診斷，認為其病之根在於胃腸濕熱未清、餘邪為患所致，病久演變成胸痛徹背而不覺得是腸胃出了問題，所以一直誤導醫生以為病根出在胸肺或心臟，而延誤病情，觸按其心下及下腹痛感強烈，即知胃腸出了問題，於是開給腸胃散予服，複診時跟我說藥服後三日即見效果，因見效果出現，非常高興又續服一月餘，三診來時所訴前症均已消除，甚至連彎腰會痛的毛病也

沒了，也不會失眠了。

調整腸胃能消除那麼多疾病，腸胃功能之重要可見一斑了。

（二十八）膀胱發炎的原因有些是跟胃腸有關

我的遠親宋○藍女士，1953 年生，住在新店秀山路，論輩份，我是她的叔輩，有一次她來找我，說是她在西醫處檢查得了膀胱發炎，症狀是尿量少而頻，小便時會刺痛，下腹鬱悶不舒，有時感覺像是子宮快掉下來一樣，伴有腰酸的症狀。這種症狀在中醫經絡來講就等於帶脈不固、沖任失約，其他還伴有口乾舌燥、口渴欲飲、倦怠、食不下等症狀，從以上症狀判斷，其膀胱發炎準是跟腸胃有關了，再望其舌苔白膩厚，得知她大便不暢，且時有便祕夾雜，觸診按其心下及下腹痛不可忍，更加肯定其病出在胃腸，此病之來必是先飲食不對導致消化不良，然後脾胃受邪傳導至大小腸，最後演變成腸胃積滯，積久的內容物異常發酵膨脹，吸收體內水分引起電解質不平衡，大腸前為膀胱，大腸積滯未排空使肚腹脹滿壓迫了膀胱，使膀胱不能行正常的氣化作用，終而引起膀胱反射性的排尿。

故而尿意頻催卻尿量不多且刺痛，要治此病宜先疏導腸內積滯，積滯疏通，膀胱不被波及，自能行氣化之功而恢復本有的排尿功能了。處方：五苓散 6 克、白頭翁湯 4 克、腸胃散 6 克。複診時即言症狀改善泰半，要求不更方續服，隔年六月又因同樣症狀復發，又以同樣處方給藥，也是一星期內收效。

五苓散能調節全身的電解質，令膀胱氣化，恢復膀胱應有的正常排尿功能，白頭翁湯能滅菌治痢，亦能治腸胃積滯異常發酵所致之炎症，腸胃散理氣和胃消導助積排出，使能推陳出新，故三方合用常有異想不到的效果。

檢討：患者來診前已經西醫檢查為膀胱發炎無誤，並服藥兩月

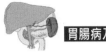

餘病情未減，乃因其膀胱之所以發炎並非主因，真正原因是由腸胃積滯演變成壓迫膀胱引起反射性之頻尿不利，治法以消導腸胃之積滯為優先方能在短期間內取效，此例正是最好的說明。

（二十九）自覺脖子脹大之怪症結果與胃腸有關

黃女士，住板橋區成功路，來診時尿少面腫，腹脹便少，偶有吐酸等症，當時開給五苓散 8 克、腸胃散 8 克予服，數日內即有明顯改善，複診時的主訴卻聽起來不尋常，除了有口乾之外，每次身體往前傾即覺脖子脹大欲裂，像要爆開一樣，胸前刺痛，呼吸不順，聽後我也愣了一下，沒聽過有如此之怪症，一時之間不知從何下手，經過一陣思考之後，決定先從胸刺悶痛、呼吸不順調起，但此胸悶刺痛又跟胃腸發炎有關，因心胃共用一個神經結，且從其病史演變看，應是腸胃尚有餘邪。

因此開給：柴陷湯 6 克、黃連湯 4 克、腸胃散 5 克，沒想到服藥六日後，病情大有改善，因此再給予續服。

事後思考有效的原因乃是在清腸胃之餘邪使不干擾胸中之清陽，清升濁降脖子不被濁氣干擾（有氧氣上來），自不覺得脖子再脹，終把怪症治好。

（三十）麵吃多極易引起胃腸功能紊亂

陳○鼎先生，59 歲，病例號碼：0000635 號，2012 年 11 月15 日因胃腸不佳來診，主訴最近經常胃脹、打嗝、矢氣，餓時胃嘈雜，稍吃點東西又倒飽脹悶，有時忽然肚子絞痛而瀉，有時大便尚可，會口乾，有一陣子還會莫名其妙地突然眩暈昏倒在地上，所以非常緊張請求調治。他是做小雜貨生意的，客人上門若是嘮叨個不停，便會影響他的用餐時間，所以從工作的性質上即可得知他的飲食一定不會規律，這種情況若日子久了消化系統便

會出現問題，陳先生的胃腸疾病就是被這種因素所引起，所以他的病我一聽便知病的原因在那裡。

於是處方：白頭翁湯 6 克、腸胃散 8 克，七日份予服，果然複診時進步甚多，一直調至 12 月 15 日，他本想此病已調理得差不多，沒想到 2013 年 1 月 2 日又因舊疾來診，他一進門劈頭就說，我的胃腸前些日子就已經調好了，怎麼近幾天又開始胃嘈雜容易餓，餓時不趕快吃東西不行，但一吃東西就飽脹起來，我問他近兩天有沒有常吃麵食？他說這兩天餐餐吃麵，他問：「吃麵跟這胃腸有什麼關係？」我答說：「關係可大了，麵是精製食品，很少有纖維質，且越漂亮的麵食品添加物越多，偶吃可以，連續吃或常吃則易膨脹發酵，終而大便難出成溏狀，或者形成爛糊糊的一截一截狀，排出的量會變很少，也排得不爽快，所以痼疾又會發作。

他這時才恍然大悟，這次因沒上次嚴重，開給：半夏瀉心 6 克合腸胃散 8 克予服，給一星期的份，再診時又進步許多了。

可見飲食錯誤很容易引起腸胃功能的紊亂，我經常叮囑患者，麵食、米粉、板條、肉丸、水餃、鍋貼、油炸物少吃，患者會跟我辯論，或問我為什麼？或以北方人及西方以麵為主食的理由跟我辯，我都一一詳加說明，沒想到話猶未盡，2013 年 5 月 14 日開始電視媒體竟然踢爆毒澱粉事件，很多有名的小吃店都中獎，患者才恍然大悟是怎麼一回事，這就是最好的說明。（註：天然全麥無添加物的例外）

（三十一）白帶量多且癢跟胃腸關係莫大

張○紅小姐，46 歲，病例號碼：0002390 號，2012 年 11 月 10 日初診，患有白帶症，量多且癢，尤其在月經前後最會發生，曾服西藥並外用塞劑皆效果不佳，西醫說她是黴菌感染所致，除

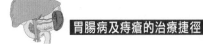

了以上病史之外還伴有胃腸差的毛病，排便雖正常但不是很順。中醫認為白帶跟脾濕下注有重要關係，脾不運化要調整腸胃才能一勞永逸，因此我給的藥是：完帶湯 8 克、腸胃散 6 克，量為一星期的份，結果 11 月 26 日複診時，她說服一個星期的藥，白帶沒了，排便也變得很順，這次來是要把它完全治療好。

可見白帶一症中西醫的看法雖然不太一樣，西醫說白帶是黴菌感染，卻很多都醫不好，中醫認為白帶是脾濕下注，利用健脾利濕的法則卻很快就把病治好，所以中醫的理論不可漠視，中藥的療效不可輕忽。

（三十二）拉稀不止之治驗

無緣無故拉稀不止而又不會肚子痛，不能算做炎症，是屬中醫的脾濕下注，是脾不能正常吸收的狀態，這種不能吸收的狀態即屬中焦的虛寒，中焦虛寒則能量不足，即所謂的脾不能健運導致精華物質往下流失，終而演變成拉稀，不過會造成此種病變的產生，和禍從口入及飲食不潔或不對有關。

一但有此病發生，還是會困擾生活起居，即早治療是比較好的選擇，治療之法採健脾利濕則此病可癒。

陳先生，42 歲，病例號碼：0001700 號，2013 年 3 月 23 日初診，當時的症狀是無緣無故拉稀，也不會肚子痛，一拉就拉了二星期多，一日數行，問我這是怎麼一回事？我以脾虛有濕為由給予開方治療：五苓散 6 克、平胃散 6 克、乾薑 1 克、黃連 1 克，此方為胃苓湯加減，給藥七日份。3 月 30 日複診時即言有所改善，後又再拿一次七天份的藥，4 月 13 日三診時跟隨太太來拿藥，問之上症早已痊癒。平胃散是治脾胃濕滯不能運化，積飲，不能飲食，霍亂吐瀉的疾病，五苓散是在調節水分的，治水飲內停，臍下悸，水入即吐及煩渴、小便不利，加乾薑溫胃，加黃連是在克

制炎症，諸藥合用故有此功效。

（三十三）腸胃散可一方多用，可做為家庭必備良藥

　　林先生，47 歲，病例號碼：0002150 號，2012 年 7 月 14 日初診，是因為大便不暢經常兩日一行，大完又想要大，肚腹脹悶而來診，他的工作性質是經常要應酬，沒應酬則沒有生意做，估計一星期至少要應酬兩次，每次應酬回來則肚子不舒，常感覺有胃酸在作怪，但尚不至到胃食道逆流階段，我大約聽了主訴之後即知此症乃是因飲食不慎而起，因為應酬總不免過於雜食，亂七八糟的東西往肚子裡塞造成消化不良。

　　我給他的處方很簡單，只是腸胃散 12 克一種處方而已，每次都是七日份，從 7 月 14 日起到現在共來 31 次，每次藥幾乎都是一樣，其中只有少許變化而已，剛開始那幾次感覺進步不多，但後面的情況則越來越好，脹悶減少，排便也較順暢及定時了，為什麼病情會反反覆覆？原因乃是應酬多，吃飯時間不固定，他自己也知道只要應酬回來，同樣的狀況便會發作，我三番兩次的勸他盡量避免應酬，他說：「沒辦法，人在江湖身不由己，我只能做到盡量。」後來應診的情況大抵都是一樣，只要把我的胃藥一吃又便沒事了，就好像家庭必備良藥，不能沒有它。

　　真的，現代的人幾乎都是飲食上出了問題，吃的飲食太過精緻，吃的時間不對，「酒肉穿腸過，食積肚中留」，天天應酬多，飲食又漸走入西式化，難怪腸胃病人越來越多，還好，我的腸胃散足以應付這一切，希望它能成為家家必備的良藥。102 年 5 月 30 日起則改服參苓白朮散 8 克、腸胃散 6 克來健脾，6 月份也是，這樣才能真正鞏固療效。

（三十四）旅遊中用腸胃散醫治一位上吐下瀉不止的朋友

2012 年間，巫先生約陳先生呼朋引伴的一行十幾人從花蓮出發，我與巫先生則從台北出發經宜蘭到武陵農場，近中午在武陵農場會合，預計做短暫的二日遊，午飯都是自己打點，花蓮那一群人都是旅遊高手，像是有職業水準似的，他們經常戶外旅遊，煮飯工具隨時都帶在車上，讓我見識到另一個新的視野。下午大家開始爬山，山路很長，大家都爬得氣喘吁吁，好不容易到路的盡頭看到了瀑布，照了幾張照片也算給自己一個交待，便打道回旅館去了。

當晚，天氣尚冷，一行人中有人生日，要辦生日派對，我們也跟著慶祝，但團中有一位女士突然上吐下瀉，隨行的人有藥出藥，但該女士服了之後肚子仍然很不舒服，整個人癱在那裡不能動，後來找我求助，我將隨身攜帶的腸胃散拿給她服，之後我們就在旅館慶生了，第二天清早在吃早餐時，患病的那位隊友特別向我道謝，說自吃了我的藥後整個人都輕鬆了，肚子痛及上吐下瀉都緩和了許多，我也很高興能有替他們服務的機會，各自返鄉之後，她及其他的朋友也要我寄上數瓶腸胃散給她，而且還寄了好幾次，看樣子，腸胃散已變成家庭必備的良藥了。

從此例可以看出，腸胃散在急救時還真少不了它。

（三十五）胃潰瘍痛至前胸撕裂

翁先生，2012 年 1 月 14 日初診，那天來的目的主要是來看胃的，胃曾照過兩次胃鏡，雖曾好過一陣子但不久又再復發，發作的時候在胃區附近都會有強烈的撕裂感，胃脘痛且心下痞悶，難過時前胸會痛至後背，舌苔白膩厚，脈弦滑，並伴有口乾舌燥，排便還算正常，照理，這是屬於中醫的柴陷湯症，但他沒有口苦及胸脇苦滿等症，病應還在胃而不是食道，所以給的藥以治胃為

主，開給黃連湯 6 克、腸胃散 8 克。

黃連湯是在治胸中有熱（撕裂感）、胃中有邪氣（胃脘痛），腹中痛、欲嘔者，同時，它也可治食道逆流。

腸胃散是在調整腸胃功能，幫助消化使大便正常排出的，兩方合用，效果更為明確。

後四診處方皆同，直至 3 月 11 日時因撕裂及胃脘痛減少，改方：半夏瀉心湯 6 克、腸胃散 8 克合方續服，4 月 1 日情況大抵穩定，才改方：厚朴溫中湯 6 克、腸胃散 8 克，又連服數次，基本上以前所述症狀大抵都已不再發生。

現只存吃太飽會脹而已，這是一般人都有的通病，基本上是胃寒蠕動無力且缺少運動，後因飲食不得其法而演變成積滯導致發炎才會有以上熱象，熱症去接著溫其中才能治其本，保養之道很簡單，不要吃太飽，飲食正常，加上適時的運動即可。

（三十六）用調腸胃為主來治癒由腸胃功能紊亂併發的其他症狀

趙柯女士，63 歲，2012 年 6 月 18 日初診，她是好友介紹來的，來時面色暗沉，精神倦怠，自訴前頭痛甚，不時頭目昏沉，有時很不好睡，口乾舌燥，肚腹脹滿，排便不暢，必須要吃西藥才能正常排便，經常放屁，頸項強硬，耳腫脹感，腰部長骨刺已開刀三次，記憶力很差，像罹患了老人癡呆症一樣，形容出門走到我診所都很困難，每天都像木頭人，自覺活得沒有意義，人很不快樂。

我聽了之後直覺她就是罹患腸胃功能紊亂引起的疾病，只要把腸胃調整好，這些疾病皆可消失，前頭痛暈我用半夏天麻白朮湯 7 克，腸胃功能紊亂所造成的肚腹脹滿、排便不暢、口乾舌燥

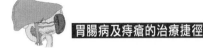
等則全以腸胃散 7 克調整，只要按時服藥，病情定能改善，結果 6 月 25 複診時果真進步許多，7 月 6 日則由其兒子來拿藥，其母交代要求不必更方，因為她服藥後的情形甚好，自此之後偶而會來給我把脈，看看舌苔的變化，她的精神顯得越來越好，她也很感性地說：「好在有你，不然這些日子不知怎麼過，以前找過很多醫生，怎麼醫都醫不好。」，後來偶而情況又不好時又來拿藥，總共十六次，寫這一案例時是 4 月 16 日，她整個人都變得快樂美麗，因為疾病已去，人也就輕鬆許多，現在已過著正常的生活。

（三十七）寒性胃腸病

陳○濟先生，1958 年次，2011 年 1 月 3 日前來應診，自訴胃的上部有說不出的不舒服，同時胸骨柄上悶悶的會痛，也很難過，問他大小便狀況，都說很好，排便並不感覺到有異樣，我為什麼會這樣問？原因是他前些日子得了急性腸炎、裡急後重、拉肚子被我用白頭翁湯合腸胃散短期內治癒，後不數日又因茶葉喝過多，胃部不適而來服藥，故特別注意此症是不是前症的延伸，且他這次所指痛處又是胃的上部，會不會因胃炎的發作影響到胸骨柄的神經痛？這些都是應考慮的地方，因此我綜合所述給予安中散合腸胃散的處方三天，結果三天後他來說胃不痛了，而且胸骨柄上的神經痛也淡掉很多，他希望在不改方之下能再服一個星期希望能「斷根」，他病有明顯進步，我再給他服一星期的藥以鞏固療效是理所當然，其實，他的病是喝過多茶水導致胃寒所致。

（三十八）胃痛十餘年始終不癒

范○妹女士，病例號碼：0002248，六十一歲，住板橋南雅西路，是我二十餘年的老患者，2012 年 9 月 10 日因頭部眩暈形容有如天旋地轉般的難過，嚴重時會一直想吐而來求診，她說她

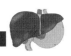

近三年來頭部一直都很不舒服，左耳老是有堵塞感，說不出來的難過，醫院檢查謂為左耳歐氏管所造成的美尼耳半規管不平衡，可是服甚久的西藥都沒有效，一直想找我都沒找着，是近日參加法會後靈感一來從中央路經過，無意中看到我的「至善」中醫診所招牌才知道的，很高興的又找到了我，多年沒見人變了許多，歲月真是催人老。

我根據所述開給半夏天麻白朮湯合腸胃散予服，七天後有些進步，9 月 13 日來針灸並順便給我推拿按摩脖子肩膀，才花十五分鐘時間便一下子舒服了許多，9 月 28 日又推拿一次，從此而後就沒再發生美尼耳頭部眩暈想吐耳塞的症狀過，她說：「三年的病經你巧手一摸就這麼好了，西醫還說我是歐氏管有問題，真是太扯了。」

這個病好了之後，在 9 月 17 日時她告訴我她有胃脘痛的頑疾，十幾年來都沒好過，稍吃飽一點則脹氣，放屁連連，胃不能碰，一碰就痛，大便量少，常成一截一截的形狀，要我幫她醫治。我問她：「妳是不是常吃麵？」她說她很喜歡吃麵，我一聽就知其病因為飲食不對所造成，難怪胃病一直不會好，雖然吃西藥控制還是沒有用的，她並不知道經常性的吃麵會造成那麼嚴重的問題。我勸她盡量以糙米飯為主食，並開給半夏瀉心湯 6 克合腸胃散 8 克的藥粉給她，還加上乳酸菌予服，9 月 24 日來說胃還是很痛，因此改服黃連湯 6 克合腸胃散 8 克給予服用，10 月 2 日又以同樣的藥續服，因為她覺得胃痛減輕且排便的質地有明顯的改善，10 月 10 日來診時告訴我：「服藥後現在大便很大條，胃自己按也不會痛，也不會脹氣。現在想改看血脂高的問題。」

我見前病已基本痊癒，因而改方保和丸加何首烏調養。

所謂的「左耳歐氏管所造成的美尼耳半規管不平衡」不攻自破，其實她是胃腸功能紊亂，營養吸收不良引起的頸性神經肌肉症候群，治胃腸及頸肩病就會好，根本不是美尼耳氏症，這就是治此

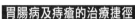

病的經過。

（三十九）胃常悶痛，不易餓、大便不會一次乾淨

李〇良先生，59 歲，病例號碼：00002003，他是我們社區的警衛，2012 年 4 月 19 日初診時告知，他的胃經常悶痛，不容易餓，口乾舌燥，大便不會一次就排乾淨，都要好幾次，每次喝茶或喝咖啡都會胃嘈雜，胃痛發作了就自行喝胃乳，即電視上經常廣告的「吉胃〇」，吃的時候症狀好像壓了下來，可是一不吃藥過不了多久病又發作，後來想想不是辦法，還是找中醫試試看能不能治好，因他知道我是中醫師，所以先不妨試看看。

我根據所訴病情即知此病為飲食所傷所致，只要飲食有節，又吃的有營養，再加以調理胃腸，此病很快就可治癒，開給自調的腸胃散予服，再加服乳酸菌以助胃腸之蠕動，很快的病情即有明顯的進步，之後每個禮拜皆來，共服五次，據他說：「服了藥之後，胃腸非常舒服，排便也很定時且很順，不會口乾舌燥，也開始感到餓，會想吃飯了。」他非常高興的說要替我多多宣傳。

（四十）胃腸一有不好即吐、頭痛、血壓高、裡急後重而瀉

肚子一不舒服，嘔吐、頭暈痛、血壓高就跟著來，你相信嗎？我就偏偏碰到這個例子。

有位李女士，43 歲，過去在我還沒在中央路二段開業的時候，常因此病而來到我的住家，每次來都很嚴重，嚴重到不會講話，人都快暈過去一般，半路上就嘔吐了好幾次，血壓高得離譜185/105/73，肚子不能按，一按就痛得不得了，大便裡急後重，一天要排便好多次，這個病看起來像是食物中毒引起的細菌性痢疾，當時我開給她的藥是白頭翁湯合腸胃散，吃一、兩包就有感覺了，吃幾天就可上班。

她是在市場賣豬肉的，很早就要起床，因為要趕著做生意，所以吃飯都無法定時，飲食的內容也是不太注重，隨便能填飽肚子就算了，所以她的病吃藥雖然很快就有感覺，但因為病的來源沒有改變，此症還是很快又復發。

2012 年 6 月 18 日又因此病而來，病情跟之前的症狀一模一樣，有了之前的經驗，我毫不猶豫的又開給前方予服，一星期過後，病情改善甚多，血壓又降至正常，大便、頭痛、嘔吐等皆明顯改善。2014 年又來過兩次，病情都是一樣，我問她大概都以什麼為主食？她也說經常吃麵，而且吃的時間不一定，難怪她經常鬧肚子。

從這個例子即可說明，胃腸的疾病還真的可使人變得血壓高。

（四十一）白帶病從治胃腸而癒

詹○香女士，46 歲，病例號碼：0002359 號，2013 年 2 月 4 日來診，主訴白帶很多，而且微帶黃色，胃脘會痛，發病已有一段時間，一直沒有醫好，此次來是要我替她治這個病，望其舌苔白膩，知其白帶跟胃腸功能不良的脾濕化熱有關，她的口乾舌燥已可證明一切了，故治此病只要健脾利濕清熱，把胃腸功能調整好就可以了，不必在單一疾病的白帶上下功夫，也不必在意於黴菌的感染與否，因為脾濕久了就會變成白帶往下流，白帶分泌物多黴菌便會滋生，治脾濕所有症狀都會改善，這是自然的道理，至於其他面上肝斑、腰酸、2 公分大的子宮肌瘤是其副症，先不必在意。

急者先治標，開給完帶湯 6 克合腸胃散 8 克，給藥一星期後即不見複診，直至 4 月 1 日因摘草莓導致腰背痠痛而來針灸，詢問之下方知白帶及胃脘痛一症服完藥即癒，後因沒空所以沒來，病也在不知不覺中好了。

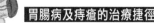

從此例可知，白帶並非完全是衛生不良的感染所致，由腸胃功能不良引起的反而更多，腸胃功能不良引起的則應從調整腸胃方向才可能痊癒。

（四十二）用點鼻療法與調腸胃治好難纏的憂鬱症

1、前言：當一個人有多種病重疊在一起產生相當大的困擾而又到處求醫治療不癒時，情緒自然低落進而悲觀憂慮，時間一久，在自己或者在別人的眼中就變成了憂鬱症，醫生當對該種病人發勞騷而又治不好其病時，往往冠以「憂鬱症」或「精神官能症」，其實很多的憂鬱症及精神官能症是因生理上的不適未能即時治好或被誤醫而引起，當這些疾病好轉時，精神上的疾病也就跟著解除。

2、案例：鍾先生，住新店，病例號碼：00002172號，51歲，2012年7月31日初診。初診當時，他拿了一個平版電腦從第一條念到最後一條，花了三十分鐘以上，因為他是初診，雖然外面還有幾個病人一直在探頭探腦的在等待，意思是要我看快一點，可是我又不能趕人家，其實從鍾先生的病情自述，我很快便了解整個大概。

鍾先生他因長期在國外演講，導致聲音沙啞，耳鼻喉科醫師檢查後認為他患有聲帶閉合不全，給予手術，後又因睡時打呼聲很大，西醫建議把懸壅垂割除，但割除之後仍然打呼，於是又把扁桃腺也割除，他還被喉嚨不時有異物感所困擾，這個倒流的異物感經常使他不自主的發出清嗓聲及咳嗽聲，讓他不能持續的演講而產生困擾，他向我形容有一塊豬皮老是貼在喉嚨，很是不舒服，同時懸壅垂割除之後經常喉嚨發乾，多喝水也不能解決他的喉乾，除此之外，其他的症狀尚有腹脹矢氣，因排便時好時壞，西醫便認為他有腸躁症，又開給腸躁症的西藥給他，打呼及倒流的原因可能來自鼻黏膜肥厚，果然，檢查他的鼻腔的確有鼻中隔

彎曲及下鼻甲肥厚。

　　他為醫治此病兩年沒有上班，他做的這些手術對他的症狀並沒有很大的改善，吃的許多西藥也自覺於事無補，多年來生理上的痛苦常影響到心理的層面，老婆及醫生都認為他患有嚴重的精神病。

　　我聽了以上的敘述並檢查得知，他患有鼻涕倒流及慢性咽喉炎之症，同時還有消化不良導致的腸躁症，治療之法是：鼻涕倒流所致的咽中卡卡及咳嗽，用點鼻療法就會有效，而胃腸病則用腸胃藥調理即可。8 月 10 複診，給予右側鼻點藥治療，內服藥以腸胃藥為主，9 月 30 日、10 月 12 日又來兩次，此時的症狀均有大幅度的改善，之後改用小青龍湯 7 克合半夏厚朴湯 5 克、桔梗 2 克予服治療倒流，至 11 月 26 日來時問之，鼻涕倒流所致的咽中卡卡及咳嗽還有腸躁症均沒有了，也沒吃西藥了，人已看不出有任何異常，當然更沒有所謂的憂鬱症或精神官能症，他非常高興，曾一度回去跟耳鼻喉科的醫師說，他的病被一位中醫師點鼻治好，該醫師很不以為然，且批評點藥達法如何如何。

　　鍾姓患者則認為：能治好他的病就好，所以也沒把西醫的話聽進去。等到 2013 年 01 月 31 日晚上來診要拿調整自律神經的藥時，見面時第一句話就說他喉嚨那塊豬皮已經沒有了，還說：「真是神奇啊！」我反問他：「你覺得在此治療花點小錢值得嗎？」他說：「太值得了。用中醫的方法能治如此嚴重的精神官能疾病，是準確判斷的結果，中醫常能治好難症，應該不能太小看中醫了。」

　　4、**診治思維：**此病之得，乃是因病誤醫所致，所述的喉中有一塊豬皮卡在那裡吞吐不能，其實是鼻涕倒流所致，此病若久，非用鼻病外治法不為功，果然點藥療程過後，那塊豬皮不見，割捨懸壅垂及扁桃腺其實完全沒有必要，把他的主症及腸躁症治好，精神愉快起來，什麼憂鬱症也就不藥而癒了。

（四十三）用厚朴溫中湯治胃腸痙攣、痛而蜷縮

2007 年 2 月 1 日的晚上，我賦閒在家，大我六歲的花蓮鄉親陳先生，突然來了一個電話，先是噓寒問暖一番，接著下來的就不是什麼好事了。他詳細向我訴說：「最近老是沒胃口，肚臍以下老是覺得冷冷、脹脹、悶悶的，難過發作的時候，身體會往下縮彎起腰來，挺不起胸來，要吐要吐的，這到底是什麼毛病？是不是中暑？」

我一聽完這位鄉親的主訴便直覺的判斷，應該是屬於脾胃虛寒所引發的疾病，為了更確實的證明，我必先了解他排便的情形，包括次數與品質，最先他的回答認為應屬「還好」，但思考一陣之後回答；「大便是一天一次，不過是一團一團的」。問他最近常吃什麼冷或涼性的食物，答曰：「最近兩個月天天早上都只喝一大杯的柳丁汁，沒吃其他食物。」

我問他為什麼要喝柳丁汁？他答說有機書上看來的，自謂這樣比較有營養，我聽到這裡，心裡早就有了譜，認為他前面所細訴的一些症狀大抵都是持續喝柳丁汁喝出來的，於是開給厚朴溫中湯 10 克、腸胃散 5 克，一個星期的份，配好藥叫他兒子來拿，服至第三日一大早便打電話來說他的病進步很多，非常謝謝我這位鄉親，一星期的藥全數服完後，打電話來說病全部好了。

為什麼我會說這位陳先生的病是喝柳丁汁喝出來的？其道理在於：我們人體的胃是有一定溫度的，有基本恆溫才能蠕動，才能分泌液體，消化液才能發揮其應有的功能，若持續用涼性食物使其降溫，例如柳丁、冷飲，則胃的功能一下子癱瘓，甦醒不過來，胃的消化就變得遲滯，脾的吸收功能變得緩慢，大腸的排泄也就變了調，脾胃機能遲滯，表現在外的就是肚冷腹縮沒胃口了。柳丁屬涼性水果，持續喝量又太多，況且又在早上空腹時喝，時間上不對，久之自然其性味傷了脾胃消化系統，脾胃被寒涼所傷，冷久則縮自然痙

攣。

在病好之後，他給我說了一個故事，他是臺電大樓的老員工，在還沒找我之前曾給附近一位有名的中醫師看過，該醫師看不出他有什麼毛病，總認為他是精神官能症，藥費貴又沒治好，所以想到了我，我的太太在電話旁邊聽完即能猜出是厚朴溫中湯症，豈不妙哉！

中醫治病非常注重性味，一些有機書上講的生機飲食對於脾熱的人士有用，但對於素體虛寒者反而造成傷害，這是生機飲食經常忽略提到的，陳先生就是屬於這種例子，而厚朴溫中湯正屬此症，故給而應之。

（四十四）躺下則頭暈用真武湯合腸胃散治癒

生病的形態有百百種，一個人終其一生要生什麼形態的病是自己所無法控制的。

我的三姊住在花蓮，已近七十歲，在 2011 年 1 月時來土城找我，說自己得了一種莫名其妙的病已經好些日子了，症狀是每當一躺下來要睡覺或休息之際就會頭一陣眩暈，天旋地轉非常不舒服，在當地曾找醫生看過，但一直看不好，其實這在中醫是屬腎陽衰微影響肝脾功能失調，致使水邪內停的一種症狀，水邪內停所以會眩暈，人老了腎陽虛衰就會發生，這病溫腎陽使能化氣行水，病就會好。

我開給真武湯予服，因她怕燥，怕熱，容易流汗，稍吃一點不太對勁的食品動不動就口瘡，也就是一般人所稱的「火氣大」，因此只好加上腸胃散，這樣才比較安全，結果服藥至第四天此症便不再發作，也沒有「火氣大」的症狀發生，回花蓮一星期後打電話來說病情改善，3 月 3 日及 3 月 10 日又寄藥兩次，沒多久病便痊癒了。

這種病我曾在 2005 年左右再過幾天就要過年時（確切時間我不記得了），在身體最差時發作過一次，那時正好賦閒在家養身，突然有一天睡午覺時忽然一陣天旋地轉，我躺在床上看天花板，天花板一直繞著圓圈轉，一下正轉，一下斜著轉，我雙手緊緊抓著床舖，心臟砰砰跳著，非常驚慌，趕緊叫夫人到藥房抓真武湯的方子來喝，當時用的附子是白色的，一次就用了二兩，只服了一帖藥，眩暈便明顯減少，我一共吃了十三帖，才把病治好，至今沒再發作過，可見強心利水的重要性，因為我有病過的經驗，所以我深知此病之苦。

（四十五）肚腹抽筋發作時如中邪！

我的四姊從生完四個小孩之後，由於工作忙碌積勞成疾，大病小病不斷，雖然從教師生涯中提早退休下來養病，想把身體恢復至基本健康的狀態，但二十餘年下來，身體情況都沒進步卻越補越差，甚至弄到骨瘦如柴的地步，她的生活情況我知之甚詳，我認為她致病的原因跟年輕時因胃痛便把胃割掉有很大的關係，沒有了胃，營養就不能做有效的攝取與吸收，她吃素清淡到連蛋都不能吃，又沒體力運動，是故生病不曾斷過，而且每每一生病都很難康復。

她住在三重，離土城有一段路，坐車不方便，所以一有病時都先到附近診所看病，但很可惜的是多家診所開給她的藥都甚少對她有效，到沒辦法時便打電話向我求救，還好我開給的藥大抵都還蠻管用。

她有一種病就是肚子經常會抽筋，一發作起來便口中亂喊，好像中邪一樣，看到的人都經常會被嚇到，她為此莫名其妙的病纏身非常痛苦，後來改吃直銷的健康食品，花了很多錢吃了很長的時間，看起來好像發作少了一點，好光景沒幾天又打電話來了，肚子嚴重抽筋又發作，問我有什麼辦法？我當即開給她吳茱

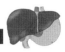

萸湯單方予服，過數日電言症狀已好很多，且比其他的藥還有效，聽後我也放下心中一塊石頭，我還是勸她營養要注意，不然病仍會發作。

此病為什麼用吳茱萸湯有效，因此湯有溫中補虛、降逆止嘔的功用，對於脾胃虛寒而引起的痙攣能產生很好的效果。

（四十六）多年便祕、便硬的老婦人用中藥快速改善

林劉老太太，86 歲了，患了幾十年的便祕，常常都要一個星期才能排出一些，胃肚經常飽脹，口乾舌燥，嚴重到難過時須到醫院拿通使用的瀉藥通一通，不通肚脹難過，不過通大便的藥吃下去之後常會肚子絞痛，常走路走到一半大便即不由自主的漏到褲子裡面，情況非常尷尬，所以出門都要包著尿布，雖然很不方便，可是又沒有什麼辦法，後來隔壁鄰居有一位修改衣服的婦人好心介紹她來此。

2013 年 2 月 2 日為初診日，當時因她有咳嗽，故以先治咳嗽為主，附加腸胃散並服，2 月 7 日時咳嗽改善，但便祕的情況改善有限，久年的便祕光服腸胃散是不夠的，後用腸胃散 8 克加木香檳榔丸 6 克合服，2 月 15 日來診時則言排便已有進步，自訴已可不必加服西藥，也不必再包尿布，咳嗽也減輕，2 月 22 日咳嗽癒，便祕的藥還是一樣，3 月 1 日，3 月 8 日，則把木香檳榔丸克數減為 5 克，一直到 4 月 19 日，她說現在服藥後每天排便相較之前都很順暢，也不會肚子痛，不過還是很硬，這表示腸黏膜分泌不夠。

於是改方：腸胃散 10 克合麻子仁丸 3 克續服之。5 月 3 日時，因大便已軟，排便順暢，不過大便仍時有量多時有量少的情況，這代表腸胃功能尚未完全恢復，因為糞便已經可以順利排出，此時改為健脾利濕的半夏天麻白朮湯 6 克加腸胃散 8 克，作為調理

之用，直至 6 月 7 日時又有進步，才把處方改為半夏天麻白朮湯 7 克、腸胃散 7 克，直至她已完全沒有便祕的現象，每天排便都很順，胃口也增加時，我則把半夏天麻白朮湯的量增加為 9 克，而腸胃散一直再減少到 5 克左右，在治療期間偶而會因飲食不慎的關係影響排便，我又會把克數調回來，服藥到 8 月中旬她的排便狀況一直都很好，每次來她都會很客氣的跟我們稱謝並聊天，我看她病情日日轉好，脫離便祕之苦，很替她高興。

2014 年初，因頭暈已無，所以改用補脾陽的理中湯加腸胃散予服，至一段時日後，見她並未有口乾的現象，改用四逆湯加腸胃散，目前仍在調服中，但至少已不必再服控制的西藥，更不必包尿布，可方便出門，精神也變好，身體比以前更健康，當然值得。

（四十七）皮膚起小疹子有時要與腸胃兼治

2011 年 6 月 17 日洪小弟由其母親帶來，洪小弟才 10 歲，不知是什麼原因最近在他的前胸及後背長了不少整片的像是痱子的疹瘡，但是顏色又不會很紅，就是會癢及表面粗糙難看，其母甚為苦惱，問我可不可以治？我認為是風熱犯肺應該可治，於是處方溫清飲 8 克合自製的腸胃散 4 克，合方予服，一星期的藥，溫清飲是養血清熱，因舌苔白故給腸胃散以助消化，7 月 21 日洪小弟因咳嗽前來，我開給咳嗽藥，其母在旁忽曰：「上次的皮膚藥好有效，吃完藥病就好了，皮膚也變漂亮了。」我打開他的衣服一看，真的皮膚變平了，疹子也不見了，治此病又多一心得。

今年 4 月 14 日的時候，有一位黃○蓉女士，36 歲，也是同樣情形，身上到處膚起疹瘡一粒一粒的，皮膚屬肺，肺與大腸相表裡，黃女士胃腸差、排便不好，所以治皮膚一定要考慮胃腸的問題就是這個原因，處方溫清飲 8 克加腸胃散 6 克，服藥一星期就好了。

（四十八）不停打呃與誤服水藥導致水腫

以美容為業的黃協理，是一位女士，她為顧客服務時，有一種特殊的儀器叫做「量子儀」，所謂「量子儀」就是利用電位差把電能傳導給對方，使其全身的電位疏通，以喚醒神經的原有功能，從而消除神經傳導障礙的意思。

這樣做有什麼好處呢？1.可以幫助多種眼疾患者眼功能在某種程度的恢復，例如近視、遠視、弱視、乾眼症、老花眼等。2.對於耳鳴、重聽在某種程度上有所幫助，3.可以舒壓，幫助睡眠。4.對於頭、頸、肩、背的痠痛有快速減緩的效果。5.對於三叉神經痛、顏面神經痙攣、面部肌肉麻庳也能有某種程度的改善。總之，「量子儀」對於預防醫學，除了中西醫用藥之外，它亦可做為一種有利的治療輔助工具，我就是因為左眼肌痙攣而輾轉認識到她的。

在她幫我通電時，她突然一陣陣的打呃，呃聲甚長，幾乎沒有一分一秒停過，我問她有關打呃的事，她的說辭是她本身非常敏感，只要為客人通電後，便會不自主的打呃，說是接收到顧客的廢氣所使然，我聽後並不以為然，便詢問她口渴的情形與排便的狀況，一問之下方知她的問題出在胃腸，原來她經常鬧肚子，排便之前總覺一陣肚子痛，排的便總是稀溏，這種症狀已跟隨她很久了，我對她的症狀已有所掌握，徵得她同意，主動配藥白頭翁湯合腸胃散予服，一星期過後，我再去做「量子儀」治療時，已不再聽到頻頻打呃的聲音了，她多年以來都自以為是體質敏感的緣故，故不以為意，沒有想到居然被我用簡單的中藥在短短的時間內醫好了。

兩個多月過後，她跟我說她最近因甲狀腺結節去看了附近一家中醫，那家中醫的招牌是擅長治甲狀腺疾病的，拿回來的藥吃了兩天，卻發現全身都腫脹起來，排出去的尿突然變少，因腫脹不適故沒能好好睡一覺，在她沒化妝時唇色總是黯淡的，還有，

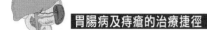
在沒患此病之前胃腸功能不佳、月經量少、常伴有頭暈，因為腸胃病之前我曾配藥給她並醫好過，因此對於她的體質有某種程度的掌握，故給予處方時明白必須用健脾、利水、消脹之劑以消胃脘之積，因之處方：導水茯苓湯8克、腸胃散6克，果然，服藥三天後，尿量增多，腫脹也消了，當然，主病好了，其他的副病也就自然恢復了正常。

導水茯苓湯出自奇效良方，是專為行氣化濕、利水消腫而設，此種水腫是脾失健運，水濕內停，溢於肌膚所致，方中用赤茯苓、澤瀉為君，滲利水濕，臣以白朮健脾燥濕，以助水濕運化，檳榔、大腹皮行氣燥濕，利水消腫，共助君藥以導水下行，氣化則濕亦化，配以紫蘇、陳皮、砂仁、木香理氣行滯，以助水濕運化，桑白皮瀉肺行水，木瓜祛除濕邪，燈心草淡滲利水，麥門冬滋養陰液，使諸藥利水而不傷陰液。諸藥合用之下，氣行濕化，水道通利，故水腫可消，此為治誤服水藥而致全身性水腫之病例，因病例特殊，且有所感，故以記之。

站在醫者的立場開水藥給病家服用，固然對某些腸胃功能好的人士是有加乘效果，但對於腸胃敏感易拉者則要萬分小心，我有甚多此種用藥經驗，並非加一些蒼朮、茯苓、澤瀉……幾味藥那麼簡單，診病處方是千變萬化的，什麼情況都有可能出現，水藥並非人人可服，碰到這種情形就要變通，不要一味的堅持己見，雖然也碰過一些龜毛難纏的患者，但大部分的患者所提供的意見及吃藥的反應是最好的資訊值得參考，千錯萬錯不見得全是患者的錯，醫師也會辨證錯誤而用錯藥，否則在張仲景時代就不會有那麼多的誤醫了。

（四十九）醫院誤為美尼耳氏症多次掛急診用中藥治癒

羅女士，58歲，住楊梅，2013年2月20日初診，她是由樓

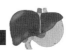

下的彭女士介紹來的，彭女士的顏面神經麻痺是由我醫好，羅女士聽她的話趕快開車來找我。

初診時的自訴是這樣的：近數年來常因頭痛跟頭暈甚為嚴重而到醫院掛急診多次，吃醫院的藥很長一段時間也不見好轉。2013 年 2 月 19 日在亞○醫院照腦波診斷為美尼耳氏症，服藥還是不效，整天都暈痛，講話癡呆，連手都會發抖，睡眠品質很差，除此之外還有胃酸過多引起的逆流，後腦勺重、頭目不清，頸部特別僵硬不舒，照胃鏡說有胃潰瘍，吃了三個月的藥稍有進步，但胃脘還是痞悶，稍碰即痛，同時老是覺得從氣管處有氣往上堵住，其口乾舌燥、苔厚唇乾並沒有改善，非常痛苦。

其實這些症狀都是由胃腸所引起，她自覺排便老是不暢，易習慣性便祕，但因昏了頭不以為病在腸胃，看過多位醫生也沒有醫生注意到這些，她自己也不以為是胃腸，所以被忽略了。其他尚有心臟無力，雙手肱橈肌痠痛、腳無力且麻等症，不過這些都是副症，這麼多的病當然要從急症開始，急症中又要從主症為先。

我認為主症在胃腸，以半夏天麻白朮湯 7 克健脾去濕除頭暈（美尼耳氏症），以腸胃散 7 克調治腸胃，使腸內積滯祛除，胃脘脹悶就可祛除，脖子僵硬則用針灸直針頸部硬結處，至於頸後像瘤一樣的筋結則用小針刀切，3 月 27 日複診時，她說服藥後有明顯進步，頸部僵硬也減少了，因此又要求拿同樣的藥並加針灸，同時也給予按摩理筋；3 月 9 日言胃脘痞悶，會心悸不好睡，頭暈痛及頸部僵硬減少，改方：黃連湯 6 克、腸胃散 8 克；3 月 15 日因胃痛減少，後腦勺痛也減少，因頭暈已無，改治失眠，方為：柴胡加龍骨牡蠣湯 6 克、腸胃散 8 克，針灸一樣針阿是。

3 月 23 日及 3 月 30 日睡眠較順，但還是要靠半顆西藥才能睡，此診因心悸、血壓低，改方：養心湯 6 克、腸胃散 8 克；4 月 6 日及 4 月 13 日則全數以治失眠為主，處方：柴胡加龍骨牡

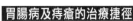
蠣湯 6 克、腸胃散 8 克；4 月 20 日以顏面抽麻、嘴角緊緊、易緊張而再改方：補陽還五湯 8 克合柴胡加龍骨牡蠣湯 6 克，其實至前數診整個人都變得有精神多了，早已不會頭痛頭暈了，所謂的美尼耳氏症早就消失無蹤，病好之後又帶她妹妹的女兒來治鼻子過敏，後來還跟她合照了一張相。

（五十）大腸激躁症

黃○林先生，39 歲，2013 年 4 月 8 日來診，有 B 肝帶原，自訴胃脘痛已一段時間，經常打嗝、矢氣，大便量少，排出的便常是稀溏，曾在某醫院檢查，看過多次胃腸科，照腸鏡時醫生說他的大腸有息肉，醫生判斷他有大腸激躁症，但開給他吃的藥吃了很久也不覺得有效，胃脘還是悶痛，排便還是不正常，同時自己感覺吃西藥後，胃變得很不舒服，因此想來拿中藥吃，他的應酬多，經常要喝酒，酒菜一吃，龍門陣就擺不完，胃怎麼會好？要治這個病，飲食習慣一定要改，然後按時服藥病就很容易好。

我開的中藥對此病能很快的改善，速度並不遜於西藥，藥方：黃連湯 6 克、腸胃散 8 克，一星期份，果然在 4 月 17 日複診時自訴已感覺改善許多，我又以同樣的藥給他續服，5 月 2 日三診時胃已不感到痛，大便也較前順暢，吃中藥胃也不會不舒服，因此改方半夏天麻白朮湯 6 克、腸胃散 8 克以調合腸胃，四診時諸症消失，此病基本已癒。

何謂大腸激躁症？簡言之，即是腸道功能異常所表現出來與排便相關之症候群。症狀有腹部絞痛、腹瀉與便祕交互出現，常與情緒反應有關，如工作忙碌時、有重要事情未完成時都會加重症狀，但不會因此而減輕體重，也不會有併發症，但當暴飲暴食時或經期間症狀會特別加重。腹瀉發生時通常都很緊急，糞便上通常夾有黏液。腹痛或絞痛會在排便後緩解。患者也會有噁心、胸痛、消化不良等胃病症狀發生。不過，本症與大腸癌症狀很類似，故須詳細確

診才是，如大腸鏡檢查、大腸鋇劑攝影、糞便細菌培養等。

西醫用藥以抗痙攣藥物、抗憂鬱藥劑、止瀉劑、止痛藥等及纖維質補充，並不能達到治本的效果，建議以服中藥為佳。

（五十一）亞急性腹膜炎

李○○女士，46 歲，病例號碼：000787，住三峽，2012 年 4 月 19 日來診，謂近日前曾得腹膜炎，肚子非常痛，大便量很少而且如廁半天後還排不乾淨，一日好幾次，口乾舌燥的情形很嚴重，非常痛苦，不得已先掛急診找西醫打針吃藥，大約治療兩天後情況稍微緩和，但肚子還是痛，依然排便不暢，而且還增加了腰酸，因症狀仍有，才來找我治療。

我聽後認為此症乃腸胃消化不良，內容物積滯太久導致細菌滋生所引起的腹膜炎，要以通為補，把腸胃的積滯從下而泄才是正法，因而開給：腸胃散 10 克、木香檳榔丸 4 克予服，才三天病情即大有減輕，直至 27 日因他病前來，詢之上症藥後即癒，盛讚中藥之療效。

何謂腹膜炎？腹膜炎的主要症狀表現為腹痛、腹肌緊張、噁心、嘔吐、發燒、白血球升高，嚴重時可導致血壓下降和全身中毒性反應，如未能即時治療可致全身性休克。部分病人可併發盆腔膿腫……。一般所稱大抵皆為細菌性腹膜炎。腹膜炎的發生除細菌感染外，還與腹膜的防禦機制受干擾、病人免疫功能低下有關。總之，得到腹膜炎若為急性，不治療的話可能有內臟穿孔之危險，急須送大醫院治療，不可等閒視之，否則易有立即危害生命之誤。此例來找我們中醫時，已是亞急性期，因此在治療上較無立即之危險。

（五十二）頭暈不一定是美尼耳氏症

頭暈目眩一症，有時是因腸胃積滯過久所引起，不一定全是美

尼耳氏症，腸胃病積久不癒，會有毒素堆積以及營養吸收不良的狀況產生，營養吸收不良，脾則無法將精華物質輸佈於頭上，頭為清陽之竅，腦內充滿血管與神經，要營養又不能有毒素，所以在此情況下，很容易有頭目暈眩的症狀發生。

張先生，25 歲，是個職業軍人，2013 年 6 月 3 日初診即以頭暈目眩為主訴，連續一個星期皆如此，想趁休假之便找中醫試試，初來時由其母親陪伴。脈象弦滑，視其舌苔白膩，且有大片剝苔，問其排便不暢已久，知其病必與腸胃積滯有關，於是處方：半夏天麻白朮湯 6 克、腸胃散 8 克，共一星期量予服。

半夏天麻白朮湯是在健脾化痰治暈的，腸胃散則在調理腸胃助其運化，我估計一星期應能做有效改善，沒想到第二天其母便打電話來說怎麼越吃越暈？我答曰：「不會的，再繼續吃就不會暈。」但她還是懷疑，明明就更暈怎麼不會？我心想她不是道中人士，講那麼多也沒有用，只能安慰她繼續吃，就看結果如何了。

6 月 17 日複診時我以為他頭還在暈，問後得知上藥服完就不再暈了，這次是要看腸胃的毛病，頭暈好了才發現自己的腸胃很差，這點就證明先前我對他的疾病判斷與腸胃有關的看法是正確的，頭不暈了便開給腸胃散予服，6 月 22 日三診時言胃腸改善很多，但這次的毛病又變了，說頭髮不能摸，只要輕輕觸碰頭髮即痛，此為濕氣在表，開給麻黃湯合桂枝湯予服，服完數日即癒。

（五十三）小兒食慾不開中藥有良效

小兒食慾不開不想吃東西，或是吃一頓飯拖拖拉拉很久還吃不完，浪費母親的時間，這是初為人父母的心聲，怎麼辦呢？又不能打、不能罵，只能忍耐，這是非常痛苦的，看到別人的小孩長得壯壯的，而自己的小孩卻瘦瘦小小，不免心疼，有時還會被公婆責怪，其實這種狀況是脾胃不開的表現，健脾益氣的中藥非常有效。

有一位陳姓小弟弟，虛歲 5 歲，就是這種例子，吃飯要吃不

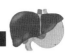

吃，不然就是要拖很久，好像長不大，讓他媽媽因此常被公公婆婆怪罪，又很著急孩子身體是否哪裡出了問題，問我中藥有沒有吃這種開脾的，我答她說當然有，請她拿一瓶吃吃看，於是開給八珍糕加上神麴、麥芽等，結果一星期以後，年輕媽媽來拿藥時說那瓶開脾的藥很有效，小孩吃了以後胃口變得很好，不僅不覺得藥苦，還說藥很好吃，她很滿意，再過一星期後又來拿開脾的藥，前後共拿了好幾瓶，直至現在，小孩已恢復原來的胃口，小孩他媽說自從陳小弟脾胃開了以後即很少感冒，在幼稚園裡陳小弟是最少感冒的一個，他母親說非常值得。

（五十四）胃腸功能不良所引起的尿少不利

一般民眾只要談到尿道的疾病，常會以為全是泌尿科的問題而去找泌尿科檢查並治病，這原是無可厚非，但事實上有些功能上的不舒服其實不完全是發生在單一的泌尿疾病，例如小便尿少、不順又沒有併發疼痛，則是屬於膀胱的不能氣化，也就是膀胱不能有效的發揮其應有的排尿功能。

住在汐止的薛女士，58歲，2013 年 7 月 12 日來診時言道，她有頻尿，但每次尿又只尿一點點的毛病，尿時不會痛但是會不舒服，泌尿科檢查不出原因，因此用藥沒有結果，後由其女兒介紹來此。

像這樣的情形就是中醫所講的膀胱不能氣化，氣化就是不能發揮膀胱本來應有的功能。我從望舌、把脈、問大便及觸診上下腹，知其獲病之因乃大腸糞便壓迫膀胱，導致大腦反射性的頻尿，這類的病只要把胃腸的功能調整好，有正常的排便，把胃悶、胸悶、腹脹、打嗝、矢氣的情況改善了，小便頻而不利的情況很快就可以治好，最後開給：腸胃散 7 克、五苓散 7 克，一星期的藥量給她，結果 7 月 19 日來複診言改善甚多，幾乎沒有小便不舒服的感覺了，其他排便不暢、打嗝、矢氣的症狀當然也減少了，

小便的情形一改善，心情也就舒暢多了，她的胃腸功能還要再調，否則此病很快又會復發，7月29日則純粹來治胃腸，她從服藥的經驗體會到以前的小便問題還真的與胃腸有關。

（五十五）細菌性痢疾、腹瀉、嘔吐、拉肚子

有一位住在台北市萬大路的李○萍女士，42歲，在2012年6月8日突然來診，她由她先生帶來，因為腹痛、拉肚子有一陣子，而吃西藥都不曾改善，只好抽空前來求診，希望能遇到貴人替她解決問題，在她沿路來時便已在車上吐了3次（在家裡吐更多次），吐到沒東西時便吐黏液，整個人像虛脫一樣，喘吁吁的懶得講話，同時腹脹、肚腹絞痛，一直想拉，拉出的東西酸臭無比，拉完了又想拉，總覺得解不乾淨，她還有高血壓及高血糖的毛病。

由於她跟她先生是在中華路某市場內賣豬肉的，因為要做生意的關係，飲食時間常在正常時間之外，又為了趕時間常隨便吃喝，沒著重品質，所以日積月累的結果，弄成這般地步。她的舌苔白膩厚，觸診胃腸處皆不可按，可見其嚴重性，於是開給白頭翁湯6克、腸胃散8克合方來治她的病，當場便先吃一包，回到家後很快地便感到舒服了，藥沒吃幾天症狀大有改善，服完一個星期後病便痊癒了，這是她後來告訴我的。

7月16日又因胃不舒服再次前來，不過這次沒那麼嚴重，改方：黃連湯6克、腸胃散8克。她告訴我上次因肚尾痛拉稀嘔吐，所以總是懶洋洋地坐在攤位的旁邊，面無血色，買豬肉的客人都會來關心她，問她怎麼了？怎麼過沒兩天又生龍活虎了起來？客人都會問她吃的是什麼仙丹妙藥？李女士為了感恩都會一五一十的告訴客人，我後來很多患者都是由她介紹來的，我也很感激她的熱心，互相幫忙這對整個社會是好的。

（五十六）急性腸炎腹瀉拉稀

陳○鈞先生，25 歲，病例號碼：000882 號，住土城市，2013 年 2 月 25 日來診，曰：「最近一星期以來老是先腹痛，然後急急如廁，大便稀如水狀，拉完又想拉，一日上好多次，總是解不完，拉到肛門都痛。」

這些症狀聽起來應是飲食不慎感染到細菌性痢疾，速用白頭翁湯 6 克合腸胃散 8 克予服，藥沒吃幾天症狀即得到完全改善，5 月 15 日時，又莫名其妙的得到腹痛、腹瀉、拉肚子的症狀，同時胃脘也跟上次一樣痞悶不舒，我又以白頭翁湯 6 克合腸胃散 8 克予服，同樣數日收效，患者直呼：「過去得此病時吃西藥都要吃好久，想不到你的中藥居然比西藥有效且療效快。」

的確，藥有對症，中藥治療此等病症效果是非常快的，這是很多民眾對中醫不明白的地方，我真的希望中醫的長處能被民眾所周知，進而能造福更多的病人。

白頭翁湯擅治細菌性痢疾或腸炎腹痛，泄痢、裡急後重，有殺菌整腸收澀之功，但為防餘瀝未盡，故尚須配合調治腸胃的腸胃散以消導積滯，這樣才能全面顧及，才是治本之道，故常與腸胃散合方是有其原因的。

（五十七）用中藥治腸鳴、腹痛、拉肚子超有效

住在桃園縣中壢市的黃姓年輕人，1987 年次，2013 年 8 月 10 日由友人介紹來診，他說他有腸鳴、腹脹痛的症狀，經常大便都要一日好幾次，大便稀糊不成形，用好幾張衛生紙都擦不乾淨，胃脘痞悶不舒，得此情狀已久，吃西藥總是得不到改善，其他尚有鼻過敏、夜間打呼的呼吸中止症候群及扁桃腺肥大等症，但這兩樣都是副症，既然有胃腹皆悶的情形，黃連湯最好，黃連湯擅治上熱下寒症，腸胃散理氣消導助運化，兩方合用最為得

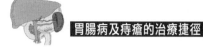

當，於是開給：黃連湯 6 克、腸胃散 8 克一日的量，給藥一星期。

8 月 13 日介紹他來的張先生因腰扭傷來診時談到此事，告訴我說：「他說宋醫師的胃腸藥超有效，吃沒幾包就有明顯感覺，沒三天病就好了。」還說：「他把西藥全丟到垃圾桶去了。」

（五十八）胃賁門處熱到要脫衣的胃食道逆流

食道逆流演變到胃賁門熱感，而且熱到要脫衣，形容雙乳頭也會發熱的這種症狀，我還是第一次聽到。

有位劉先生他到我診所形容其食道逆流就是如上症狀，51歲，2013 年 3 月 18 日初診，他說他因胃不舒服到醫院照過胃鏡 3 次，醫生說他有食道逆流症候，開給他的內服藥不太有效，最後乾脆不去了，病發作的時候就到藥房買胃乳吃，剛開始吃還可以接受，但越到後來越發噁心而不敢吃，吃了胃乳有時還會心下出現悸動。

我看他嘴唇乾，知道他除了胃有問題之外，大便品質也不會很好，問他排便的情形，回答都是不成形的多，因此開給黃連湯 6 克、腸胃散 8 克，給藥一星期，之後就沒來了，直到 8 月 22 日因他病來診，問他上次服藥的情形，他說藥服第二天就出現明顯的效果，服完一個星期病就好了，藥非常有效，聽完後我又多了一個心得。

食道逆流的人應徹底禁食：辛辣刺激物、燥熱食品、甜物、醱酵醃漬物、海鮮、糯米類、各種飲料、芭樂、柑橘、鳳梨、竹筍、牛乳、白稀飯。

（五十九）難纏的食道逆流治驗錄

陳先生，58歲，住在文山區萬盛街，患有嚴重的胃食道逆流，常在飯後不久有物吐出，易嘔出胃內容物，非常困擾，醫院胃鏡

檢查說是胃賁門鬆弛，照西醫的方式給制酸劑治療但並未產生效果，後服中藥甚久也是不癒，最後在網路上看到我發表的文章而按地址找到了我。

初診是102年8月13日，當時我除了問診之外還給予腹診，由胃脘痞悶、中脘按痛的症狀得知，他的食道逆流問題是出在長期的胃腸功能紊亂所導致，他有排便不暢的習慣，同時經常便祕、打嗝、睡不好、耳鳴，望其舌苔尚好並無特殊，我認為要治其病還是要讓胃腸的積滯導之使出，這樣對其病才有幫助，先給腸胃散一瓶服一星期調其腸胃，8月20日複診時說病情沒有改善，排便還是不暢，逆流狀況也沒改善，於是改方：木香檳榔丸6克、腸胃散8克，以加強排便的功能，8月27日三診來言排便量已增多，但逆流還是一樣，我把木香檳榔丸增為7克，腸胃散減為7克，囑其續服，叮嚀每日吃一條香蕉對排便有所幫助，並解釋若排便的功能沒到很順的地步，逆流不會改善，這是因為為食道之所以逆流，絕大部分是胃腸的功能紊亂，才會導致積滯，積滯過多無法從下排出只好往上逆流，甚至刺激胃酸分泌過多形成嘔酸。

9月3日時排便漸趨正常，但逆流在食後約一小時發生嘔出物的情況沒有減少，因排便已順，9月16日改方：代赭旋覆湯5克、腸胃散9克，9月24日時來言這次逆流已無，藥已中病又續服多次直至痊癒為止，此間每次療程的內服藥中皆有腸胃散，因用腸胃散調治胃腸功能使趨於正常，才能使賁門鬆弛導致逆流嘔出物的症狀改善。

另一黃姓患者，44歲，本來有一百多公斤，為了減肥曾做過胃縮手術，手術過後卻經常腹脹、胃酸逆流，吃西藥沒效，於2014年4月8日來診，開給腸胃散8克加海螵蛸4克、浙貝2克，服用一星期即有進步，後又去大陸工作，5月20日又來複診，自言服用該藥有效，只是經常忘記服用，要求再拿同樣的藥，可見

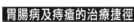

該藥有效。

（六十）調治腸胃可助高血壓下降

我有一位遠親宋小姐，48 歲，住在板橋市大觀路，2013 年 9 月 11 日一診，謂前一陣子罹患高血壓，突然飆到 200 多，人一陣眩暈而掛急診，之後在門診拿了高血壓藥回來吃，吃了十天以後發覺胃越吃越不舒服，頭還是脹得很，看了藥的副作用居然還會引起便祕跟胃不舒服，所以不敢再吃下去。

她的親戚也有好幾位罹患高血壓，都在吃西藥控制，而且一吃就一、二十年，症狀沒有變得比較輕，而且還越來越重，她怕她以後也跟他們一樣，所以趕快來找我治。

她體形像她爸爸，都是壯碩型的，這種體形適合攻法，來時的血壓是 188/100/83，我開給：大柴胡湯 6 克、腸胃散 6 克、黃連 2 克，一星期的藥量，目的是在調整大腦中樞並減輕腹部壓力，雖然她自稱排便尚屬正常，但照她的體型及病狀還是要先減輕腹壓再說；9 月 18 日二診時大便較暢，頭脹減少，血壓降至 179/94/84，因此藥不更方；9 月 25 日三診再量血壓已降至 169/95/79，再拿同樣的藥續服，我為什麼要這樣開，因為血壓會高跟腸胃有積滯的毒素未能排出有關，雖然她排便自覺尚可，還是要如此治療，事實證明她在服藥過後已無感覺頭脹，且排便變得很順、很舒服。即可證明應用此法無誤。

後因感冒流鼻水不止來診時問她，為何這麼久沒來拿藥？她說停藥的原因是最近發現勤於運動後血壓居然跟著下降，所以停藥不吃了，可見運動的重要，運動可讓血行順暢，也可使胃腸蠕動功能更好，血壓自然就下降了，不必因為一見血壓高就急著拿西藥吃，長期吃血壓藥也不見得都對，如果能配合中藥又加上運動那是最好不過，但運動不能超出自己體力負荷才是最適當的。

另一位年紀二十餘歲的年輕人，年紀輕輕就血壓高到 145 左右，來診時面紅、皮膚癢、背長甚多濕疹，我給他服用防風通聖散合溫清飲幾個星期後，血壓便降至 120 左右，皮膚也變細膩，免除了要一輩子吃血壓藥之苦，可見通便排毒的重要。

（六十一）突然小便量少、尿頻、尿道酸，原來是胃腸在作怪

　　陳○瑜小姐，43 歲，2013 年 8 月 20 日急著來診，她說最近不知怎麼搞的，頻頻小便，尿量又只有一點點，尿完不一會兒又想尿，好像尿不乾淨，最難過的是尿中間及尿完後，尿道有說不出的酸澀，陰道似乎有一些分泌物，副症是眼怕光，目酸澀，咽喉痛，喉嚨有痰想咳出。問她排便的情況，她說正常。

　　綜合諸症判斷我認為是肝經濕熱，開給：山豆根 3 錢、龍膽草 3 錢、山梔子 2 錢、木通 1.5 錢、車前子 3 錢、茯苓 3 錢、澤瀉 3 錢、生地 3 錢、黃芩 3 錢、牛蒡子 4 錢、甘草 2 錢、柴胡 2 錢、當歸 2 錢、桔梗 4 錢、紫菀 3 錢、款冬 3 錢、黃連 2 錢、乾薑 3 錢、蛇床子 5 錢、杭菊 3 錢，給藥三帖。

　　8 月 28 日複診時言服完藥後前述症狀皆癒，尤其小便酸澀的症狀特別明顯，但近日大便深色，小便不利，小便量少，也是頻尿，但已沒有之前嚴重，我說：「給妳調調腸胃，小便的狀況就會改善。」她一直不認為小便會跟胃腸扯上關係，我說：「腎主二陰，大便好小便就會跟著好。」開給：五苓散 7 克、腸胃散 7 克。三診為 9 月 25 日，她說上症情況進步甚多，想再吃一次把病全數治好，她終於相信原來小便不利的問題居然跟胃腸有關。

（六十二）腹脹痛、打嗝、想吐等症不癒而至不能睡

　　方女士 61 歲，住土城區明峰街，2014 年 3 月 3 日來診，症狀為；口乾、矢氣、打嗝及經常性的腹脹，因為症狀持續不癒非常難過，只好到醫院看胃腸科，照胃鏡檢查，醫師說是胃有發炎，

開給胃食道逆流及制酸劑的藥，因為睡不好，精神科的醫師給予安眠及抗憂鬱的藥，可是吃了幾個月的西藥症狀並沒好轉，整天都感到人不舒服，頭腦昏暈、神志不清，西藥對腹脹或食道逆流都治標不治本，當然不可能會好。

初診開給黃連湯6克、腸胃散8克，共一星期的量，沒想到藥尚未服完，她便跑來跟我說藥沒有效，腹還是脹痛難過，餘症依然，我再給她三天自費的藥：白頭翁湯6克、腸胃散8克，這次服完效果明顯，腹脹痛及打嗝都減輕了許多。

此時我觸診她的腹部仍有餘痛，因此改方：半夏瀉心湯6克、腸胃散8克，因不好睡的西藥已吃了兩年，所以改給中藥的天麻錠；3月21日胃腹疼痛又再發作，又給白頭翁湯6克、腸胃散8克；3月28日又進步了，她病的再次發作跟飲食非常有關，我勸她多從飲食及勤運動著手，這樣來配合中藥效果才會加快痊癒速度，四月來診時果然進步許多。

（六十三）早上吃水果胃會不舒服，像要抽筋一樣

潘姓先生，33歲，經常胃腸不好，動不動就鬧肚子，2014年3月7日來從日本回來看診，他旅居日本大約一年，曾經服用我開的胃藥，覺得效果不錯，這次要再去之前又發現胃脘痞悶不舒，常感覺腹脹，他的下唇乾裂，苔黃白濕膩，脈象細弦，排便不暢，大便溏稀，此為氣虛腸胃蠕動功能及消化不良，因為吸收不好，所以常感少氣體倦。

他說若是早上喝果汁則胃就會不舒服，那種不舒服感就好像要抽筋一樣，我聽他說喝果汁則胃會不舒服就知是胃寒，寒則收引痙攣，治此症宜溫胃，厚朴溫中湯最為適當，因容易鬧肚子所以還是有必要加上腸胃散，結果服用三個星期後便進步至幾乎痊癒的程度，可見對症的重要。

（六十四）口乾到沒有唾液，勤喝水也改善不了口乾

一般人的醫學常識裡總認為口乾了多喝水就好，這類患者去看西醫時醫師也這麼告訴患者，事實上不是每一種口乾患者多喝水就好，要看是什麼病而定，糖尿病的上消症口渴嚴重，服中藥白虎湯有效，光喝水是止不住的，若是腸胃病引起的，要從調治腸胃才能根本解決問題。

章○玉女士，55 歲，住中和連城路，因多年口舌乾燥沒黏液，喝很多水還是很乾非常不舒服而來，口乾嚴重時連舌頭的黏膜都快要破裂，伴有胃脘痞悶、腹脹、矢氣的毛病，其他症狀還有內痔、目酸澀。三年前曾因此病而去照胃鏡檢查，醫師言胃並無異樣，所以沒給什麼藥，該患者又去找其他的中醫師，所開給她的中藥吃很久也沒改善。

最後於 2014 年 3 月 27 日來找我，我診斷出她的口乾是因胃腸引起，為什麼呢？第一，她有舌苔白燥沒有黏液，第二，常腹脹矢氣且胃脘按痛，第三，經常大便稀溏不成形，第四、自訴的內痔、目酸澀，這些都是消化不良的病徵，口乾是電解質不平衡，目酸澀是肝腎陰虛，也跟吸收不良有關。

我先以痞為目標，開給半夏瀉心 6 克合腸胃散 8 克，給服一星期藥後即有明顯進步；4 月 3 日複診，即言甚效，想藥不更方而續服，我加開了乳酸菌給她以助腸之運化，三診時即無口乾的現象，同時腹脹、排便等情形都獲得相當大的改善，可見口乾跟胃腸有密切關係，她的病根本原因是在胃腸功能的失調。

（六十五）痛經跟胃腸功能不良有密切關係

蔡小姐，32 歲，在土城工作，舌質淡紅，邊有齒痕，苔黃白濕膩，大便量少，常數日一行，排便困難必須搭配酵素才能排出。喉紅，經常腹脹，有痛經史，痛經發作時常至不能工作，可謂相當嚴重，中西醫藥都吃過，就是不會好，多年來都是一樣，

經來帶有血塊。2014 年 1 月 21 日初診時，我以便祕為主訴，先給予治療，開給木香檳榔丸 7 克合腸胃散 7 克，因為便祕會使腸積壓迫子宮，讓子宮循環不好，子宮循環不好則子宮內膜發育受影響，會使經凝，經凝則有血塊，有血塊就易產生疼痛，所以有便祕型的經痛一定要先治便祕，腸積改善了才能治癒經痛。

這個藥她服了五個星期，終於改變了排便習慣。3 月 3 日時開始給予溫經湯 6 克、腸胃散 8 克，目的除了助其消化排便之外還要讓子宮內在環境循環變好，這個藥也服了四個星期，此期間經痛時有發作，痛時仍在打止痛針，後來我跟她說溫經湯合腸胃散是平常服用的，若經來前一星期則先服中藥的理氣止痛劑，3 月 25 日經即將到來，方是：延胡索 1.5 克、川楝子 1 克、蒲黃 1 克、五靈脂 1.5 克、乳香 1 克、沒藥 1 克、腸胃散 7 克，4 月 1 日又恢復原方，謂經痛仍然會，但已沒那麼劇烈，痛的時間也縮短，又連續如此治法，終將痛經克服。

（六十六）潮熱、盜汗有時是胃腸病惹的禍

我四姊，已 71 歲了，目前住在三重，由於年輕時動過胃部手術過，所以胃一向不好，營養吸收不良自不在話下，加上操勞過度，弄出一身毛病來，現在年紀大了，毛病一個接著一個，雖然子宮也長肌瘤，但最糟糕的還是胃腸，經常沒胃口、納少不香、胃脘痞悶痛、腹滿脹、腸鳴便難，排便用力時痔瘡還會脫出，這些都是胃腸蠕動不良、吸收欠佳的表現，這些毛病拖延不治，由於營養未能充分吸收，到最後荷爾蒙一定不夠，潮熱、盜汗就跟著來，她的潮熱、盜汗不像一般人那樣而是非常嚴重，經常一天要換十幾件衣服，這個病多年前曾被我用拯陰理勞湯治好，但最近胃痛發作此病又復開始。

2014 年 3 月 8 日，我先給予導便，用了桃核承氣湯 3 克、腸胃散 8 克、木香檳榔丸 3 克，組成一日的藥量，服用一星期，也

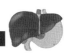

順便拿了黃連湯及腸胃散的合方，至 3 月 24 日回診時胃痛減少，排便也較暢通，此診則開加味消遙散 7 克合腸胃散 7 克；4 月 4 日因黃連湯還有所以只拿腸胃散自己配服，4 月 12 日時因胃腸疼痛已減少很多，所以在不知不覺中潮熱及容易盜汗的毛病也跟著不見了。

經我提及她才恍然大悟，原來胃腸吸收好，營養一旦充足，惱人的潮熱及盜汗也會跟著好，胃腸病竟影響很多層面，真是不可思議。

（六十七）腹脹嚴重時會引起喘悶

江○盈女士，59 歲，2014 年 3 月 11 日時來診，謂子宮曾經手術，術後不久則發生腸沾黏，肚腹脹硬，摸起來像石頭一樣，常感易飽不易餓，大便量少，排便不暢，腳有水氣，懶得走路，因為坐著就會喘悶、口乾舌燥，沒辦法出門很是痛苦，曾經到醫院檢查過，也吃過藥，卻總是不癒，後才找上了我。

我認為醫院檢查既然喘悶不是氣管的問題，那很可能便跟腸子蠕動不良的排便不暢有關，於是開給：木香檳榔丸 7 克、腸胃散 7 克予服，兩個星期後排便狀況改善，但喘仍有，後改方：木香檳榔丸 7 克、小青龍湯 7 克，再另配服腸胃散，這樣進步更快。

治療中曾發生感冒咳嗽開給咳嗽藥，咳嗽好了之後還是繼續調理氣喘悶脹的問題。至 5 月 12 日來時已言自排便順暢後喘悶即改善很多，小青龍湯是治喘的，木香檳榔丸及腸胃散是治排便不暢的，有效之後又繼續來拿藥，直至治癒為止。

由此例可見：氣喘不是只有氣管的問題，肚脹至嚴重時也會引起氣喘，從此例看正應驗了五臟皆有喘之說。

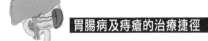

（六十八）原來治胃痛吃中藥不比西藥慢

朱蘇女士，56歲，2014年5月6日來診，她說前幾天不知怎麼搞的胃肚腹皆絞痛，吐瀉多次，因病情嚴重趕緊送醫院急診治療，這才把痛勢稍微壓下，之後便經常嚴重頭痛。

我看她舌苔黃膩厚，想來應是食物不潔中毒所致，結果經觸診，胃腹部疼痛拒按，同時伴有大便量少、口舌乾燥的症狀，她之前經常胃痛，每次病發作都吃西藥，在她的腦海裡總認為西藥快、中藥慢，但自己也承認吃西藥很久也沒好到那裡，這次是因為病情嚴重不敢大意，後經人介紹才來找我「試試」中醫。

初診開給白頭翁湯6克、腸胃散8克，藥只給三天份，因她只要「試試」，我只能照其意給藥；5月9日複診言又有進步，要求再「試試」，又給三天；5月12日因病勢緩和，改方黃連湯6克、腸胃散8克，這次她已有信心給藥七天；5月21日來時跟我說藥照拿就好，我問她說：「妳服藥後感覺怎樣？」她回答：「我服藥後胃不痛了，口也不乾了，大便很順暢，不會像以前一天到晚肚子脹，便老是排不乾淨，原來中藥還蠻有效的，不比西藥差，我真的要把觀念改過來。」

二十八、腸胃病治療參考方劑

（一）白頭翁湯《傷寒論》

【組成】：白頭翁五錢、黃柏三錢、黃連二錢、秦皮三錢。

【功用】：清熱解毒、涼血止痢。

【主治】：❶熱毒深陷血分，見裡急後重、腹痛、大便膿血、渴欲飲水、肛門灼熱、舌紅苔黃、脈弦數者。❷急性細菌性痢疾、阿米巴痢疾、腸炎等見上述症者。

【應用】：《金匱要略》以此方加阿膠、甘草，治產後血虛伴

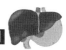

發痢疾者，或凡係血虛而患熱痢或痢疾較久而傷陰血者，都可選用。

【注意】：慢性腸炎之下痢無腹痛感亦不口渴者，需中病即止，不能久服，久服瀉當更甚。

（二）黃連湯《傷寒論》

【組成】：黃連二錢、半夏三錢、炙甘草二錢、乾薑二錢、桂枝三錢、黨參三錢、大棗四枚。

【功用】：寒熱並調、和胃降逆。

【主治】：胸中煩熱、痞悶不舒、氣逆欲嘔、腹痛，或腸鳴腹瀉、舌苔白滑、脈弦。本方所治是腸胃功能失調、升降失常、寒熱夾雜的病症。現多用於慢性胃炎、潰瘍病、慢性腹瀉等症。

【區別】：黃芩湯治胃腸病，以退熱為目的，可治急性腸炎症。黃連湯治胃腸病，以健胃滅菌為目的，對亞急性腸炎有效。小柴胡湯和解表裡，而黃連湯則為和解上下之胃腸不和及寒熱失調等病症。

（三）半夏瀉心湯《傷寒論》

【組成】：半夏三錢、黃芩三錢、乾薑二錢五分、人參一錢、炙甘草二錢、黃連一錢五分、大棗四枚。

【原方】：半夏（半升洗）、黃芩（三兩）、乾薑（三兩、人參（三兩）、黃連（一兩）、甘草（三兩炙）、大棗（十二枚擘）。

【功用】：和胃降逆、開結散痞。

【主治】：胃氣不和、寒熱互結、見心下痞滿不痛、乾嘔、或嘔吐、腸鳴下痢、舌苔薄黃而膩、脈弦細數。凡屬脾胃虛弱、濁陰中阻、中失健運等導致升降失調的

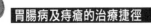

各種痞滿症候均有良效。近代用於治療急、慢性胃炎、小兒中毒性消化不良、霍亂吐瀉、腸胃神經官能症等，均有效果。

【原主治】：「傷寒五六日，嘔而發熱者，柴胡湯證具，而以他藥下之；柴胡證仍在者，復與柴胡湯，此雖已下之不為逆，必蒸蒸而振却發熱汗出而解。若心下滿而鞕痛者，此為結胸也，大陷胸湯主之。若滿而不痛者，此為痞，柴胡不中與之，宜半夏瀉心湯。」，若但滿而不痛，此為虛熱氣逆之痞，即有嘔而發熱之少陽證，柴胡湯亦不中與之，法當治痞也，宜半夏瀉心湯主之。此方以半夏為君，治虛熱氣逆之痞，心下滿而不痛者，亦治嘔證具，功專滌飲，故以半夏名湯。

（四）生薑瀉心湯：

【組成】：甘草（三兩炙）、人參（三兩）、乾薑（一兩）、半夏（半升洗）、黃芩（三兩）、黃連（一兩）、生薑（四兩切）、大棗（十二枚擘）。

【主治】：「傷寒汗出，解之後，胃中不和，心下痞鞕，乾噫食臭，脇下有水氣，腹中雷鳴下利者，生薑瀉心湯主之。」君藥為生薑，其意重在散水氣之虛痞。

（五）甘草瀉心湯：

【組成】：甘草（四兩炙）、黃芩（三兩）、黃連（一兩）、乾薑（三兩）、半夏（半升洗）、大棗（十二枚擘）。

【主治】：「傷寒中風，醫反下之，其人下利，日數十行，完穀不化，腹中雷鳴。心中痞鞕而滿，乾嘔，心煩不得安。醫見心下痞，謂病不盡，復下之，其痞益甚，

此非結熱，但以胃中虛，客氣上逆，故使鞕也，甘草瀉心湯主之。」，此治誤下中虛，而邪氣上逆，陽陷陰凝之痞，故以甘草瀉心湯以緩其急，而和其中也。此方以甘草為君，瀉誤下之虛痞。

在《金匱要略・百合狐惑陰陽病證治》中的甘草瀉心湯其用法又有不同，「狐惑之為病，狀如傷寒，默默欲眠，目不得閉，臥起不安，蝕於喉為惑，蝕於陰為狐，不欲飲食，惡聞食臭，其面目乍赤、乍黑、乍白。食於上部則聲嗄，甘草瀉心湯主之。」，以上所描述的症狀相當於現代的白塞氏病。白塞氏病相當於現代醫學所稱的口腔潰瘍。此外，甘草瀉心湯尚可治全身性散在紅色點狀皮疹，搔癢難忍，舌淡、苔白厚。

【附註】：三瀉心湯用法之不同：三瀉心湯中醫常用來治心下痞，但因痞的性質不同，故君藥就跟著變，君藥一變，主治的內容便完全改觀。

（六）木香檳榔丸《張子和方》

【組成】：木香、檳榔、青皮、陳皮、莪朮、黃連、枳殼、黃柏、三稜、吳茱萸各五錢、香附、黑丑、白丑各二兩、酒炒大黃一兩。

【服法】：每服錢半至三錢，半饑半飽時薑湯送下。

【主治】：積滯內停、見脘腹痞滿脹痛、便祕以及下痢後重等症，是為胃腸病之消化不良、氣滯停食、大便不利、而脘腹脹痛者，亦為通治痢疾之方。

（七）枳實導滯丸《內外傷寒惑論》

【功用】：通便祛濕熱。

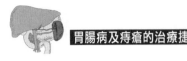

【組成】：大黃、枳實、酒炒黃芩、神麴、茯苓、土炒白朮、
澤瀉、酒炒黃連，蒸餅糊丸。

【主治】：治濕熱食滯互阻，痞悶不安，腹痛，下痢諸症。

（八）保和丸《丹溪心法》

【組成】：山楂五錢、六麴五錢、法半夏、茯苓、陳皮、連翹
、萊服子、麥芽各三錢。

【功用】：消積和胃、清熱利濕。（促進消化、健胃止吐、抗
菌、抗炎、利尿、保肝）

【主治】：食積停滯、見胸膈痞滿、腹脹時痛、噯腐厭食、或
大便不調、舌苔厚膩而黃、脈滑。本方治療急性腸
炎和細菌性痢疾有一定療效。

（九）健脾丸《證治準繩》

【組成】：黨參五錢、白朮三錢、茯苓三錢、甘草一錢、山藥
五錢、砂仁二錢、陳皮三錢、木香二錢、肉豆蔻三
錢、山楂三錢、神麴四錢、麥芽五錢、黃連一錢。

【主治】：脾胃既虛又寒所致的泄瀉，本方去黃連加附子、乾
薑效果較好。若泄瀉純屬無滯者，應去麥芽、神麴、
山楂。

（十）藿香正氣散《和劑局方》

【組成】：藿香三錢、紫蘇三錢、白芷二錢、桔梗二錢、白朮
三錢、厚朴二錢、半夏麴三錢、大腹皮三錢、茯苓
四錢、陳皮三錢、甘草一錢、生薑三片、紅棗一枚。

【主治】：外感風寒、內傷濕滯、見惡寒發熱、頭痛、胸膈滿
悶、腹痛嘔吐、腸鳴泄瀉、口淡、苔白膩。或感冒、
急性胃腸炎、中暑等病有上述見症者。

【禁忌】：凡屬口渴、舌苔黃燥者不宜使用。

【按語】：本方亦可用於流行出差不服水土、食慾不振、頭暈嘔心者。本方以辟穢化濁、燥濕調中為主，臨床辨證，當以濕濁中阻、舌苔白膩、胸痞嘔惡為主症。

（十一）平胃散《和劑局方》

【組成】：蒼朮四錢、厚朴三錢、陳皮三錢、甘草二錢、生薑二錢、大棗二錢。

【主治】：脾胃濕滯，見脘腹脹滿、口淡食少、噁心、嘔吐、肢體倦怠、大便溏泄、舌苔白膩而厚。近來用於治療慢性胃炎、胃下垂、胃無力、神經性腹瀉等兼見消化道宿食、積氣、積水、或腹痛者，均有一定的療效。綜觀全方，其調整胃腸功能的作用較為突出。若平胃散加山楂、神麴、麥芽，治飲食積滯、痞脹吞酸、不思飲食、倦怠嗜臥等症。

（十二）烏梅丸《金匱要略》

【組成】：烏梅四錢、細辛一錢、桂枝二錢、乾薑二錢、川椒一錢、熟附片三錢、黃柏二錢、黃連二錢、人參三錢、當歸三錢。

【主治】：胃熱腸寒的蛔厥證，見腹痛時作、煩悶嘔吐、得食則嘔，甚至嘔出蛔蟲、手足厥冷，亦可治久痢及反胃嘔吐。本方是厥陰肝經的代表方劑之一，亦治結腸炎及每日瀉下三、四次，或一、二次溏糞，細如筆桿，食肥肉則使次數增多、日漸消瘦者。

（十三）四君子湯（別名四味湯或健脾益氣湯）《醫方集解》

【組成】：人參三錢、白朮三錢、茯苓三錢、炙甘草一錢、生

薑三片、大棗三枚。

【功用】：甘溫益氣、健脾養胃。（興奮中樞、糾正貧血、增
　　　　　強免疫功能、調整胃腸功能、護肝）。

【主治】：脾胃氣虛、運化力弱，見面色恍白、言語輕微、食
　　　　　少便溏、四肢無力、脈緩弱或細軟。

（十四）五味異功散

【組成】：四君子湯加陳皮。

【用法】：同四君子湯。

【治效】：專為健脾開胃之方，有增進食慾之力。

（十五）六君子湯《和劑局方》

【組成】：四君子湯加陳皮二錢、法半夏三錢。

【用法】：同四君子湯。

【主治】：胃腸虛弱、食慾不振、易疲勞、手足易冷、嘔吐、
　　　　　痰多、小兒虛弱感冒、脈弱苔白、病後食少。用治
　　　　　消化力弱、早起咳痰嘔涎沫有卓效。

【禁忌】：內熱、心煩、口渴者忌服。

【附註】：本方加減治脾虛型嬰幼兒腹瀉有良效，其中水瀉如
　　　　　注者，加車前子、滑石、薏苡仁、蒼朮；便有黏液者，
　　　　　加葛根、白芍、木香，稍有表症者，加防風、蘇葉。

（十六）香砂六君子湯《刪補名醫方論》

【組成】；六君子湯加木香、砂仁。

【功用】：健胃，止嘔，止瀉。

【主治】：腸胃虛弱濕阻氣滯，見噯氣、胸悶脘痞、食後腹脹
　　　　　、不思飲食、嘔吐清水及久瀉腹脹等症。苔白膩、
　　　　　脈濡弱。亦治脾虛所致的腹脹、面目和四肢浮腫，

目前也常用於治療潰瘍病、慢性泄瀉、胃腸機能紊亂等症。

【禁忌】：有內熱舌紅者及患急性充血性胃腸炎者。

(十七) 七味白朮散 《小兒藥證直訣》

【組成】：人參、白朮、茯苓、甘草、藿香、木香、葛根。

【功用】：健脾止瀉。

【主治】：脾胃久虛、嘔吐泄瀉，頻作不止、精液枯竭、煩渴口燥但欲飲水，乳食不進、神疲懶言、羸瘦困劣因而失治，變成驚癇，不論陰陽虛實皆宜。

(十八) 參苓白朮散 《和劑局方》

【組成】：黨參五錢、白朮三錢、茯苓四錢、甘草一錢、山藥五錢、白扁豆四錢、蓮子肉五錢、桔梗二錢、陳皮四錢、薏仁八錢、縮砂仁三錢、大棗四枚。

【功用】：健脾補氣、和胃滲濕、升清降濁。

【主治】：脾胃虛弱、飲食不消、胸痞脘悶、或吐或瀉、四肢無力、形體消瘦、脈象虛弱。

(十九) 資生丸 《先醒齋醫學廣筆記》

【組成】：人參五錢、茯苓一兩、白朮五錢、山藥一兩、薏苡仁七錢半、白豆蔻四錢、桔梗五錢、藿香五錢、黃連二錢、砂仁七錢半、白扁豆七錢半、山楂七錢半、澤瀉一兩。

【主治】：治婦人妊娠三月，脾虛嘔吐，或苔滑不固。兼丈夫調中養胃，肌能使飽，飽能使肌，神妙難述。

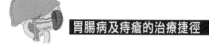

（二十）補中益氣湯（醫王湯）《脾胃論》

【組成】：黃耆七錢、黨參五錢、白朮三錢、甘草二錢、陳皮
三錢、當歸四錢、升麻二錢、柴胡二錢。

【功用】：補中益氣、升陽舉陷、甘溫除熱、有增強內臟張力
、糾正貧血、護肝、解熱、抗菌的作用。

【主治】：脾胃氣虛、見身熱有汗、渴喜熱飲、頭痛惡寒、少
氣懶言，或飲食無味、四肢無力、舌嫩色淡、脈虛
大。亦可用於神經衰弱的頭暈目眩、遺精、失眠及
眼科疾患，如眼瞼下垂、視力疲勞、視神經萎縮。
本方也可用於無名熱屬於氣虛者。

（二十一）小建中湯《金匱要略》、《傷寒論》

【組成】：飴糖八錢、桂枝三錢、白芍六錢、炙甘草二錢、生
薑二錢、大棗三枚。

【功用】：溫中補虛、緩急止痛。

【主治】：❶脾胃虛寒、見脘腹攣痛、喜溫喜按、按則痛減、
或虛勞發熱、或心悸不寧、食減、面色無華、舌質
淡、脈澀弦。❷胃、十二指腸潰瘍、神經衰弱、再
生障礙性貧血等見有上述症狀者。

【附註】：小建中湯治療胃病的四點體會：❶胃痛時必兼肢冷
、且多喜按者。❷中虛、內無熱邪、便結而小便不
黃者。❸口雖渴必喜熱飲、舌苔多淡或色白者。❹
腹中急痛、心悸。

本方所治的胃脘痛，由於中氣虛寒，不得溫煦，所
以脘腹拘急，時時作痛，歷代文獻稱為『虛勞腹痛』
者。《金匱要略‧血痹虛勞病脈證並治》曰：「虛
勞裡急，悸、衄、腹中痛，夢失精，四肢痠痛，手
足煩熱，咽乾口燥，小建中湯主之。」《傷寒論》

第七十條：「傷寒二、三日，心中悸而煩者，小建中湯主之。」

（二十二）黃耆建中湯《金匱要略》

【組成】：黃耆一兩、桂枝三錢、白芍六錢、炙甘草二錢、生薑三錢、飴糖一兩。

【功用】：補氣建中、緩急止痛，為強壯補養劑。

【主治】：虛勞裡急、諸不足之症。對於脘腹疼痛、喜溫喜按、噯氣吞酸、大便稀溏、面色少華、神倦肢軟、舌淡脈弱之脾胃虛寒證，尤宜選用本方。

【加減】：用於貧血及營養不良症，則宜加當歸；用於痛經、閉經可再加川芎、香附；用於營養不良水腫加白朮、茯苓、澤瀉；用於神經衰弱加龍骨、牡蠣、夜交藤。

（二十三）理中湯《傷寒、金匱》

【組成】：人參三錢、炒白朮二錢、乾薑一錢、炙甘草二錢。

【功用】：健胃止嘔止瀉。

【主治】：治中寒腹痛，嘔吐、泄瀉，不飲不食，胸痺，胸痞痰多，自汗，脈虛弱者，苔白膩者。

【加減】：加附子二錢為附子理中湯，強心健胃。

【治效】：同理中湯症，併有手足厥冷，惡寒，脈微弱者。腹瀉的痛要詳加區分；夾熱的多為扭痛，適用半夏瀉心湯、黃連湯、黃芩湯、葛根芩連湯、芍藥湯，裡急後重用白頭翁湯；而理中湯是自利，不夾熱，故無腹痛，大建中湯以寒疝為主，是痛不可近，故用川椒。本來半夏瀉心湯的條文就沒有痛，只強調是痞。

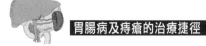

（二十四）厚朴溫中湯《沉氏尊生書方》

【組成】：厚朴錢半、陳皮錢半、炙甘草五分、赤茯苓七分、
木香五分、煨草果七分、乾薑三分、生薑三片。

【功用】：溫中止痛。

【主治】：治胃腸虛寒，消化不良，腹滿作痛。胃腸痙攣、痛
而踡縮。

（二十五）半夏天麻白朮湯《脾胃論》

【組成】：半夏、白朮、蒼朮、陳皮、茯苓、天麻、麥芽、神
麴、黃耆、人參、澤瀉、黃柏、乾薑。

【功用】：補脾燥濕、化痰熄風。

【主治】：常習性頭痛眩暈、偏頭痛、胃弛緩、胃下垂、神經
症。

（二十六）吳茱萸湯（冷服）《傷寒論》

【組成】：吳茱萸三錢、人參三錢、大棗三錢、生薑三錢。

【功用】：散寒止嘔、溫胃止痛、補氣健脾。

【主治】：❶肝胃虛寒、濁陰上逆，見胃痛或巔頂頭痛，痛時
欲嘔，或乾嘔、吐涎沫，口淡、食穀欲嘔、或胃脘
作痛、吞酸嘈雜。少陰吐利、手足厥冷、煩躁、舌
淡苔白滑、脈弦遲等症。❷神經性頭痛、眩暈症屬
於肝胃虛寒者，慢性胃炎、胃腸機能衰弱、胃內有
振水音、妊娠嘔吐屬於脾胃虛寒者。

（二十七）安中散《和劑局方》

【組成】：桂枝、元胡索、牡蠣、小茴香、縮砂、甘草、良薑。

【主治】：急慢性胃中疼痛、嘔吐酸水、寒邪氣滯、停積不消
、胸脇脹痛及婦人癥瘕、惡嘁腹痛。

（二十八）保胃正氣散

【組成】：海螵蛸、浙貝母、甘草、川七、元胡、白芨、煅乳香、煅沒藥、內金、鉤藤。

【功用】：本方為制酸止痛劑，以胃、十二指腸球部潰瘍及胃脘部疼痛為主要症狀。每日三次，每次六克，飯前三十分白開水送服，連服一百天。

（二十九）枳實消痞丸《蘭室祕藏》

【組成】：黨參三錢、白朮三錢、茯苓三錢、乾薑三錢、炙甘草一錢、枳實三錢、厚朴四錢、麥芽麴三錢、半夏三錢、黃連二錢。

【主治】：本方是治中虛停滯，寒熱失調之痞症。脾虛失運，積滯內停，見心下痞滿，飲食不振、神疲體倦、舌苔白厚、脈弦者。

（三十）肥兒八珍散《中國醫學大辭典》

【組成】：黨參、白朮、陳皮、茯苓、淮山藥、蓮子、薏苡仁、白扁豆、芡實、甘草。

【功用】：健脾利濕。

【主治】：脾胃虛弱，飲食不化，腹脹便溏。

（三十一）四神丸《內科摘要》

【組成】：酒浸補骨脂四兩、煨肉豆蔻二兩、炒五味子二兩、大棗六兩、生薑八兩煎湯鹽炒吳茱萸一兩。

【用法】：薑棗同煮爛，去薑，搗棗肉，合和藥末為丸，每臨臥，鹽湯送下二錢。

【主治】：治脾腎虛寒，五更泄瀉，不思飲食，或久痢，虛痛，腰痠肢冷。

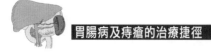

（三十二）**丁香柿蒂湯《證因脈治》**

【組成】：丁香二錢、柿蒂二錢、生薑五片、人參一錢。

【主治】：治寒呃。

（三十三）**橘皮竹茹湯《金匱要略》**

【組成】：橘皮三錢、竹茹四錢、人參一錢、甘草一錢、半夏二錢、麥冬一錢、赤茯苓二錢、枇杷葉錢半、半生薑三片、大棗三枚。

【主治】：胃虛噦逆。

（三十四）**旋覆代赭石湯《傷寒雜病論》**

【組成】：旋覆花、代赭石、生薑、人參、半夏、炙甘草、大棗。

【功用】：扶正益胃，降逆化痰。

【說明】：此為胃虛氣失升降所致。以胃氣虛弱，心下部有停飲，而呈現心下痞硬，並有上逆、吞酸、嘈雜、嘔吐等症狀，尤以 氣特多為目標。《傷寒論》第 161 條曰：「傷寒發汗，若吐若下，解後，心下痞硬，噫氣不除者，旋覆代赭石湯主之。」《景岳全書·雜證論》稱：「噫氣，飽食之息，即噯氣也。」 氣一證，多是慢性胃炎所致，也有的是神經系統疾患如胃神經功能症所致。

（三十五）**麻子仁丸（別名：脾約麻仁丸）《傷寒論》**

【組成】：麻子仁五錢、大黃三錢、杏仁三錢、枳實二錢、白芍二錢、厚朴二錢、白蜜三錢（沖服）。

【主治】：胃腸燥熱、大便祕結、習慣性便祕及痔瘡便祕。

（三十六）潤腸丸《脾胃論》

【組成】：大黃、歸尾、羌活各五錢，桃仁、麻仁各一兩。研
　　　　　細末，蜜丸。每日四錢，分二次服。

【功用】：潤腸通便。

【主治】：主治腸中津液不足，見大便乾硬難出。亦治風熱腸
　　　　　燥，血虛火亢，見便祕者。

【說明】：《沈氏尊生書》：當歸、生地、枳殼、桃仁、麻仁
　　　　　各一兩。為丸。主治虛人、婦女產後、老人津液枯
　　　　　少而引起的便祕。」《萬病回春》：當歸、熟地、
　　　　　生地、火麻仁、桃仁、杏仁、枳實、黃芩、厚朴、
　　　　　大黃、甘草。應用在常習性便祕、老人性便祕、高
　　　　　血壓或動脈硬化及慢性腎炎等所併發之便祕，及其
　　　　　他頑固性便祕。

（三十七）小承氣湯《傷寒論》

【組成】：大黃四兩、厚朴二兩，（去皮炙）、枳實三枚大者炙。

【主治】：治陽明病，腹滿，譫語，大便閉結，脈沉實或滑而
　　　　　有力者。用於口乾舌燥焦裂或高熱，胡言亂語而大
　　　　　便不下等症。偏於小腸症明顯者。

（三十八）大承氣湯《傷寒論》

【組成】：酒大黃四錢、芒硝三錢、厚朴八錢、枳實三錢。

【主治】：陽明病潮熱，自汗，腹滿硬痛，拒按，煩躁，譫妄
　　　　　，矢氣，便祕，舌苔焦黃起刺，脈浮大數實。偏於
　　　　　大腸症狀明顯者。

（三十九）調胃承氣湯《傷寒論》

【組成】：酒大黃二錢、芒硝三錢、甘草一錢。

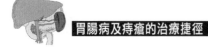
【主治】：太陽症汗後惡熱，譫語，心煩中滿，脈浮者。可適
用於輕症或體力稍微衰弱的患者。偏於胃症明顯
者。

（四十）真人養臟湯《和劑局方》

【組成】：黨參五錢、白朮三錢、甘草一錢、白芍四錢、當歸
三錢、肉桂一錢、肉荳蔻四錢、訶子皮五錢、罌粟
殼（或石榴皮代）四錢、木香二錢。

【功用】：溫中補虛，澀腸固脫。

【主治】：治瀉痢日久，脾腎虛寒，見滑脫不禁，甚至脫肛，
腹痛喜按喜溫，疲倦少食，舌淡苔白，脈遲細者。
慢性結腸炎、慢性痢疾、腸結核等病見上述諸症者。

（四十一）小兒健脾丸

【組成】：人參、白朮、茯苓、扁豆、山藥、蓮子、黃連、穀
芽、廣陳皮、山楂、麥芽、神麴、甘草、苡米，研
末煉蜜為丸。

【用法】：每丸重 3 克，每日一至二丸，連服一個月。

【主治】：十歲以下的小兒飯後即大便，面黃肌瘦，精神不振
的患兒有效。

（四十二）小兒啟脾丸

【組成】：茯苓、白朮、山藥、山楂、神麴、麥芽、澤瀉、陳
皮、蓮子、甘草、人參研細末或煉蜜為丸。

【主治】：治小兒脾虛納差、胃口不開者。

（四十三）六和湯《醫方集解》

【組成】：藿香二錢、厚朴一錢、杏仁一錢、砂仁六分、半夏

五分、木瓜一錢、赤茯苓一錢、白朮一錢、人參五
分、扁豆一錢、甘草五分、大棗一枚、生薑三片。

【功用】：祛外感和腸胃。

【主治】：暑熱內蘊，霍亂吐瀉，寒熱交作，咳嗽胸滿，頭目
疼痛，倦怠煩悶，或成痢疾。

（四十四）五積散《和劑局方》

【組成】：當歸、川芎、茯苓、桔梗、製蒼朮、白芷、厚朴、
陳皮、枳殼、麻黃、肉桂、乾薑、甘草、白芍、薑
半夏。

【功用】：溫散止痛。

【主治】：外感寒邪，內傷生冷，頭痛身痛，項背拘急，惡寒
腹痛，嘔吐，以及寒濕客於經絡，腰腳痠楚，婦人
經血不調等症。

（四十五）實脾飲《濟生方》

【組成】：茯苓、白朮、木瓜、甘草、木香、大腹皮、草荳蔻
、附子、薑炒厚朴、炮薑。

【功用】：溫寒消腫。

【主治】：身重，懶食，肢體浮腫，口中不渴，二便不實者。

（四十六）歸脾湯《濟生方》

【功用】：補氣止血。

【組成】：人參、白朮、茯神、炒棗仁、龍眼肉、黃耆、當歸
、遠志、木香、炙甘草、大棗。

【主治】：思慮過度，怔忡健忘，驚悸盜汗，嗜臥不寐，食少
。婦女月經不規則，量多色淡，血虛發熱。

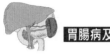

（四十七）**溫脾湯《千金方》**
【功用】：溫脾通下。
【組成】：人參、附子、甘草、芒硝、大黃、當歸、炮薑。
【治效】：治寒冷久積，不思飲食，排泄不暢，腹痛喜溫者。

（四十八）**柴胡陷胸湯《通俗傷寒論》**
【組成】：柴胡三錢、法半夏三錢、黃芩三錢、枳實三錢、桔
　　　　梗三錢、黃連二錢、瓜簍四錢。
【主治】：寒熱往來，嘔惡發熱，胸膈飽滿，按之則痛，口苦
　　　　苔黃者。

（四十九）**柴陷湯《沈氏尊生書》**
【組成】：半夏、栝簍仁、黃連、柴胡、黃芩、人參、甘草、
　　　　生薑、大棗。
【功用】：清熱滌痰、寬胸散結。
【適應症】：痰熱互結，胸痹咳嗽。應用於裡熱兼痰飲，胸脇
　　　　部充滿感與壓迫感，咳嗽或深呼吸時便覺胸痛，此
　　　　痛非外來之因所致，並有稠痰難吐、呼吸促迫、往
　　　　來寒熱、口苦苔黃、食慾不振等症狀為目標。對於
　　　　食道胃酸逆流有以上症狀者用之可快速緩和症狀。

（五十）**啟脾湯《萬病回春》**
【組成】：白朮、茯苓、人參、蓮肉、山藥、山楂、陳皮、澤
　　　　瀉、甘草、生薑、大棗。
【效能】：益脾健胃，消痞去積。

（五十一）**柴胡疏肝湯《中國醫學大辭典》**
【組成】：陳皮、柴胡、白芍、枳殼、香附各三錢、甘草一錢

、川芎二錢。

【功用】：疏肝裡氣、活血止痛。

【主治】：肝鬱氣滯的脅肋疼痛，往來寒熱，或胃脘脹滿，攻
　　　　　痛連脅，噯氣頻作等症。

（五十二）痛瀉要方《景岳全書》（引劉草窗方）

【功用】：柔肝止痛、健脾止瀉。（抑制腸管蠕動、解痙止痛）

【組成】：白朮三錢、白芍三錢、陳皮二錢、防風二錢。

【主治】：腸鳴腹痛，大便泄瀉，瀉後腹痛不減，脈弦，舌苔
　　　　　多見薄白。本方所主治的「痛瀉」，是由脾虛肝旺，
　　　　　肝脾失調所致。

（五十三）抑木和中湯

【組成】：當歸、白蒺藜、廣鬱金、青皮、陳皮、廣木香、砂
　　　　　仁、白檀香、佛手、厚朴、茅朮、白朮、茯苓。

【主治】：本方原主治肝氣太強，脾胃受制，中脘不舒，飲食
　　　　　減少，脈左關甚弦，右部略沉細之症，具有抑木和
　　　　　中之作用。

（五十四）香砂養胃湯《萬病回春》

【組成】：白朮、茯苓、人參、蒼朮、厚朴、陳皮、香附子、
　　　　　白豆蔻、木香、砂仁、甘草、生薑、大棗。

【效能】：和胃益氣，消痰進食。

【說明】：本方為胃腸虛弱者，食慾不振，及胸中感覺痞悶的
　　　　　場合，一方面補益胃氣，另方面排除胃內停滯的水
　　　　　毒與食毒，振興其消化機能為目的而使用之。作為
　　　　　胃腸虛弱者的養生藥，及小兒發育不良的體質改善
　　　　　藥，可長期服用。

二十九、醫生對胃腸病患的叮嚀

　　一個人會生「胃腸病」不是沒有原因的，臨床上發現有許多胃腸病人飲食大都有不正常的習慣，譬如：喜歡吃麵食、油炸物、垃圾食品等，若在一週之內有一半的主食都以麵食為主，就形成了攝取過多所造成的偏食，偏食會造成營養不均。有人說西方人及北方人不是以麵食為主食嗎？我要回答的是，若所吃的麵食是原味而沒加工過，沒去掉纖維質及營養物質就可以當成主食，可惜的是現在的麵食都是精製加工過且還含有化學添加物，這就不足取了。

　　西方人與東方人飲食習慣不同，西方人以肉為主食很少菜餚，有也是那幾樣沙拉，吃久容易吃出毛病。東方人尤其南方人以米為主食，配上養生菜餚，肉不會吃過多，水果又多樣化，天然維生素充足，吃得既養生又健康，早期的中國人連早餐都是吃飯，這是東西方飲食文化的不同，不知何時起變成都在吃三明治配奶茶了。

　　我有許多胃腸病的患者受西方飲食文化的影響，都習慣吃麵食或一些沒營養的美食，問他們為什麼？他們的答案都是為求方便，以及麵食好吃，麵條、麵包、水餃、煎包、蛋糕等，又Q又香常吃有什麼不好？其實這些認知是錯誤的，很多人為貪圖口腹之慾，能享受就好，「反正酒肉穿腸過，毒素腹中留」，不會太在意，殊不知經常性的飲食不慎會引起諸多疾病的產生。這是未真正了解飲食的真正內含而造成的結果，例如麵食是精製的食品，只有澱粉和熱量，沒有什麼營養可言，更缺少纖維質，若吃多了則易積在腸胃，不能順利地把糞便帶出，故吃多及吃久會造成腸子無足夠的纖維蠕動，容易引起腹脹便祕，大便變成先硬後溏或軟散不成形，虛症型腸胃的人稍吃多一點麵食，次日排出的便除了排不乾淨之外，顏色變黯褐，大便細小成一小節一小節或一團一團的出來，不會色黃，不會一次排乾淨，馬桶水一沖即散，這也是排便不爽的一種。

　　同時，麵製品都是經過發粉發酵的，發酵的麵品容易脹氣，現

在的麵粉還加上改良劑，為了芳香劑還加了一些油脂，為了好看也添加了一些色素，故偶吃無妨，常吃則不行，會累積一些毒素。同時，習慣吃麵的人，一定很少配菜，如果有，也是你常看到、吃到的空心菜、大陸妹、A菜或地瓜葉、小白菜等那幾樣，每間小館都一樣，這些菜常吃不是又造成偏食了嗎？白米飯也是精製食物，所含的營養以澱粉為主，沒有維生素也沒有纖維質，還好它並未經過發粉發酵，除非吃過量才會脹氣。

當然最好、最營養的選擇是糙米飯，它是上帝賜予最好的傑作，可惜文明的人類自作聰明，把糙米又加工成白米，由白米做成的米粉、板條營養大概差不多，吃米粉及板條時菜不會吃太多，所以常吃會造成營養不均。它們只是好吃不能常吃，常吃營養會缺乏，終將造成身體沒有活力，做事倦怠，甚至引發更多的疾病。

肉丸、糯米製品、煎炸食品（如炸雞排、炸排骨、烤牛排）、滷肉飯等吃多不易消化，現在又鬧出香豬油的問題，常吃及多吃胃腸消化不了，胃酸便只能分泌更多，毒素也跟著增多，分泌的胃酸不能應付這些吃進去的內容物時只能往上逆流，所謂的胃酸逆流有大半的原因就是如此造成，這個時候去找西醫一定是先照胃鏡，然後開阻斷胃酸分泌的藥給你，如果你只是照吃拿回去的藥而沒有從飲食上改善，或用中醫的方法以幫助消化並助其消導使其從大便出，再給予健脾益氣，那是治標不治本的。

而火鍋是大雜燴、湯湯水水的東西（吃多及常吃易形成水濕內停，大便易溏，對虛寒體質者不利）不易消化。奶茶、紅茶、咖啡、蛋糕、蛋塔，冰涼食品、甜點及垃圾食品等沒有營養，吃越多肚子垃圾裝越多，只會增加胃腸的負擔而已，所以很多飲食知識我們都忽略了，我們不要隨著電視的美食節目而起舞。

另外，少吃各種不同的水果蔬菜的人，維生素普遍缺乏，飲食習慣沒按照人體經絡循行的時間進餐的人，如早上八點左右為進早餐的時間，卻在11點吃，那就是進餐時間不對，尤其是上夜班的人

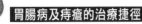

士，作息日夜顛倒，違反生理常規，就會吃出問題來，因為缺少人體本身酵素的分泌以分解食物，故常妨礙消化，人體各種酵素分泌是按照經絡循行時間進行的，進餐的時間不能違反自然的規則。

大家注意到了沒？喜食麵食的人大都很少配食蔬菜，即使有吃蔬菜，也是經常在小吃店所看到大陸妹、地瓜葉、A 仔菜等，千篇一律不會有太大的變化，因為這是做生意者的考量，但若為自己的身體打算，經常吃這些菜會形成其他的維生素攝取不足，所以中醫經常說要吃各種不同顏色不同味道的食物，尤其野生的菜含有稀有維生素為人體所必須，更應該經常攝取，野生的蔬菜不含農藥吃起來更健康，一般蔬菜多含農藥的殘留，通常洗不乾淨，如芹菜，含亞硝酸氨，一定要洗乾淨，不然不潔的青菜吃多一樣會有問題，所以還是要小心。

炸雞含荷爾蒙，吃多易生乳癌，最好吃土雞、白斬的較好，不要用炸的，豬排也一樣，不要先炸後滷，豆腐皮都是回鍋油炸的，臭豆腐是發霉的，吃多易導致肝癌，2013 年 5 月 25 日之後，電視經常報導；說有許多不良商人用的是毒澱粉，來充當麵粉，且米粉很多都是假的，內容物根本不是真米粉，肉圓、粉圓、珍珠奶茶的珍珠也加塑化劑，醬油也含有化學添加物，菜脯含過量的防腐劑，夜市小吃的美味湯頭很多都是已經用化學調好各種味道的調味包，火鍋的湯頭也有問題，沾生魚片的芥末也是假的，義○泡芙用的麵粉居然早已過期了兩年，還有很多其他食品有加化學添加物（順丁稀二酸），所以可想而知為什麼那麼多人得癌症或者洗腎了。

所以越 Q、表面顏色越漂亮的食品你可要多多注意，除了吃要越原始、講求清淡又有營養之外，還要培養規律及適宜的運動，沒有運動食物不易消化，不易消化胃腸就會出問題，你看那些工人、農夫，個個吃飯如狼吞虎嚥，一餐吃好幾碗，吃不了多久又肚子餓，胃口好極了。

另外，當有胃腸病發生時，或中老年時胃腸的機能衰退，用中

藥調養及適當的補充酵素或乳酸菌來幫助消化是有必要、也是較好的選擇，找一位信任的醫師配合治療，相信定能改善。

　　許多人胃腸一有不舒則聽信廣告買市售成藥，如市售成藥金○字胃腸藥，其主成分為碳酸氫鈉和碳酸鎂，太○胃散主要為碳酸鈣、矽酸鋁，暫用應急是無妨，但長期服用則不好，事實上光靠吃酵素或一直喝優酪乳都不能治真正的病。有些人常自作聰明，數日不排便了就猛吃青菜、水果，不吃飯，或喝冰的優酪乳或吃大量的酵素，不找中醫調治，結果到最後百病叢生，更有些人便祕時自己用藥灌腸，或老是到醫院拿瀉藥服，這些都是不當的治法。

　　對於胃腸病的預防，除了要注意以上事項之外，定期規律而有恆適量的運動，及時常出外曬曬太陽也很重要，這些都有益於胃腸的蠕動以便於吸收營養。

　　後天以脾胃為本，胃腸功能的好壞又影響身體很多部分，故照顧好自己的腸胃實在是吾人每日都必須做的功課。

三十、胃腸病的預防

　　引起胃腸病的原因很多，大要不外下列幾個因素：

（一）內因

　　亦即心理因素，就整個胃腸病因而言，心理因素雖不是構成胃腸病的充分條件，尤其是所含的潰瘍病，也不是必要條件，但卻是造成胃腸病的重要因素，科學證實，長期或急性重大心理壓力與情緒的障礙會透過自主神經系統而影響胃酸分泌的急速增加，胃酸分泌太快，容易造成胃腸黏膜的侵害。腸神經過敏的腹瀉，來自於精神的緊張，也是不可或缺的因素。具有憂鬱性格，久病身體狀況不佳，家庭生活不協調，夫妻感情不睦，都是引起胃腸病的重要因素，

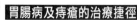

此皆內因七情六慾所生。

（二）外因

亦即周遭與生活息息相關的環境因素，如工作壓力、工作環境的不適合、家居生活品質的不良，如住在髒亂的社區、工廠排放廢氣的汙染、隔壁鄰居養狗或在室內做加工的噪音、家庭成員互動不良的代溝等，都會直接影響到心理與情緒，透過體內的機轉，間接影響胃腸病的形成。

（三）不內外因

亦即飲食因素，飲食因素可為最直接、最常見，也是最厲害的，所謂病從口入，民以食為天，我們每天都要攝取食物以維持生命的延續，但在「吃」的方面只要我們稍有不慎，就極易發生問題，例如吃的太多、太油膩，吃了太多辛辣刺激厚味，飲食不得法或吃的時間不對，都容易造成病從口入而罹患胃腸病。

究竟如何吃才是吃得其法？如何吃才不會吃出問題？後有敘述。除此之外藥物的傷害也應列入不內外因，藥物之中尤以西藥為甚，在不當的服藥或長期的服藥之後，常造成胃黏膜的傷害，最容易引起醫源性的胃腸病。

上述三種因素既然是引起胃腸病的重要原因，那麼應如何避免此三種因素的發生才是預防之道呢？首先，針對心理因素是；盡量不要整天忙這忙那神經緊繃，放鬆心情，凡事想好的一面，不鑽牛角尖，懷著肚大能容天下事的胸襟，多走出戶外與人結緣，透過溝通或可改變自己的想法，減輕心理的不平衡，舒緩情緒的障礙。

針對環境因素，對於個性與工作環境不合，應盡早想辦法改換工作，對於居家生活周遭環境的不協調，如空氣的污染、噪音的騷擾、市場的髒亂，則應效法孟母三遷，選擇一個身心適宜的居住環境，這樣對胃腸病的調養與恢復會產生莫大的幫助。

關於飲食方面，那是影響胃腸功能最直接的，尤須謹慎，因飲食不慎或飲食不定時，很容易禍從口入，對於常患胃腸病的人，尤

須遵守，否則容易纏綿不癒而變生他病。究竟應如何預防呢？

（一）三餐宜定時定量，不可忽視

人是一個小宇宙，胃液的分泌也是按照人體的生理時鐘而運行，在胃液分泌時適時的攝取食物，則可發輝充分的消化功能，早餐應在八時左右用完，超過九點則視為不正常，中午則在十二時左右用餐，超過一點則不正常，晚餐在六至七時用完，不能超過七點半。食物的量按每人個體需要而不同，如果攝取過量，胃內承受不了，必然延緩正常消化的運行。早餐的供應是一日營養的重要來源，刻意不吃早餐，或不著重早餐，容易使心臟早衰，提早老化。

（二）飲食勿過飽

飲食應以七、八分為原則，過飽易阻礙消化的運行，由於食物在胃中停留過久，會使胃氣不降，胃氣下不到小腸來，則胃液的分泌及胃酸更形加多，而形成打嗝、吞酸、呃逆等症，若經常飲食過飽，較易發生消化不良的疾病。

（三）三餐之外，少食零食甜點，沒有必要最好不要吃

要預防胃腸病，首先得讓自己的胃腸有足夠的時間將所攝取的食物充分消化，之後再迎接下一餐食物的到來，如此一來，食物就不會有囤積的現象。反之，如果在一餐未充分消化之前，又攝取其他不必要的食物，只會增加腸胃額外的負擔。宵夜所食之物，因為睡眠的關係，胃腸的作工停留在某一種狀態，並未產生足夠的蠕動，是故必留為宿食，除非肚子空空如也，否則以不食為佳。

（四）飲食應合乎乾淨衛生原則，少吃添加防腐劑的食品

飲食應合乎新鮮（不要買到過期的食品）、乾淨（洗滌清潔，減少農藥的殘流）、衛生（不要吃路邊攤的東西）、營養的原則，才不致吃出問題，不食含防腐劑及食品添加物的食物，以及精緻、油炸等讓人消化不良又營養不高的垃圾食品，這樣才能將你的胃腸保護在最佳狀態。

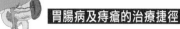

（五）要吃合乎季節、合乎地方性的食物，才不會造成身體上陰陽的不協調。

南方人適合米食，北方人則常吃水餃、麵食，如果一個患慢性胃腸病的南方人，因胃口不好，一日之中只吃一次飯，一餐吃水餃，一餐吃麵食，則很容易造成腹瀉。西方人以牛排、生菜沙拉為主食，若東方人則不宜，東方人常吃肉類，生菜、生水果則易造成消化不良症，夏天吃冬天的食物，冬天吃夏天的食物均非所宜。

（六）不可偏食，肉類宜少，蔬菜宜多。

偏食會對營養產生不均的偏差，肉類在胃腸內停留的時間較久，不易被消化吸收，蔬菜含纖維質，能增強腸胃的蠕動，人類健康的體液是呈弱鹼性，因此在同一餐的比例，應該是蔬菜佔三分之二，肉類佔三分之一。甚多的胃腸病是來自於偏食以及肉類攝取過多所致。如餐餐皆是麵食或只吃蔬菜不吃肉，或大量吃肉不吃菜，或天天都是同樣的菜，這些都是偏食。

（七）不可雜食。

胃腸對於常吃的食物有一定的適應性，對於突如其來的奇奇怪怪食物多少會有排斥作用，敏感型的人則馬上過敏，有的還會食物中毒。體質壯實屬陽盛的人，對於大魚大肉、山珍海味等雖吃得不亦樂乎，胃腸毫無所覺，但對於脾胃虛弱或陽虛體質者，由於消化力弱，吃下一次豐盛的大餐可能要飽脹個數天，頓時打亂了消化的功能，形成了腸胃病，因此飲食不宜過雜，一會兒麵食，一會兒火鍋，一會兒西餐，一會兒牛排，看似享受，但經久下來，腸胃承受不了時就會發病，故飲食宜簡單、家常、清淡為宜。

（八）飯後不宜吃太多的湯及太多的水果

太多湯入肚易使食入之物過分稀釋，水分不易被大腸吸收，因此排出的糞便常為帶有水分的溏瀉便，一沖即散，同時胃因吃下太多的水分，會使胃袋重量加重下垂，徒增胃部消化上的負擔，若這種喝湯太多的習慣不改，對於體力不佳的人來說容易造成胃下垂或

胃弛緩。「飯後多吃水果」是對於使用體力的勞動者，或是體質性熱（陽亢）的人而言，對體質性寒的人來說，水果還是適量為宜，且吃水果的時間宜在飯後十五分鐘為佳。西方人因以吃牛排、肉食等為主，缺少纖維質及維生素，不易消化，故水果宜多，東方人以米食為主，體形較小，體質偏寒者多。水果性涼，食用過多易使形寒，胃腸長期功能不佳，以及有過敏體質、易感冒氣喘者，皆不宜過量，東方人與西方人體質不同，飲食習慣也不同，所以量因人而異，水果若在飯後即食，由於胃中溫度仍高，水果的營養物質容易被破壞，且會增長胃部消化時間的延緩，故吃水果仍宜在飯後 15～30 分食用為佳。

（九）進餐時宜細嚼慢嚥，心情保持愉快

進食時需要口腔，口腔裡面有許多分泌唾液的腺體，叫做唾液腺，分佈區域很廣，如嘴唇、臉頰、腭部及舌頭等處都有，其中除了三對較大的唾液腺之外，其餘都是小腺；這三大唾液腺分別是耳下腺、頜下腺及舌下腺。舌頭靈活捲動則在攪拌食物，目的在使食物能均勻地接受唾液中酵素的消化分解，但酵素的消化分解須要有一定的時間，因此食物在口腔中要咀嚼一段時間後再吞嚥才能達到完全消化，對於胃腸不佳的人，尤應細嚼慢嚥才能完成口腔初步的消化，也才能預防胃腸發病的機率。（咀嚼時應左右牙齒均勻的嚼，否則容易造成上下齒不對稱的情狀。）情緒及心理壓力會透過自主神經系統影響胃酸與胃蛋白酶的急速增加，因此極易侵害胃腸本身的黏膜，而形成消化性潰瘍，很多人都有此經驗，當焦慮或憤怒或緊張時，食慾明顯的降低，間接的影響消化的不良，因此，進餐時，除了細嚼慢嚥之外，尤應保持輕鬆愉快的心情。

（十）開水視體質之需要而喝，不宜盲目的多喝開水

米飯是基本的食物，但吃得過量，一樣會吃出毛病，喝開水也是一樣，視個人需要量而定，而不是盲目的「多喝」，因此，多喝開水不見得有益，腎陽虛的人喝多了開水，則必須頻頻如廁，徒增

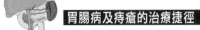

膀胱的負擔，脾胃虛寒的人，能量不足，終日不覺得口渴，又如何叫人日喝八大杯的水量？脾胃虛寒的人，中醫多採溫中健脾利濕方能達到治病之目的，「利濕」尤恐不及，若再勉強喝下大量的水，豈不造成另一次的脾濕？因此，正確的喝開水法是以喝到不覺得口渴，且在小便時尿的顏色跟水的顏色差不多就可以了。

胃腸病飲食大要原則應注意者除了以上十項所述之外，下面所舉一般禁忌尤為常患胃腸病者所當格外遵守；綜合各家說法之飲食原則大要列之如後：

1、排便時而便祕，時而腹瀉或常拉稀的人，不宜食牛奶、奶油、奶茶類食物，甚至連豆漿、米漿都不宜。喝牛奶即下痢者，稱之為「牛奶不耐症」。原因是無能力分解牛奶中的乳糖，所以從幼年就沒有喝牛奶習慣的小孩，自然分解乳糖酵素的作用特別虛弱，只要一喝牛奶就下痢，東方人有很多胃腸病患大都有「東方乳糖不耐症」，早上喝了牛奶，下午就開始肚子痛、腸鳴、矢氣、脹滿，終至肚腹絞痛而瀉，若有此症者，應暫嚴禁牛奶，否則就算服藥也是徒勞無功。

2、少食咖啡、濃茶等含咖啡因的飲料。茶中的咖啡因有刺激胃酸分泌的作用，如果用茶配藥，勢必造成胃酸增強藥效盡失。（如果有喝茶的習慣，則只要不過濃、過量，不要空腹喝，避免在服藥的時候喝，這樣會比較好，但有的中藥是須配茶服用的，那是屬於例外，如川芎茶調散就是。）另外，吃補藥的時候不要喝茶，原因是茶裡含有單寧酸，而補藥大都含有鐵質，單寧酸和鐵中和的結果，會導致鐵質沉澱，以致無法產生作用，將不能達到補身的效果。

3、勿食辣椒、檳榔、酒、糯米、汽水及太甜或太油膩之食物。（潰瘍病人勿空腹服酒，胃寒而無潰瘍者可以少食）辣椒辛辣刺激，只能小辣，檳榔破氣，烈酒傷胃黏膜，喝多不利於肝，糯米食用太多礙胃，汽水易氣脹，太甜的食物易產生胃酸，太油膩的食物易導致消化不良，易得胃腸病者皆不宜。

4、**勿食冰涼寒冷之物，水果應按體質適當攝取，而不是盲目多吃。**胃腸是由黏膜面所構造，黏膜面因常需與外來的異物接觸，本身須富有彈性方可，且因與異物接觸容易破損的關係，故其自我修補及復癒的能力要強，因為要與異物接觸及自我修補，故黏膜面微血管密集。當吃進水果或冰冷飲料時，這些東西本身即帶有大量醣分，容易發酵產生大量二氧化碳，二氧化碳屬於血管擴張素，易使黏膜血管擴張，血管擴張的結果，細胞受擠入變形，接著細胞間隙變小，細胞內液外洩。這些外洩的物質就是一般所稱的過敏物質。（如組織氨、緩激肽等）

　　如若常吃過多的水果及冰冷飲料的話，容易造成胃腸過敏，即稍食不慎或稍吃量多即瀉，從另一方面來說；水果、飲料容易使人血管擴張，而人的血管會因擴張後反而造成收縮，收縮後又造成血液循環不良，終而導致缺氧狀態，人體細胞為了自救，必須分泌一些過敏素，終而導致腸胃過敏。另外，食用過多的蔬菜、水果、冰冷飲料後，不僅對吾人的呼吸道、腸胃道不利，而且維他命 C 攝取過多的話，會使內分泌系統紊亂，甚至代謝功能降低，導致皮膚病如濕疹、青春痘、雀斑）的產生。

　　台灣屬於海島型氣候，較為潮濕，水果、冰涼飲料多濕（水分多），若要養顏美容亦應適應當地攝取，而不宜過多，如常食油膩炸辣之品者，可攝取適當之蔬菜以為綜合平衡，對身體是有益的，但平常即很少食用油膩炸辣者，那麼吃了過多的水果，必然易造成腸胃道的過敏，所以水果雖好，一樣也要適量，不能猛吃。

5、**香蕉要慎食。**香蕉含大量纖維質，對便祕、便硬但不太有腹痛的人服之可促使胃腸蠕動，而改變大便的型態，但對腸胃過敏容易腹瀉的人則不宜。另外，香蕉屬易造成氣體的水果，不宜病人服用。據印度傳統醫學報導：認為香蕉有益脾胃，能治胃脘痛，最近通過研究證實，青香蕉中含有保護胃黏膜免受胃酸刺激，促進胃潰瘍癒合的物質，故對真正潰瘍而大便無異樣者或便祕者食之無

礙，但對於易腹瀉或便散之人服之將更不舒服。

6、**醃漬之物不宜多食**。醃漬之物放置時間較長，食之不易消化，且有的容易變質，對脾胃病不利，特別是香腸、臘肉等在胃內停留時間較長，不易消化，非潰瘍病人所需。另外，醃酸菜、豆腐乳、糯米等，潰瘍病人皆不宜，有防腐劑之食物，如為添加亞硝酸鹽，更應少吃為妙。

7、**泄痢患者宜食稀、素、軟之食物**。臨床一般見泄瀉、痢疾患者多由飲食不節起病。故進食宜以少脂的素食如稀飯、八寶粥等以養胃氣，以避免脾胃的飲食負擔，方可使病情早日康復。

8、**腸胃過敏容易腹瀉或便溏之人，體質虛寒居多，不宜常以麵或精製食品為主食**。精製麵類食品，如麵包、水餃、蚵仔麵線、炒米粉、粄條等食物，纖維含量少，易膨脹發酵，食之大便更形鬆散，易慢性泄瀉者不宜。

9、**禁菸**。吸菸可引起膽汁之逆流，香菸中的煤油成分對胃及十二指腸黏膜會產生直接的刺激，造成傷害，因此對潰瘍患者會其延長痊癒時間。

10、**避免化學藥物刺激**。如消炎解熱鎮痛藥、類固醇和降壓藥物，也不宜亂用成藥。有些藥劑確實會對胃造成傷害，所以對藥劑之使用方法及其劑量要特別小心，像水楊酸藥劑（阿斯匹靈等）、抗生素、毛地黃、副腎荷爾蒙、類固醇劑、磺氨劑等，都會對胃黏膜造成傷害。西藥之感冒藥、風濕性藥物、鎮痛、退燒劑都會傷害胃黏膜，為了減少對胃之傷害，應謹慎服藥，或盡量改服中藥為宜。

胃腸病的預防除了上述飲食的重要因素應注意者外，精神壓力的舒緩，情緒的緩和，身心的調適是必要保持的行為。處在精神狀態佳良、心情美好愉悅的氣分下，進食必然促使胃液分泌增加而胃口大開，反之，處在焦慮不安、情緒異常的心態下，必然抑制胃酸分泌而使食慾大減，所謂「憂思則傷脾」、「鬱怒則傷肝」。根據魏斯及英格利希醫師所著《心身醫學》中所說：「胃功能失常的男

人大多有婚姻不滿的問題，女性亦是如此。」因此，維持夫妻婚姻的美滿、性生活的協調，夫妻間的互相體諒，互相關懷絕對是治療胃腸病的重要因素。

有關資料也顯示，早期西醫對潰瘍的迷走神經切除治療，主要在於切斷腦與胃分泌的傳導，以防止情緒所造成的潰瘍。與潰瘍相反，憂鬱喪志可能引起胃功能減緩。患過敏性大腸炎的人，症狀在易於便祕與腹瀉交替發生，其中觀察到便祕常與憂鬱相關連，而腹瀉則與恐慌、焦慮有關，西醫認為治療慢性腹瀉的良藥，乃在減輕其生活壓力。潰瘍性大腸炎患者，多具有的人格特質，常經驗到生活上的壓力，譬如；工作或家庭問題（沒有滿意的性生活）等，問題若不解決常會造成病況的惡化。

十二指腸潰瘍它所表現的是種局部性的上腹痛，它長久以來即被認為係與情緒或心理社會壓力有關。綜上所述，慢性胃腸病多少與情緒問題脫不了關係，因此，適當的改變生活情趣，調整一下生活步調，如：到山上小住，偶而出外旅遊或國外渡假，暫時的遠離塵囂，放鬆自己絕對是一種治療或預防胃腸病的好方法。

除了飲食起居、情緒舒解之外，自我鍛鍊身體尤為不可或缺的預防或治療慢性胃腸病的重要方法。先天以腎為本，後天以脾為本，如若先天體質極差者，後天又患胃腸病，則治療胃腸病癒的路程必然相當遙遠。有這種體質虛弱者，除了服藥外，還得堅持自我鍛鍊身體不可，體質虛弱者，本身能量不足，因氣虛血弱，胃內血液循環不良，因此消化的能力變差，飲食入胃，即易飽脹，一餐尚未消化完全，下一餐接著又到來，惡性循環的結果，病常不能速癒。因此必須藉由本身體格的鍛鍊，以增強胃腸的蠕動，促使胃內容物早點消化殆盡，多曬太陽，多走向戶外，各方面配合，才能加速痊癒的腳步，否則只靠藥物，必將事倍功半，甚至無濟於事。

運動的方法甚多，適合慢性胃腸病鍛鍊者大約如下：

1、**散步**——適合老年人，老年人體力不佳，筋骨僵硬，如若

其他運動做不來，則以最簡單的散步為佳。

2、**慢跑**——中年以上的人，可快步走路，也可做慢跑運動。

3、**爬山**——每天持之以恆的爬山，讓心臟收縮，戶外曬曬太陽，增加體能跟能量，是使胃腸功能快速恢復的好方法。

4、**打太極拳**——太極拳乃是不急不緩、靜中有動、動中有靜的有氧運動，適合於任何年齡層，只要練得其法，並持之以恆，在全身氣血調和之下，胃腸的蠕動、消化功能等亦會跟著進步。

5、**腹部運動**——亦即平躺床上，雙手伸直盡量接觸雙腳，利用腹部的力量呼吸，直至不能維持為止，連做數次，可增強腹肌力量，促進胃腸蠕動。

脾胃病急者易治易養，慢性者難治易難養。大凡胃腸病的治療，除藥物之外，調養佔有重要的部分，因為吾人不能不吃，但稍不注意卻很容易吃出問題，故當胃腸病的基本症狀消失之後，接著下來的步驟就是要善加調養，讓胃腸完全恢復原有的功能方可，如果不善加調養，因為吃的東西不對，情緒的未能放鬆，及懶得自我運動，則很快的又會步入胃腸病的惡性循環當中，因此，多方的配合，事前的預防與預後的調養才是真正免於胃腸病侵襲之道。

三十一、胃腸與免疫

免疫系統是人體與生俱來就擁有的最好醫生，當免疫系統正常運作的時候，它是扮演一個重要的強大防禦工作，能有效的抵抗大多數的疾病，使疾病免於發生，從而常保健康。反之，當免疫系統低弱的時候，因為沒有能力發揮強大的防衛功能，導致疾病趁虛而入，於是疾病不停的發生，所以免疫力的強弱關係著吾人的健康。

免疫力既然關係著吾人的健康，所以隨時注意增強自身免疫力的提升是非常重要的功課，但免疫力要維持在最佳狀態下是非要有

良好的營養做後盾不可，要知道沒有良好的營養是製造不出強大的免疫系統的，所以營養還是很重要，營養要靠攝取，攝取其實指的就是要吃的好，吃的對，營養的食物從口腔食進入胃。在攝取過後要靠吸收，小腸是主吸收的，最後經脾再把小腸吸收過後的營養物質轉輸運送到全身各部地方，供全身使用，大腸是把小腸吸收過後的渣滓排出到肛門口外。所以免疫要依賴良好的營養，營養要靠胃腸等消化系統的吸收，所以胃腸跟免疫是互為相關的。

再說大腸是人體最大的排毒器官，腸免疫力須要營養來製造，營養的吸收要靠腸胃，所以說胃腸好，免疫力自然好，胃腸差，免疫力就差，是故胃腸差的人，疾病老是不斷。大腸是人體的第二大腦，大腸的運作不須大腦發號施令，就能自行判斷，維持腸道的正常工作。大腸不好，排毒功能差，毒素積在體內，久之腦袋也會變差，同時大腸分布著百分之七十的免疫系統，具有重要的免疫功能，而脾是人體最大的淋巴器官，同屬免疫系統，脾臟差，免疫力就差，免疫力差抗病能力就會下降，於是想不到的疾病就跟著到來。所以要身體好，免疫力就要好，免疫力要好除了提升營養之外，胃腸本身吸收功能的保持良好扮演著相當重要的角色。

曾經有位陳昭妃博士，她把營養與免疫聯想在一起，認為它們之間有著密切的關係存在，因而創造了一門新的學科稱之為《營養免疫學》，在美國轟動一時。但我要說的是不管營養多好都要有良好的消化系統才能做有效的吸收，失去良好的消化系統做後盾，營養吸收不全，免疫力還是無法提升，可見胃腸、營養、免疫它們三者之間的關係是缺一不可的。

免疫力雖好但也不能過亢，過度活躍的免疫系統一樣會產生問題，過敏是免疫系統對沒有威脅性的物質產生過度反應的結果。當免疫系統分不清敵我而攻擊自己的細胞或組織時，自體免疫反應症就會發生，形成免疫過亢的疾病，例如系統性紅斑狼瘡、多發性硬化症、硬皮病、惡性貧血、風濕性關節炎、謝格連氏症，所以平衡

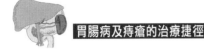

的免疫系統才是最健康的，才是人體所需的。

三十二、胃腸與營養的攝取

後天之本在於脾胃，脾胃好，吸收好，免疫力就好，身體也跟著健康，但要長養脾胃，是須靠正確的營養。那麼什麼是正確的營養，什麼食物能帶給人體有益的營養，我們都必需要知道。人體重要的營養素、主要功能、補充來源如下：

（一）、蛋白質

【**主要功能**】：促進生長和發育，補充機體代謝的消耗，供給熱能。

【**缺乏時的病症**】：生長發育遲緩，營養性水腫。

【**補充來源**】：大豆、小麥、米、麵、小米、玉米、高粱、花生、蛋、瘦肉、魚、牛奶。

（二）、維生素 A

【**主要功能**】：是上皮細胞和骨骼細胞分化時的調節因素，也是視網膜內感光色素（視紫質）的組成部分。可增強機體對傳染病的抵抗能力。

【**缺乏時的病症**】：夜盲症、乾眼症、皮膚乾燥、毛囊角化症、發育不良，容易感染呼吸道傳染病。

【**補充來源**】：動物肝臟、生奶、蛋黃、胡蘿蔔、薺菜、韭菜、玉米、菠菜、空心菜、雪裡紅等。

（三）、維生素 B_1（硫氨素）：

【**主要功能**】：增進食慾，促進發育，是機體脫羧輔酶的主要

成分。

　　【缺乏時的病症】：缺乏食慾，易得腳氣病和神經炎，發育緩慢，心臟容易增大。

　　【補充來源】：麥芽、全麥、豆芽、米胚皮、豌豆苗、花生等，豆類的皮層及胚芽中、蔬菜、鮮果中均含有。

（四）、維生素 B_2（核黃素）：

　　【主要功能】：為構成脫氫酶的主要成分，參加體內氧化還原過程，促進生長發育。

　　【缺乏時的病症】：口角炎，唇炎、舌炎，脂溢性皮炎、角膜炎、陰囊炎，視覺不清。

　　【補充來源】：小米、大豆、動物肉、肝、蛋、乳。

（五）、維生素 B_6（泛酸、菸草酸）：

　　【主要功能】：組成輔酶 I 及輔酶 II，促進消化道功能，預防癩皮病。

　　【缺乏時的病症】：舌炎、皮炎、消化不良，食慾不振、嘔吐、腹瀉、頭痛、眩暈、記憶力減退、癩皮病。

　　【補充來源】：豆類、新鮮深色蔬菜、動物肝、腎、肉、酵母。

（六）、維生素 C（抗壞血酸）：

　　【主要功能】：促進體內氧化還原作用，和維持結締組織的正常代謝有關，能抗壞血病，增加機體抵抗疾病能力，促進損傷癒合。

　　【缺乏時的病症】：壞血病、齒骨不固、牙齦出血、血管脆弱、皮下出血、貧血。

　　【補充來源】：新鮮蔬菜和水果、尤以野莧菜、苜蓿、青椒、油菜、青蒜苗葉、山楂等為多。

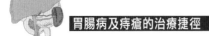

（七）、維生素 D（抗佝僂病維生素）：

【主要功能】：促進腸內鈣、磷吸收、增進鈣片，促使骨骼、牙齒正常發育。

【缺乏時的病症】：兒童軟骨病，成人骨質軟化症，齒質生長屬緩。

【補充來源】：魚肝油、牛奶、蛋黃、菇、酵母、人皮膚中有一種物質，經日光照射亦可變成維生素 D，所以，多曬日光也可獲此。

（八）、鈣

【主要功能】：構成骨略、牙齒的主要成分，幫助血液凝固及肌肉收縮、維特心跳規律，體內酸鹼平衡以及毛細血管的正常滲壓。

【缺乏時的病症】：骨骼、牙齒發育不全，骨質鬆軟，嚴重時可致軟骨病，骨質軟化病，血凝不佳，易流血不止，手足抽筋。

【補充來源】：小魚、蝦皮、動物軟骨、豆腐、青菜、牛奶、蛋、大豆、麥麩、硬果，葡萄，和維生素 D 同時進食，易於吸收。

以上僅是基本營養的攝取參考，人體有其基本的營養素，因此別的營養一樣重要，只有均衡的營養才能保持胃腸的健康進而獲得身體的健康。

三十三、善於利用台灣本地盛產蔬菜、水果以補充不足的營養

台灣盛產的疏菜、水果很多，營養豐富，一年四季都有，我們應該充分利用攝取以維護我們的健康，其種類及功效如下，可多加參考。

（一）盛產的蔬菜：

1、**小黃瓜：**富含蛋白質、醣類、纖維質、鈣、磷、鐵等，能調節膽固醇、保持腸道健康、減少脂肪產生、預防心血管病，富含鉀鹽、維生素 A、B、C，有助抗氧化。

2、**洋蔥：**含少見的前列腺素 A、硫化丙稀、硫化丙稀、蒜蔥素、類黃酮素、硒、維生素 C、胡蘿蔔素，有助抗氧化、防感染、降血壓、緩解及穩定糖尿病、抑制癌細胞。

3、**大蒜：**富含維生素 B_1、B_2、C，有抗氧化等多種生物效應，可降低致癌物形成，提振免疫力，並防心血管病及中風。

4、**高麗菜：**含 β- 胡蘿蔔素、維生素 C、黃體素、硒、葉綠素等，有助防癌健身，纖維素高，防便祕、痔瘡。

5、**山藥：**含黏質多醣體，可提升免疫力、保護腸胃。提供九種人體不能自製的胺基酸。纖維量高，防便祕、痔瘡。含防癌所需的皂甘。但甲狀腺亢進者要限量。

6、**菠菜：**富含維生素 A、C、鐵、鈣，含鐵量尤高，可以改善貧血。含大量 β- 胡蘿蔔素，能抗氧化。含維生素 B 群、E、食物纖維，防便祕、痛風。

7、**大白菜：**含多種維生素 A、B、C、F，及稀有元素鋅、錳、硒、鎳、碘、銅。含維生素 C 最豐，有助提升免疫力，抗衰老、防癌症。

8、**甘藍菜：**富含胡蘿蔔素、鐵、黃體素、維生素 E、B 群及抗癌物質。鈣質含量比牛奶高，有助骨骼發育。鉀含量高，可降血壓、調節體內電解質平衡。

（二）盛產的水果：

1、**檸檬：**富含維生素 C，防治壞血病、促進傷口癒合。含鈣、鉀、鎂，中和酸性物質、平衡電解質，含檸檬酸，可緩和妊娠不適。

2、**鳳梨：**富含糖類、纖維、維生素 C、B_1，促進消化、消除疲勞。含菠蘿丁酸脂，刺激唾腺分泌、提振食慾。所含酵素能分解肉類蛋

白質、脂肪，降低油脂吸收。

3、**西瓜**：水分高、熱量低。富含維生素、胡蘿蔔素、鉀。富含單糖類，補充血糖，保持腦力。紅肉含番茄紅素，助抗癌，保護心血管，白肉清熱解毒。

4、**木瓜**：富含水溶性膳食纖維，減緩糖脂質吸收，改善腸胃道的酸鹼環境，避免便祕。含鉀、維生素 E、C、胡蘿蔔素、葉酸，保護心臟及胎兒健康。

5、**香蕉**：含糖、脂質、纖維量高，幫助消化吸收、防便祕、痔瘡、結腸癌。偏鹼性，可中和胃`酸。含腫瘤壞死因子的活性物質、貝他 - 胡蘿蔔素、維生素 A、C、E 等，可抗氧化。富含礦物質鉀、磷、鈣、鐵，有助降血壓。

6、**葡萄**：提供鉀、鐵維生素 C。抗氧化能力是水果之冠，強力清除自由基，預防血栓塞、心血管病、中風。紅葡萄醇抑制癌細胞增生，

7、**柳丁**：含類胡蘿蔔素、柑橘黃酮多酚，防癌、防心血管病。富含維生素 C。

8、**番茄**：含葉酸、維生素 C、β - 胡蘿蔔素、鉀。煮熟時番茄中的茄紅素會釋出更多，強力抗氧化，防肺癌、胃癌、攝護腺癌成效佳。

其他的蔬菜、水果還有很多，如南瓜、茄子、小白菜、皎白筍、竹筍、蘿蔔、空心菜，釋迦、芒果、龍眼、荔枝，都有各自不同的營養素，不勝枚舉，請自行查閱。

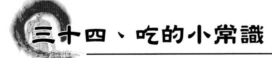

三十四、吃的小常識

除了以上重要的營養素之外，有關一些吃的小常識吾人不可

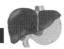

不知，因為這些小常識當你需要的時候也許對你身體有著莫大的幫助，從而避免生病的痛苦，幫助你快速恢復健康，或者事先預防疾病的到來，這些看起來不起眼的有關吃的小常識，常會產生對胃腸及其他相關疾病重要影響，我把所知值得參考的資訊整理於下，提供給有需要的人靈活應用：

（一）、早餐吃粥養胃氣

中國人非常講究吃，在以前，北方人早上愛吃饅頭配上豆漿，或小米粥，南方人則習慣吃稀飯配點小菜，客家人在三、四十年前早上都是吃乾飯配菜，因為客家人勤儉物實，吃完飯要到田裡工作，這些都是很好的飲食，但曾幾何時，時代快速的變遷，幾乎大部分的人家都受西方飲食文化的洗滌都改吃三明治、漢堡配上冰奶茶、冰牛奶了，我覺得非常可惜，其實早餐吃粥是可以養胃氣的，黃帝內經裡曾有大病治癒幾分之後，其他未完全恢復的部分是要靠蔬果等飲食來調養胃氣的，講白了就是要讓身體所欠缺的營養可以借由胃腸的吸收來補充，大病之後或胃腸本虛的人一下子就要吃上乾飯是難以達到吸收的目的，也不能學西洋人吃冰的飲料來破壞胃氣，傳統中醫是非常注重胃氣的，胃氣就是胃運化的能力，運化的過程中是要保持適當的溫度的。

所以要借由粥來慢慢在不損害胃壁的情況下來補充營養，粥是稀的比較容易消化，但也不能過稀，過稀水分太多營養被稀釋這樣也不好，最好乾稀適中，粥也要講究營養，有名的八寶粥、養生粥、糙米黃豆粥等裡面的內容物都有加一些富含營養而又健脾去濕的中藥，如薏苡仁、枸杞、白扁豆、芡實、蓮子、紅棗、淮山、胚芽米、桂圓等，做為調養身體或養生我覺得這肯定要比吃三明治好。

（二）、養血安神、補益心脾的幾種好食品

台灣的奇異果都是進口的，奇異果含有大量的維他命 C，可提

升免疫系統功能，強化細胞的保護和修復。此外，奇異果還含有強化心臟功能與呼吸系統。在睡前吃上一或兩顆奇異果，連吃四星期後，可大大改善睡眠品質，加速入眠的時間，使睡得更好，原因是它含有大量的抗氧化維生素及血清素，睡眠不好的人體內抗氧化物成分偏低，血清素也不足，因此容易焦躁，神經緊繃，無法放鬆入睡，血清素是一種神經傳導物質，讓腦部的神經傳導正常，自動調節睡眠機制，能幫助身體鎮靜、放鬆，改善睡眠，本土產的香焦可改善憂鬱，也有這個效果。

中藥中的甘麥大棗湯、酸棗仁湯、龍眼乾可促進血清素的增加也可助眠。龍眼乾是很好的養生補品，主要功能滋補氣血、養血安神、補益心脾，主治脾虛泄瀉、失眠健忘、病後及產後血氣不足等，也可治因心血虛引起有關的神經衰弱症，亦有充實腦力的功效，改善手腳冰冷，失眠健忘、貧血虛弱的症狀，可顧腎虛及膀胱，故可治小孩及老人夜尿。龍眼乾肉含磷、鉀、鈣、鎂、維生素 C 及 B_2。多食龍眼肉易生濕熱，有鬱熱者不宜，龍眼乾燥熱，怕燥熱的人可配枸杞、紅棗、百合、麥冬燉服，但糖尿病病人不宜吃龍眼肉或乾。

（三）、過敏體質者的禁服食品

過敏體質者禁服下列食品：傳統醫學對過敏體質者禁服發物，發物就是容易誘發藏在身體內的過敏因子，因為這些過敏因子被誘發後會加重疾病的嚴重性，使疾病更加難好，所以有過敏因子者應該僅記。

蛤類、蚌肉、蝦、蟹、茄子、香菇、蘑菇、筍、芥葉、公雞、豬頭肉、鵝肉、芒果及其他有殼類之海鮮等，最易刺激疾新病及引發過敏反應。

若你已在治療疾病服藥當中，請絕對禁止吃冰及冰凍食品！

（四）、飯前香蕉百病消

雖然乍聽之下好像有點誇張，但實際上香蕉確實好處多多。台灣盛產香蕉，常被外銷到日本不是沒有原因的，因為香蕉營養及維生素豐富，許多文明病都需要用到它，在多種水果中香蕉的免疫活性最好，能夠增加白血球，改善免疫系統的功能，還會產生攻擊異常細胞的物質 TNF，所以可透過吃香蕉來提升身體的抗病能力以預防感染，特別是預防感冒和流感等病毒的侵襲。除此之外它還有以下的功能：

1、香蕉含胺基酸，會轉化成血清促進素，對罹患抑鬱症的人，在吃過香蕉後，會感覺令人鬆弛、情緒提升。

2、香蕉鐵質含量高，能刺激血液內的血色素。

3、香蕉含極高量的鉀，鹽份低，是理想的降血壓水果。

4、富含鉀質的香蕉，能提高學生的專注力，對記憶力有幫助。

5、香蕉的纖維質很高，可幫助腸胃正常的蠕動，能促進排便。

6、香蕉對身體有一種天然的制酸性，有鎮痛作用。消除便祕，是天然的輕瀉劑。

7、香蕉的維生素 B 含量高，可消除緊張，幫助舒緩神經系統。

8、香蕉還可以中和胃酸和減少潰瘍疼痛。

9、香蕉所含的鉀，可以調節心跳使之正常化，從而將氧氣順利送到大腦，調節身體的水分。當受到壓力緊張時，我們的新陳代謝就會加快，因而使鉀的水平下降。鉀含量高的香蕉，正好作補充。

10、香蕉含量豐富的鉀可緩解眼睛乾澀避免其過早衰老，每天吃一根香蕉，能產生一定的緩解作用。

（五）常吃豬皮好處多多

豬皮中具有大量的膠原纖維及彈性纖維，同時含有結締組織蛋白質，也就是膠原蛋白與彈性蛋白及角質蛋白、白蛋白、球蛋白等，膠原蛋白質是生長皮膚細胞的主要原料，因此吃豬皮具有美容

養顏、使肌膚嫩白、消除皺紋的功效，其他營養成分還含有鈣、磷、鐵等。

膠原蛋白對人體的皮膚、筋、軟骨、骨骼及結締組織具有生理上的重要作用，對一般孩童生長遲滯，能促進生長發育，又能治鼻衄，齒衄，胸滿心煩、下利咽痛，對中老年人眼睛飛蚊症、退化性關節炎、筋骨僵硬而產生的痠痛具有良好的保養及治療的作用。我曾治七十四歲老人飛蚊症，居然服用一個月的豬皮補充膠原蛋白便痊癒了。

中醫認為，豬皮甘涼而平，具有有滋陰補虛、清虛熱、潤肌膚、益氣血、充精髓的功效，常食可使皮膚潤滑，豔麗有華，老人食之，能治紫癜，減慢機體細胞老化，使身體強健，延年益壽，婦人服之，能養顏美容，治貧血，月經崩漏等症。

豬皮的營養價值高，其蛋白質的含量是瘦豬肉的 1.5 倍以上，碳水化合物比豬肉多 4 倍多，而脂肪的含量是瘦豬肉的百分之七十九。它所含的蛋白質的質量不及豬肉，是簡單的不完全蛋白，必須胺基酸只佔 1/8，吃豬皮主要是取其膠原蛋白和彈性蛋白。膠原蛋白會隨年齡的增長而消失，故必須補充，否則老化退化隨之到來。在《傷寒論》裡有豬膚湯的記載：「少陰病，下利咽痛，胸滿心煩，豬膚湯主之。」

吃豬皮不存在膽固醇高的問題，但還是有些人會怕，若怕膽固醇高可加等量的大蒜一同燉滷，會把不好的低密度膽固醇去掉，這樣就可安心服用。

胃腸病的人大體瘦者多，瘦人營養不良容易老化進而痠痛，故應隨時補充膠原蛋白，以保健康。

（六）芋頭和番薯營養豐富

台灣盛產芋頭和番薯，三、四十年前或更早以前，生長在農村家中的人常有吃這兩樣菜的經驗，番薯又叫地瓜，常和飯煮來吃，

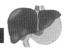

富人都喜吃白米。以前地瓜跟地瓜葉是拿來餵食豬吃的，豬吃了極富營養的地瓜跟葉，所以都長得肥肥胖胖的，沒有想到數十年以後風水輪流轉，現代的人卻又流行吃地瓜及燙地瓜葉了。為什麼會這樣？原因是現在的蔬菜常有農藥殘留，土壤貧瘠，吸收不到地裡的礦物質及維生素，很多人都吃出毛病來，所以又想回歸自然，去吃以前農人家常吃的東西，當然它們本身極富營養是重要的誘惑條件。

先說芋頭好了，網路上有這樣的記載，我認為資料是可靠的；

❶芋頭中富含蛋白質、鈣、磷、鐵、鉀、鎂、鈉、胡蘿蔔素、煙酸、維生素 C、B、皂角貳等多種成分，所含的礦物質中，氟的含量較高，具有潔齒防齲、保護牙齒的作用。

❷其豐富的營養價值，能增強人體的免疫功能，可作為防治癌瘤的常用藥膳主食。在癌症手術或術後放療、化療又其康復過程中，有輔助治療的作用。

❸芋頭含有一種黏液蛋白，被人體吸收後能產生免疫球蛋白，或稱抗體球蛋白，可提高機體的抵抗力。故中醫認為芋芳能解毒，對人體的癰腫毒痛，包括癌毒有抑制消解作用，可用來防治腫瘤及淋巴結核等病症。

❹芋頭為鹼性食品，能中和體內積存的酸性物質，調整人體的酸鹼平衡，產生美容養顏、烏黑頭髮的作用，還可防治胃酸過多症。

❺芋頭含有豐富的黏液皂素及多種微量元素，可幫助機體糾正微量元素缺乏導致的生理異常，同時能增進食慾，幫助消化，故中醫認為芋頭可補中益氣。人體吃了以後可助恢復元氣。

再來談一下番薯；

番薯屬鹼性食物，含有極高纖維質，及蛋白質、脂肪、銅、鈣、鈉、磷、鉀、鐵、胡蘿蔔素、維生素 B_1、B_2、C 等，番薯經蒸煮後，內部的澱粉會發生變化，比生食多出百分之四十左右的膳食纖維，可以促進胃腸蠕動，幫助消化，預防便祕減少腸癌的風險，也可中

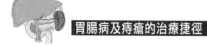
和人體內所累積過多的酸（如吃太多肉、蛋，或疲勞引起的酸），番薯中的膠原及黏液多醣類物質在預防動脈硬化及保持血管彈性上有很好的助益，並能加強多餘膽固醇的排泄作用。

此外還有健脾益氣、解毒清熱，以及增強人體免疫功能，有補虛、強腎、暖胃，還能防止肝腎中結締組織萎縮，預防結締組織疾病發生。番薯又叫地瓜，地瓜不僅吃了有飽足感，且含有大量寡糖可滋養腸道益菌，抑制壞菌，預防腸癌。所含的類雌激素（Phytoestrogen）、脫氫表雄酮（DHEA），可降低荷爾蒙相關癌症的發生。

番薯雖屬澱粉類食物，但纖維含量卻是白米飯的 10 倍以上，番薯富含類胡蘿蔔素，這種維他命 A 成分為抗氧化物，具防癌效用；而番薯的鉀離子含量，更可穩定血壓。番薯可促排便順暢，將腸胃中累積的毒素排出。由於番薯的纖維含量高，可減少皮下脂肪，抗炎等，吃一個番薯所得的飽足感就如同吃下一碗飯，若以番薯取代三餐白米飯，長期下來，可見減肥效果。

最近還發現其中含類似女性荷爾蒙物質，對保持皮膚細緻、延緩衰老有相當的效用；番薯的維他命 C 含量豐富，即使在加熱以後也不會被破壞掉，所以它是很好的維他命 C 的來源。它的熱量低，但所含蛋白質比雞蛋高，所含的維他命 E 是糙米的兩倍。且烤番薯在胃腸衰弱氣力不足時有補中益氣的效果，常吃番薯有益健康。

（七）喝豆漿要注意什麼？

早餐喝豆漿配饅頭為主食這是很平常的事，但喝豆漿還是有講究的，喝太多或過了九點以後才喝，以及體質虛寒的常吃，喝了容易滑腸，這些都是應注意的事。我參考部分網路的資訊，在臨床上驗症，認為有些是可取的。

豆漿性平味甘，滋陰潤燥，利水下氣，養顏補虛。豆漿中不僅富含人體必需的植物蛋白和磷脂，還含有維生素 B_1、維他命 B_2、菸

鹼酸及鐵、鈣等營養素。常飲豆漿可維持正常的營養平衡，全面調節人體的內分泌系統，降低血壓、血脂，減輕心血管負擔，增加心臟活力，優化血液迴流，因而豆漿是防治高脂血症、高血壓、動脈硬化等疾病的理想食品。

豆漿雖好，但飲用起來也有講究，否則很容易誘發疾病。豆漿是富含營養的食品，兒童常喝豆漿有益身體健康發育，但一歲以後的幼兒才可以喝豆漿，要防止一次喝得過多，以免蛋白質過敏。同時還應注意以下幾點：

1、**要徹底煮開：**因為生豆漿裡含有皂素、胰蛋白酶抑制物等有害物質，未煮熟就飲用，會發生噁心、嘔吐、腹瀉等中毒症狀。所以豆漿必須煮開，而且在煮豆漿時還必須敞開鍋蓋，這是因為只有敞開鍋蓋才可以讓有害物質隨著水蒸氣揮發掉。

2、**不要在豆漿裡加入雞蛋：**原因是雞蛋中的黏性蛋白（雞蛋清）會與豆漿裡的胰蛋酶結合，產生不易被人體吸收的物質，使雞蛋和豆漿均失去原有的營養價值。

3、**不應空腹飲豆漿：**如果空腹喝豆漿，豆漿裡的蛋白質大都會在人體內轉化為熱量而被消耗掉，不能充分起到補益作用。飲豆漿的同時吃些麵包、饅頭等澱粉類食品，可使豆漿中的蛋白質在澱粉中的作用下，與胃液較能充分地發生酶解，使營養物質被充分吸收。此外，最好不要讓嬰兒空腹飲豆漿，豆漿裡的蛋白質大都會在人體內轉化為熱量而被消化掉，營養成分不能被嬰兒充分吸收。

4、**忌飲超量：**豆漿雖好，但也不能飲用過量，一次飲用豆漿過多，超過 500CC 容易引起蛋白質消化不良，出現腹脹、腹瀉等不適症狀。從早到晚都喝豆漿，總量超過 1000CC 長期下來易造成雌激素過多而誘發癌症。

5、**忌放紅糖：**紅糖裡有機酸較多，如醋酸、乳酸等，它們能與豆漿裡的蛋白質和鈣質結合，產生變性物及醋酸鈣、乳酸鈣等塊狀物，不僅有損豆漿的營養價值，也影響豆漿裡所含營養素的吸收。

6、忌用保溫瓶儲存豆漿：把豆漿裝入保溫瓶內，會使瓶內的細菌在溫度適宜的條件下大量繁殖，3～4小時後，就會使豆漿變質。

7、忌與藥同飲：有些藥物如紅霉素等抗生素類藥物會破壞豆漿裡的營養成分，甚至產生副作用，危害健康。因為會發生桔抗反應，喝豆漿與服用抗生素的時間最好在1小時以上。

8、豆漿性質偏寒，容易消化不良、容易打嗝，腎功能不好的人，應少喝豆漿。豆類中的草酸鹽可與腎中的鈣結石合，易形成結石。由於豆漿是由大豆製成，而大豆裡面含嘌呤成分很高，且屬於寒性食物，所以有痛風症狀、乏力、體虛、精神疲倦等症狀的虛寒體質者都不宜飲用豆漿。另外，豆漿在酶的作用下能產氣，所以腹脹、腹瀉的人最好別喝豆漿。另外，急性胃炎和慢性淺表性胃炎者不宜食用豆製品，以免刺激胃酸分泌過多加重病情，或者引起胃腸脹氣。

以前農村早餐大都吃稀飯，客家人則吃乾飯，現在有些年紀的人大都改喝豆漿配饅頭，年輕人則吃三明治配冰奶茶，所以現在的年輕人做事都沒耐力。

喝豆漿要注意，有些寒性體質又容易大便稀溏的人喝豆漿易造成脹氣與腹瀉，這種體質的人應改服養生粥來養胃氣，並用中藥溫中健脾利濕才得以改善。

現在外食的豆漿都加太多水而變稀，好像在喝開水，但太過濃稠的豆漿，又怕有食品添加物，所以自己做的最安全，另外，由於土地耕作物減少，大豆缺乏，有些是進口的，進口的大豆常有基因改造的問題，基因改造的黃豆吃多了容易致癌，所以還是本土的好，只是大豆出產越來越少，價格便水漲船高，這是非常無奈的事。

（八）吃魚比吃肉好

魚是進補的良好水產食品，營養價質極高，其蛋白質含量是豬

肉的兩倍，屬於優質蛋白，人體吸收率高。魚中富含豐富的硫胺素、核黃素、尼克酸、維生素 D，和一定量的鈣、磷、鐵等礦物質。魚中脂肪含量低，但其中的脂肪酸被證實有降糖、護心、防癌的作用。魚類除了富含豐富的蛋白質，且夾帶的脂肪以 Omega-3 脂肪酸為主，是人體所需的必備營養素，人類攝取了魚類的優質蛋白之後，可以被身體充分消化吸收，達到恢復體力、修補傷口、美容養顏、延緩老化、降低膽固醇、預防動脈硬化、心臟病、減少身心症、預防骨骼疏鬆症、老人失智症、自體免疫疾病等作用。魚肉蛋白質纖維結構短，好嚼，口感佳，容易被人體消化吸收，是增進幼童成長發育的必須營養素，也是提供人體生長需要的重要養分，一旦人體出現傷口的時候，也必須靠攝取適量的蛋白質來修補細胞組織，促進傷口癒合。

此外，蛋白質也是維持身體運轉和供給能量不可或缺的營養素。魚類還有幼兒成長發育需要的 EPA 及 DHA，讓孩子適量攝取魚類食物，不但對生長發育有所幫助，也可以增強青少年和兒童的智力發展。日本人極著重吃魚，他們所吃的魚都是用煮的多，有些是烤的，就是很少看到炸的，臺灣自助餐廳的魚幾乎都是用炸的，不太著重營養價值，吃炸的魚裡面都是一堆油，對身體極為不利，不如不吃。還有吃巴掌大的魚鈣質含量多，可多攝取。

（九）早上吃的好，中午吃的剛好飽，晚上吃的少，三餐定時定量不可過飽。

這句話聽起來很容易，但做起來不簡單，但確是很重要的課題，如果沒有盡可能按照這個方法去做，則很可能吃出一堆問題。早餐要吃的好，多攝取有營養的食物，如果能恢復以前小時候的吃飯配菜，那是最好不過，但大部分的現代人都吃漢堡、薯條、三明治、蛋餅配上冰奶茶，營養不及以前，所以現在的人常上班沒精神，因為吃的都是精緻食品，又過時吃，所以老是鬧肚子脹，沒排便的人

很多,早餐進餐時間為 7 至 8 時左右,中餐(12 至 1 時之間)要吃的剛好飽,中午小睡一番,下午工作精神就會變好,晚餐進餐時間6 至 7 時左右最剛好,晚餐也要吃得有營養但量要稍少,而不是吃的更飽,因為晚上睡覺的時候很多臟器都在休息,尤其是胃,睡覺時胃也在休息所以晚餐要吃的少,如果晚餐吃太飽或太晚吃,此習慣長久下來胃腸一定會吃出問題,不但如此胃腸之外的疾病也會無形中被製造出來,

❶多餘的熱量因晚上活動量少而被堆積,在胰島素的作用下合成脂肪形成肥胖。

❷肥胖本身即易誘發糖尿病,且長期晚餐過飽、過晚,易刺激胰島素分泌,增加胰島素負擔,除加速老化之外還易誘發糖尿病。

❸晚餐吃過飽,蛋白質食物無法完全被消化,容易在腸道細菌的作用下產生有毒物質,加上活動量小及進入睡眠狀態中,使得腸壁蠕動變慢,延長有毒物質停留,徒然增加大腸癌發病機率。

❹睡眠時臟器都須要休息,吃太飽吃太晚會造成內臟過度的工作而刺激大腦,使大腦處於興奮狀態而造成失眠、多夢,長期下來易誘發神經衰弱。

❺因吃太飽引起腦部興奮不能休息,腦部容易退化而罹患癡呆。❻晚餐長期晚吃及過飽會讓胃部負擔過重難以消化,刺激大腦不易入睡,所謂的「胃不和則臥不安」,長期睡眠不好易誘發血壓高。

❼晚餐長期晚吃及過飽也跟尿路易結石有關,人體排鈣的尖峰時間在餐後 4 至 5 小時之間,太晚進餐則排鈣的時間會被延後而進到睡眠時間,於是尿液易滯留在輸尿管、膀胱、尿道中,致使尿中鈣不斷沉積終致形成小的結晶體變成結石。

除此之外還有脂肪肝、動脈硬化也跟晚餐吃太飽太油膩不易吸收造成毒素堆積有關,因此飲食的習慣正確很重要,不可等閒視之。

吃的常識講起來還有很多,僅就所知列舉如上。

三十五、酵素、酵母、乳酸菌、益生菌、優酪乳有何不同？

　　在診治胃腸病中常聽到患者在消化不好或排便情況差時便自行服用酵素、乳酸菌、或者益生菌，也有的人去超市買優酪乳吃以助排便，也有人吃酵母來補充營養並幫助排便，但這些服法大都只是輔助而已，不是治病的主角，故並不能達到真正治病的目的，真正要治胃腸的疾病還是要找真正會看胃腸病的中醫師，因為他會根據你的病症準確的開藥處方，並告知你原因出在那裡？及平常應如何避免胃腸病的發生，不是自作聰明到藥房購買這些菌自服就能解決問題的，我不反對他們自行買菌來服，但要徵詢專業的中醫師較好，因這些各類的菌有其各自的作用在，不能隨便亂服，有時多服不見得有益，略述如下：

（一）酵素

　　什麼是酵素？在生物體內進行新陳代謝作用所需要的有機催化劑就稱為「酵素」。酵素有多種，在生物體內能分解澱粉的只有一種，即「澱粉水解酶」。酵素是在所有活的動、植物體內均可發現的物質，作用是維持身體的正常功能、幫助消化食物、修復身體組織等。酵素是由蛋白質構成，幾乎所有的身體活動它都參與，雖然人體儘管攝有足夠的維他命、礦物質、水分及蛋白質，但若沒有酵素來做催化劑，仍無法維持生命正常的運作。

　　酵素輔助體內所有的功能。在水解（Hydrolysis）反應中，消化酵素分解食物顆粒，以貯存於肝或肌肉中，此貯存的能量會在必要時，由其他酵素轉化給身體使用。酵素也利用攝取進來的食物以建造新的肌肉組織、神經細胞、骨骼、皮膚或腺體組織。酵素還分解有毒的過氧化氫（Hydrogen peroxide），並將健康的氧氣從中釋放出來。酵素的功用很多，它可使鐵質集中於血液，也幫助血液凝

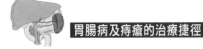

固，以停止流血。酵素也促進氧化作用，此過程中氧會被結合到其他物質上。氧化作用會製造能量。酵素也將有毒廢物轉變成容易排出體外的形式以保護血液。

天然的酵素存在於蔬菜水果中，因此正餐之後又能均勻的服用水果，根本不須要再花冤枉錢去藥房買昂貴的酵素，酵素不能吞服過量，尤其經製成粉末的酵素吞服過量容易造成拉稀。

（二）酵母菌

酵素跟酵母菌不同，酵母菌是一種微小的單細胞菌類，肉眼無法看到。酵母菌屬於真菌類，但與一般真菌類具有細長的菌絲不同，酵母菌只有單細胞。酵母菌是生長在含糖分的物質上，最常見的是在植物的果實、樹葉、樹幹、花蜜腺上。

很多地方都有酵母菌生存，除了能在土壤、空氣中、植物體、動物體中生存外，還能生存在我們的食物上。例如，牛奶、乳酪、肉類等，使食物易於腐敗，卻也能因它在分解食物的過程中產生芳香酯類，而具有特殊的香味。例如，豆腐乳、豆鼓、味增都是利用酵母菌發酵所製成的產品。另外還有一些酵母菌會寄生在動物體內造成病害。

由於酵母菌本身含有豐富的蛋白質，對人類與動物來說甚具營養，所以製糖公司常將製糖產生的糖蜜用來培養酵母菌，做成酵母片或酵母粉，是大眾皆宜的營養產品。

由於酵母菌可以行無氧呼吸將糖發酵成酒精與二氧化碳，所以自古就被拿來釀酒與製造麵包，酵母使麵糰膨大。除了酒精之外，酵母菌的其他代謝產物，像脂肪、維生素 B_2、解脂酶等，都可以應用在工業與醫學上。

（三）乳酸菌

乳酸菌與酵素定義上是完全不一樣的。電視廣告中經常提到的

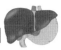

A、B菌字樣其實是乳酸菌的一種，A、B菌分別是指 Lactobacillus Acidophilus（嗜酸性乳酸菌）及 Bifidus（比菲德氏菌、雙叉乳桿菌）。以比菲德氏菌來說，它出生時即存在於腸道中，如果餵食母奶，嬰兒體內的比菲德氏菌可佔百分之九十五以上的優勢，但如果餵食嬰兒配方奶粉，比菲德氏菌就會減少，因此餵母乳的嬰兒比較不容易拉肚子，因為腸道被比菲德氏菌盤據，造成腹瀉的害菌就無法囂張了。A、B菌有益腸道，不過要把A、B等好菌送到腸道中並不容易，因此有廠商將菌種包上了腸衣膜，這樣到腸內才會溶解並發揮作用，不過被送到腸中的乳酸菌如果水土不服，最後活不下去的居多，因此一來要持續補充，二來也要搭配良好的飲食習慣讓腸內好菌有更合適的生存空間。

乳酸菌的功用：

1、促進腸胃的消化吸收

由於乳酸菌可以調整腸道細菌生態，扮演著觸媒的角色，使幫助維生素B群及維生素K的合成吸收的益菌能正常生長繁殖。乳酸菌的代謝物並有助腸道的正常蠕動，乳酸菌並能抑制維生素 B_1 分解菌在腸道中分解維生素 B_1，可使維生素 B_1 免於缺乏。

2、治療急性腹瀉及預防腹瀉

乳酸菌會產生大量的乳酸、醋酸等有機酸，抑制造成腹瀉的細菌及病毒生長繁殖。對腸胃敏感及水土不服的人非常適用。

3、降低腸道癌病變的機率

某些有害菌產生的酵素，會使大腸內的致癌原轉成致癌物質，因而提高大腸發生率。乳酸菌可減低這些有害酵素的活性，並能加速排出這些毒素則可降低大腸癌的發生機率。

4、強化免疫系統

乳酸菌可活化腸道部位的巨噬細胞及淋巴細胞的產生，使免疫球蛋白A（IgA）的濃度提升，並且產生 γ-干擾素及抗腫瘤因子，以抑制腫瘤細胞形成；當然乳酸菌調整菌叢生態的功能，也使免疫

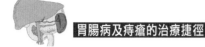

系統能更有效的對抗害菌，使害菌無以為生。

5、抗氧化、抗老

乳酸菌也能清理自由基，並改善排便，避免便祕。也避免體內毒素的堆積，因此也能延緩老化，保持青春。

（四）益生菌

益生菌的定義即是「任何可以促進腸道菌種平衡，增加宿主健康效益的活微生物」，而益生菌主要是指乳酸菌和部分酵母菌。主要功能在對抗腸道致病菌，抑制腸內腐敗，益生菌在腸道進行發酵，分解醣類，產生乳酸或醋酸，使腸內環境保持酸性，從而抑制腐敗菌的增生。幫助消化，改善腹瀉，改善乳糖不耐症，降低膽固醇，降血壓，改善免疫功能及提升抵抗力，降低幽門菌的感染，製造維生素，促進鈣吸收，抗老化，預防老人癡呆。

（五）優酪乳

優酪乳是牛奶發酵後而製成的，發酵後的優酪乳含有比牛奶更多的游離胺基酸，其中的乳酸桿菌有分解蛋白質的功能。優酪乳含有牛奶中的優質蛋白質、脂肪、乳糖、維生素、礦物質及鈣。優酪乳中的乳酸使蛋白質容易被消化，優酪乳的蛋白質價值比脫脂牛奶高出 9.5％。

優酪乳中的鈣容易被吸收，濃度高，市面上的優酪乳每一毫升即有一毫克左右的鈣，食用後有預防骨質疏鬆症的功效，故東方人、素食者、停經後或卵巢割除後的婦女、少運動的人、及使用類固醇的人等，若要攝取足夠的鈣，喝優酪乳不失為其中的一種方法。

優酪乳的功效如下：

1、避免乳糖不耐症及牛奶過敏症

人自生下來的前兩年裡，體內有許多乳糖酵素，可分解牛奶中的乳糖，隨著年齡的增長，乳糖酵素逐漸減少，終至無法消化牛

奶中的乳糖，變成乳糖不耐症，即一喝到牛奶就拉，成年人較多乳糖不耐症。

有些人會對牛奶裡面的蛋白質產生過敏反應，而造成腹瀉、嘔吐、腹痛等症狀，有些兒童的過敏反應更嚴重，飲用牛奶之後數分鐘內嘴唇、舌頭即腫脹起來，或者引起蕁麻疹，故不是每個人都可服用。牛奶也可以引起呼吸道的過敏反應，包括鼻炎、喉嚨中有痰、常常清喉嚨、睡覺時呼吸困難、慢性咳嗽、支氣管炎，肺炎及氣喘。對牛奶過敏者或有體質過敏者要少吃牛奶、乾乳酪及冰淇淋。

2、活性 B 群維他命可供人體使用

B 群維他命對人體健康很重要，每天吃優酪乳等於每天補充活性維他命 B 群。維他命 B_1（Thiamine），就是硫，它是細胞利用碳水化合物產生能量的輔助酵素（Coenzyme）系統中的一種成分，與人體許多器官系統功能的維持有關，維他命 B_1 是一種強力抗氧化劑，能控制游離根，可對抗動脈硬化及關節炎、維持皮膚及結締組織的彈性及柔軟、預防腳氣病、強化免疫力、抗癌、幫忙去除環境污染物的毒性、拮抗煙酒的不良效應、預防腦中風和心臟病發作、及防止老年人的糖尿病演變為 Wernicke-Korsakoff 症候群。

維他命 B_2 可幫助身體循環使用已被氧化的麩基硫（Glutathione）。缺乏維他命 B_2 時會引起口角炎。且有畏光的症狀。

維他命 B_3（Niacin）又稱菸鹼酸，是人體抗氧化系統及許多酵素系統中的重要成員，維他命 B_3 的作用尚包括升高高密度脂蛋白（HDL）、降低低密度脂蛋白（LDL）、對抗氣喘等過敏症、提升和穩定血糖的功效、及類似鎮定劑的安睡效果。

維他命 B_5（Calciumpantothenate）就是泛酸，是製造神經傳導物質的必要成分，也有抗氧化及抗身心壓力的功能。在臨床治療上它可增強運動的體力及持續力、對抗關節炎、風濕病及晨間的僵硬症、幫忙去除空氣污染物的毒性、有保護皮膚及毛髮的美容效果、可去除臉上的老人斑、縮短食物通過胃腸道的時間以幫助消化。

3、優酪乳可強化免疫力、抗癌

優酪乳比牛奶含有更多的游離胺基酸、豐富的鈣質及 B 群維生素、比牛奶更易被人體消化及吸收，可用於乳糖不耐症或牛奶過敏症的病人、且有強化免疫力、抗菌、降膽固醇、及抗致癌等作用，故優酪乳有益健康。想要健康及長壽的朋友們，不妨常吃優酪乳，尤其是自製的優酪乳。

優酪乳雖然含有做成晶球的乳酸菌，但因為優酪乳必須在冰箱冷藏，所以必須冰冰的服用，而我們的胃是要在一定的恆溫下才能作功，若經常持續服用，則必寒涼傷胃，形成消化功能遲鈍，對胃不利且有害健康，所以要吃優酪乳要退冰，否則還不如吃固體的乳酸菌，除此之外，優酪乳通常加入了大量的糖分讓味道變的更好，而這些糖分對於有過敏體質的小朋友是一種傷害，所以喝優酪乳的好處也會被抵消一部分。優酪乳雖好，但並非每個人都適合喝。喝優酪乳仍然會腹絞痛、拉肚子的人大有人在，具有這種體質的人就不宜勉強飲用。

三十六、認識食品添加物

在 2013 年的時候，經常聽到電視在揭發食品添加物的事件，民眾無不驚訝，例如毒澱粉事件，沙拉油事件，今年又發現豆芽菜泡過化學藥粉，就連蘿蔔乾也無法倖免，還有網路盛傳的勾芡食物裡有的也含嫩精，店家為了牛排鮮嫩讓客人吃了容易上門也泡上加上含香料的嫩精，燒仙草加硼砂，簡直無奇不有，這些東西吃進肚內，只會損害健康，而使癌症增加，所以我們不能不對目前的食品添加物多做一點瞭解。目前台灣食品添加物，其加工製造過程中，百分之九十以上都含很缺德的化學添加物，不肖業者為了使產品看起來漂亮，並增加食品口感度，或為了節省成本，無不添加了危害

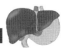

消費者身體健康的化學加工劑，吃太多的加工食品，防腐劑長期累積在體內，毒素無法代謝，形成身體的致癌元兇之一，若平時我們對這些添加食品多加注意，多少可以避免一些不必要的毒素，以確保自身的健康。2014 年 9 月又多了餿水油提煉香豬油事件，台灣的食安真的出了問題。

茲將我們日常所吃食品上所標示，其化學原料專有名詞陳列於下：

（一）硼砂
【用途】：用於脆丸、油麵、魚、蝦。

【身體症狀】：若積存體內過多則產生硼酸症，患者皮膚出紅疹斑、嘔吐、腹瀉、少尿、禿髮、貧血、胃潰瘍。

（二）防腐劑
【用途】：用於肉類製品、乳製品、酒類，及日常生活食用品。

【身體症狀】：頭疼、頭昏、呼吸困難、嘔吐、盜汗、傷及膀胱黏膜。

（三）漂白劑
【用途】：用於肉、牛奶、芋頭、蓮藕、牛蒡、洋菇，麵粉（用過氧化氫漂白）。

【身體症狀】：呼吸困難、頭痛、頭昏、嘔吐、呼吸困難。

（四）色素
【用途】：用於糖果、黃蘿蔔、油麵條、薑、梅子、肉鬆、蛋糕、青豆仁、海帶等。

【身體症狀】：心跳加快，肝癌、嗜睡、腹痛、痙攣。

（五）螢光劑
【用途】：用於吻仔魚、四破魚。身體症狀：易致癌症。

（六）人工甘味劑
【用途】：用於蜜餞。身體症狀：易致肝及脾臟腫瘤。

（七）、起雲劑

【用途】：用於運動飲料、優酪乳、芭樂汁、果醬、果汁、果凍。起雲劑又名乳化劑，目前被塑化劑取代。吃到含有塑化劑的製品，會干擾到人體生殖系統、生殖器萎縮，並透過基因遺傳給下一代。

（八）山黎醇

【用途】：用於製作口香糖，牙膏，是一種合成劑。

（九）阿斯巴甜

【用途】：是目前使用最廣，知名度最高代糖，甜度極高，對腎臟造成負擔，而且有致癌的可能性。

（十）抗氧化劑

【用途】：是一種安定劑，可抑制物質如防止退色、延長食物保存期限。

（十一）己二烯酸

【用途】：果醬必用之防腐劑。珍珠粉圓必放，如不放，一天就酸掉了。

（十二）黏稠劑

【用途】：主要含聚丙稀酸鈉，使水餃皮表面更光滑具彈性，此外，還可以提高水餃皮的保水能力、筋度和彈性，使其耐煮不易破裂。

（十三）、膨脹劑

【用途】：讓饅頭及餅乾、鬆餅等膨脹，如重碳酸鈉、氯化銨。

（十四）軟化劑

【用途】：保持口香糖的柔軟度或作藥物的溶劑，如甘油、丙二醇。

（十五）凝固劑

【用途】：讓豆漿凝固，變成豆腐，如氯化鈣、氯化鎂。

（十六）光澤劑

【用途】：零食、水果的外膜，如蟲膠、木臘、蜜臘。

（十七）炊飯劑

【用途】：其成分是酵素、離安酸、氨基乙酸與矽力控之混合物，屬於樹脂類的防腐消毒劑，有非常 Q 的口感，煮熟後的飯粒，餐館、便當盒業者廣為使用，很損健康。

（十八）酸味劑

【用途】：為食品增添酸味，用於果汁、汽水類之碳酸飲料、冷飲、甜食之類。如檸檬酸、馬來酸、乳酸、酯酸、己二酸。

（十九）著色劑

【用途】：如食用紅色 6 號、食用黃色 4 號（滷肉飯上面都會放上的那片鮮艷黃蘿蔔切片）、紅色 2 號如酸梅、蜜餞等，是最常濫用的添加物，致癌性高。

（二十）苦味料

【用途】：為食品添加苦味，如咖啡因、蛇麻子。

（二十一）脂肪酸

【用途】：是味道很香的廢料，生意人想加在食品中，又不想嚇到消費者，因此取個美美的名字叫做檸檬酸、蘋果酸，誤導大家還以為是好東西。

（二十二）硝酸鈉

【用途】：用來作香腸、火腿、叉燒肉，硝是一種還原劑，用來炒菜五、六個小時後，也不會變菜色，且又脆又綠，豬肉放硝好吃的不得了，目前自助餐業者、快炒店幾乎都在使用。

（二十三）硫酸鈉

【用途】：蓮子、筍乾、竹笙、柿子乾、蜜餞，一定必用硫酸鈉浸過。否則撐不了一天必變樣。

（二十四）糖蜜

【用途】：是味精發酵而成的廢料，是不應該吃的，對人體難以代謝。

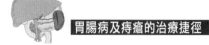

（二十五）糖精

【用途】：當甜味劑使用的糖精，如吃多了仍然會增加致癌率，它非常的甜，目前全台各地賣珍珠、芋頭剉冰連鎖店，或各飲料站據點，九成以上都使用糖精或糖蜜。

（二十六）安基酸

【用途】：食物常用的「鮮味劑」，可添加調味成蠔油、雞粉、香菇精、魚露、柴魚、雞精、高湯塊、烤肉醬、醬油及各種素食調味包。台灣現在的餐廳，有九成是從不熬煮湯的，只要在滾水中加入雞粉調味劑，它的味道遠勝過純雞湯。

（二十七）安基乙酸

【用途】：安基酸的一種，是提供鮮味的調味料，若加在湯頭中，就會變成非常順口美味，但是很傷腎臟，及腰酸背痛，洗腎機率相當大。

（二十八）氫氧化鈣

【用途】：凝固蒟蒻。

下列舉出大家所吃的食品是如何製成的？

（一）木瓜牛奶

行銷於大賣場、便利超商，其成分沒有牛奶，沒有木瓜原汁，加工添加物為水、蔗糖、俊甲纖維素鈉、乳化劑、木瓜香料、天然色素及非脂肪乳固形物，奶粉少許。

（二）珍珠奶茶

其材料為紅茶、紅心粉圓、果糖、香料、奶精，但並未有奶粉成分分，此乃由植物油氫化成。然紅心粉圓大都加入了去水醋酸或己二烯酸防腐劑，以抑制菌類繁衍，此兩種化學劑具高毒性，會有兩成殘留在體內，無法代謝排出，攝取過多量會引發心血管疾病及腎臟病變。

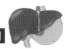

（三）養樂多

是一種乳酸菌飲料，主要成分為水乳糖、聚糊精、蔗糖、活性菌發酵乳。但不肖業者只放糖精及彷養樂多口味化學香料、防腐劑，銷售管道大多是自助餐店家及作便當餐盒業者。

（四）水餃皮

由於交給大賣場或傳統市場的水餃皮製造廠，在拔皮的時候都會黏在機器上，因此加入乳化劑就可以輕鬆拿出，還可以防止皮變乾硬，如果再加上黏稠劑，餃子皮就會變成很有彈性。

（五）、火腿

火腿的製作食材是豬腿肉、粗鹽、紅糖、香辛料，其製作過程屬大陸正宗金華火腿最為講究嚴謹，但有一種像灌大腸型的切片火腿培根，它的食材是豬肉、大豆蛋白、乳蛋白、食鹽、亞硝酸鈉及多磷酸鈉、麩酸鈉、豬肉精、加工澱粉、黏稠劑、紅色素、蛋白質水解物。

（六）咖啡奶油球

其成分並不是由牛奶或鮮奶油製成的，它是植物性脂肪、乳化劑、黏稠劑、色素、香料、抗氧化劑、PH 調整劑。在普通狀態下，水、油是無法融合的，因此乳化劑就是界面活性劑，只要加進去，油和水會在瞬間混合，乳化為牛奶一樣的白色，但是這樣還是沒有牛奶般的濃稠感，因此需用黏稠劑加工製造，接著用「焦糖色素」調整的像奶油色，最後加入奶油味香料，抗氧化劑。

（七）三合一即溶咖啡

一般咖啡包裡的咖啡粉、砂糖是沒有添加物的，但光是奶精粉就有六到八種添加物，酪蛋白鈉加工澱粉、脂肪酸、檸檬酸鈉、焦糖色素、牛奶味道香料，喝者如接連續杯，會有乾嘔、心悸等不舒服症狀。

（八）蘿蔔至醃漬食品

大量生產的加工場，除了蘿蔔、食鹽、米糠、麥糠外，另外會

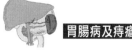

添加麩酸、甘草、甜菊、黃色素五號、紅色素三號、己二烯酸鉀。

（九）蜜餞

一般來說醃漬過的蜜餞，應為正常的黑褐色，如其外觀為鮮紅、鮮黃、鮮綠，表示已添加人工色素、糖精、防腐劑。建議食用後喝大量的水，將防腐劑、代糖精代謝出。

（十）泡麵

便利超商或大賣場各種品牌，其調味包內的調味劑添加物，必是安基酸、磷酸鹽、碳酸鈣鹼水、抗氧化劑、PH 調整劑，而泡麵都經過油炸，油裡面也放有 BHT 作為抗氧化劑。但因為太方便了，也只有付出身體健康的代價。

（十一）盒裝蔬菜沙拉

生產供應地以雲林縣為最大宗，供應全台超商，將切好的蔬菜一樣樣的拋入了殺菌劑水池，但有些包商業者為了增加清脆口感，會再度將蔬菜浸泡到 PH 調整劑池內。

（十二）脫脂奶粉

常吃會得結石，因為脫脂奶粉一定添加高鈣或高鐵脂溶性維生素 D，而脂肪已經被去除，人體就無法吸收鈣、代謝鈣，因此添加物的鈣，容易傷腎成為結石。然脫脂與低脂奶粉都會添加合成香料，因為奶粉中已去除脂肪，不加點香料如何會好吃。

若能了解以上容易加上化學添加物的食品，自然會更謹慎的挑選食物及購買食物，從而避免吃上有毒食物的危險造成身體上的負擔，這是生活在這個世紀裡不可不知的事，為了健康時時注意食安資訊是有必要的。

三十七、為什麼要寫「痔瘡」

談起痔瘡，很多中醫師都不願涉及，認為那是很不衛生的事，其實當醫師是一種神聖的任務，他的職責所在就是在替病人解除痛苦。試想有那一種病不是髒的？不難過、不生病患者怎麼會來找醫生？看病人在你面前感冒、咳嗽、吐痰不髒嗎？幫病人看鼻子清洗鼻腔不髒嗎？替牙科病人治療牙齒疾患不髒嗎？替病人為盲腸動手術不髒嗎？有病皆髒，如此一想，就沒有所謂髒與不髒之區分了。

本來我對痔疾涉獵粗淺，總認為大便流血便是「痔」，其實不然，痔有多種，有內痔、外痔、內外混合痔，肛門疾病有肛癧、有濕疹、有努肉、有痔核、有肛裂、有痔漏、有脫腸等等的，有太多太多的學問，不然為什麼西醫有所謂的直腸外科，中醫又有所謂的「痔」科呢！它確實是一種很專門很專業的學問。

回憶二十多年以前，我便已發覺自己的排便不太正常，時而時無的排便夾血流出，自己也不知道為什麼，後來到醫院檢查說是『內痔』。這個毛病在馬祖當兵的時候也出現過，當時的軍醫開給幾顆錠劑叫我回營自行放入臉盆浸泡，泡了相當多次也沒有效果。在郵局服務期間也曾為大便難出而肛裂出血，只得在外地攤買草藥回來煎煮喝熬，雖有一時之效但不久又發作。1982 年前後有陣子排便常常出血，肛門如有撕裂般的感覺，在排便時會痛，肛門口像辣辣的、刺刺的，後來胞弟介紹我到台北市平陽街林大鵬痔科那裡求醫，他幫我治療每灌藥一次，次日便覺肛門口好多了，兩三次的治療後便已大致痊癒，那次就診的經驗給我印象深刻。

1978 年在台中念中國醫藥學院針灸與現代醫學班時，又發生肛裂，因我人在台中，又要顧店又要唸書，總不能天天坐車去台北灌藥，唯一的辦法僅能要求給予寄藥自己敷之，如此斷斷續續時癒時發。1989 年遷回新北市板橋聖佑堂中醫院行醫後，那時因喝牛奶過敏拉肚子，當時自己不知道這種情形是因喝牛奶引起的乳糖不耐

症，一日排便兩、三次或三、四次，肛門口都沒得休息，日夜充血的結果，終演變成嚴重的肛裂，每次大便則肛門口撕裂、流血疼痛不已，血有時用噴的，噴到整個馬桶都是鮮紅色，看了自己都會怕，終至不可收拾，這樣的日子過得真是度如年，每想到要排便就害怕，後來到○泰醫院檢查說是要開刀，林大鵬醫師此時給予灌藥也不太管用了，最後才給員林羅醫師用藥針療法治療痙癒，但前後配合灌藥療法也治療了好幾個月。

因為不斷流血兼腹瀉的關係把我身體搞壞了，從 62 公斤的標準體重一下子下降至 56 公斤，看來清瘦了不少，想想傷心極了，因為這一次的病使我不得不接觸「痔瘡」，想真正去了解痔瘡，因為只有真正患過痔疾的人才能體會生病的痛苦，何況我本身是醫師，自己有患病的經驗，就更有責任去研究克服它。

因為這次病痛的經驗，我開始拜林大鵬醫師為老師，學習痔瘡治療法，他擅長藥針點藥及灌藥治肛腸疾病，他獨創了克痔素、克痔針及灌藥術，在痔科界風雲了五十年，我 1988 年跟他學習時他已八十多歲了，從收我這個徒弟之後就收山歸隱了。另外一位張醫師，曾到日本留學過，他擅長綁線療法，我斷斷續續跟他學了幾年，獲益還算蠻多，後來也曾到過四川及山東學習，以上數種方法若能配合，更能發揮所長，對於一般性之癒疾足可應付。

從不懂痔瘡到要跟病人治療痔瘡是要走一段慢長艱辛的路，臨床至今，雖然治癒不少奇形怪狀之痔瘡，但仍不泛難治之痔疾，雖一直想突破這些盲點，但歲月不饒人，有了年紀眼力已變差，理想怕已不能如願。

「痔」是直腸最末端近乎肛門口附近的病變，關係著消化系統及血液循環系統，消化系統差，排便的質地即變差，排便不良會衝擊著肛門口而引起一連串病變，血液循環差又會導致靜脈的迴流不良，因此要治好痔瘡各疾，把消化系統功能調整好是一重大課題，因此把痔疾擺在胃腸篇的末端不是沒有道理的。

由於我自己本身曾因「痔」疾所苦，因此站在痔醫的立場，我願將「痔」的種類、發生原因、治療方法、臨床經驗寫出，作為野人獻曝，讓罹患此病的人了解、讓他們多一分關懷自己的資訊，也讓他們多一份選擇，這就是我寫此篇的目的。

三十八、談肛腸疾病──痔瘡的診治經驗

　　我是一位從事「痔瘡」實際臨床三十餘年的工作者，診治過不少無奇不有的「痔瘡」疾病，加上親身經歷多年的「肛裂」痛苦的患病經驗，轉而拜師求藝，研究痔瘡，因此對於痔瘡的認識及診治頗有心得，僅提出個人對本病的診治經驗。

　　「痔瘡」是傳統醫學記載的醫學名詞，自古延用至今，但時代演變到現代，名稱已做了一些改變，根據大陸全國肛腸專科諸教授名醫等多次集合開會討論的結果，一致認為；肛是指肛門，是肛緣到肛內齒線以下 3 公分的地方，腸是指齒線 2 或 3 公分的地方，肛腸發生的疾病，都統稱為「肛腸疾病」，以代替古老的名稱「痔瘡」，這樣比較適當，因此統一規定把所有的肛腸疾病都歸類於「肛腸專科」了。

　　然而在臺灣的中醫界，長期以來因不太注重「痔科」發展的關係，沒有所謂的「痔科」或所謂的「肛腸專科」，而臺灣的大多數的中醫師又限於醫療法不能使用西藥、不能使用西醫醫療器械等諸多法條不合理的規定，大都不願涉及痔科，因此，中醫痔科快速沒落衰退，到最後，能真正實際操作「痔瘡」外治法的中醫工作者便只剩寥寥幾人，講來誠屬中醫界的悲哀。臺灣的西醫界不以「肛腸專科」掛名，民眾要看痔瘡，則要掛「直腸外科」，這是臺灣的醫療生態。

　　對於痔瘡的的治法，在初期可用內治法用藥治癒之外，其外治

法，若僅用針灸，或用藥外薰，或用藥外敷，雖有些效果，但到第三期內痔脫出需用手推才能自行還納，或發展到內痔長大如瘤的四期脫出手推仍不能自行還納時，這時用內治法或針灸、外薰等外治法效果就微乎其微了，這時非用外治法如枯痔丁或綁線枯痔或明礬液枯痔或外敷枯痔膏不為功，還有其他的肛腸疾病如痔瘻、肛周膿腫、肛門濕疹、肛門息肉、肛門尖銳濕疣、直腸脫出、肛裂等，都要用到針灸、外薰以外的外治法，因此，要做好痔科的專業者，對痔疾的認識及診療應是多方面的。

痔瘡依據古籍醫書記載對其發生的原因及分類有多種論述，如明代《瘡瘍經驗全書》中提及有二十五種之多，清代馬培之《馬氏痔瘺科七十二種》則把痔分為七十二種，若依此分類則後學者複雜難記，故大陸全國肛腸會議討論結果統一把痔分為內痔、外痔、及內外混合痔三種，把肛腸疾病統一規定為二十二種，如肛裂、肛門濕疹、直腸息肉、肛乳頭肥大、直腸脫出、肛周膿腫、痔瘡、肛門白斑等是。

診治肛腸疾病一定要做到四診皆參，要親自檢視肛門周圍，如果發生在肛口以內的痔疾更要用肛門鏡擴肛檢查，待病情全面瞭解後再下治療的方針，絕不可只聽患者一面之詞而未加檢視，否則易形成嚴重的誤診，若只聽患者訴說病情則據以下藥處方，或只聽患者說痔瘡已除，未加檢查便以為治癒，都有失草率，想當然，在這種情況下所採取的治療或所做的報告則形成片面的、不客觀的居多，所以在治療痔瘡之前，正確的檢查是非常重要的環節。

下圖來簡單介紹檢查痔瘡的工具；一為二葉定形擴肛鏡，第二圖為斜面擴肛鏡，三為喇叭式擴肛鏡。在大陸則有一次性的塑膠肛門鏡，用後即丟，臺灣則無。

要做痔瘡一定先要瞭解痔之定義是什麼？

簡單的說，發生在直腸末端黏膜下和肛管皮膚下，直腸內靜脈叢發生擴大和曲張所形成的靜脈結節稱之為痔。根據醫學對於痔的

定義是：「在人九竅中，凡有小肉突出者皆可曰『痔』」。因此可以說長在鼻內的稱「鼻痔」，長在肛門的則曰「痔瘡」。內經中對於痔的形成原因則曰：「痔，病也，隱瘡也」，《素問·生氣通天論》：「風客淫氣，精乃亡，邪傷肝也，因而飽食，筋脈橫解，腸澼為痔」，現代醫學則把痔瘡分為內痔、外痔、混合痔等三種，把發生於肛門齒狀線以上直腸黏膜靜脈叢曲張成團的稱為「內痔」，內痔在初期的主要症狀是大便出血血色鮮紅，呈滴狀或噴射狀，到第二、三期時則伴有塊狀物脫出，並伴有血出、脹痛及分泌物。發生於肛門齒狀線以下的靜脈叢曲張則曰「外痔」，外痔常夾雜肛門墊增厚。內外痔夾雜而生，分不清界線者，則稱之為「混合痔」。

　　林大鵬醫師曾說：無表皮純為黏膜紅腫增生的稱為「內痔」，有表皮覆蓋無黏膜者稱為「外痔」或稱為「努肉」（即贅皮外痔），表皮內有硬塊、硬節的則稱為「肛門結核」，有些肛門結核為血栓痔的後期。

　　【病因病機】：丹溪心法稱「痔者皆因臟腑本虛，外傷風濕，內蘊熱毒，以致氣血下墜結聚肛門，宿滯不散衝突為痔也」。現代病理則認為內痔的發生，主要由於靜脈壁的薄弱失去了正常的彈性；兼因過食生冷、辛辣，或飲酒過量，或久坐久立，以及瀉痢日久或長期便祕或妊娠生產、腹部腫瘤等，皆可使靜脈叢壓力逐漸增高，或燥熱內生，以致經絡阻滯，使血液回流鬱積而易發生本病。

　　以作者臨床多年觀察，認為本病之生有體質及遺傳上之因素，雖然前述之過食生冷、辛辣，或過量飲酒、久坐久立、腹壓增加易誘發本病，但亦常見飲食正常、生活起居正常，亦無粗重工作者患有本病者。臨床觀察肛口大及大便難出者易患痔瘡，肛口小者亦患肛裂，體內濕氣重大便軟散者易患肛門濕疹，罹患慢性肝炎的人若演變至肝硬化，會導致位於門脈上端的靜脈血流不暢或阻塞，造成部分血管鼓脹，形成疣狀瘤，即所謂的「痔核」。

痔核肥大，排便時受到刺激就很容易出血或發炎，證之臨床頗有應驗。另外，皮膚白晰者彈性較薄，患肛裂的機率較高。痔瘡並非便祕之專利，有功能性消化道疾患，大便時好時壞所謂過敏性結腸炎或大腸激躁症者，最易患之。

【痔之分法】：痔分為內痔、外痔、混合痔。

1、**內痔**：內痔是位於齒線上直腸末端的內痔靜脈叢曲張而成的靜脈團塊。症狀是大便夾有鮮血流出，等痔核增大至一定程度時會有脫出情況發生，嚴重時發生嵌頓於肛外。內痔分四期

⊙**一期內痔**：痔核較少，質柔軟、表面顏色鮮紅或青紫，出血量多、大便時痔核不脫出肛外。

⊙**二期內痔**：痔核較大，便時易脫出肛外，便後自行回納，出血量不多，一般比一期量少。

⊙**三期內痔**：痔核更大，表面微帶灰色，含有某些纖維質，大便時經常脫出肛外，不會自行還納，須用手推回，出血不多或不出血。

⊙**四期內痔**：痔核色呈暗紫，表面粗糙呈纖維化，經常脫出肛外，用手推不易自行還納，或還納後稍打噴嚏則又脫出，伴有腫脹但少有血出。

【內痔之分型】：有血管腫型，是毛細血管增殖與擴張而成，痔體表面粗燥不平，呈草莓樣，鮮紅色，易出血。纖維腫型；由痔塊長期受糞便擦傷或脫出後磨損，反復發炎，致結締組織多量增生，使痔纖維化而成，特徵是痔體表面可見部分顏色變白增厚，表面黏膜較硬。靜脈瘤型；由痔上靜叢曲張擴大所致，痔體在直腸黏膜末端自然隆起，表面光澤呈紫紅色，黏膜堅厚，不易出血。多為晚期內痔。

2、**外痔**：外痔是指齒線以下肛管部外痔靜脈叢曲張而成的靜脈團塊或肛門皮膚增生而成的皮贅。主要症狀表現為肛緣因皮贅及

腫塊增生而不潔，擦不淨感，因靜脈破裂形成血栓或腫塊發炎而致腫痛。外痔的發病因素與內痔相似。根據外痔性質可分：❶結締組織性外痔（結締組織增生、下蹲排便時增大）。❷靜脈曲張性外痔（皮下靜脈曲張、形成腫塊）。❸炎性外痔（外痔繼發感染、局部

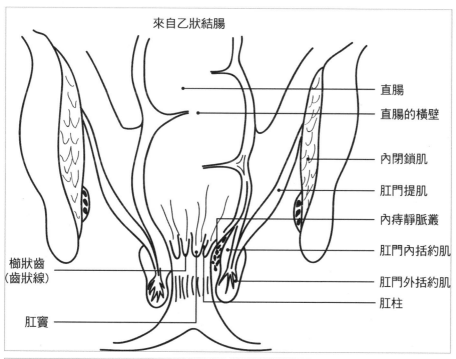

來自乙狀結腸

直腸
直腸的橫壁
內閉鎖肌
肛門提肌
內痔靜脈叢
肛門內括約肌
肛門外括約肌
肛柱

櫛狀齒（齒狀線）
肛竇

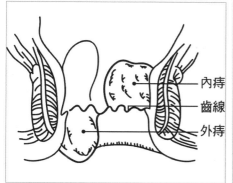

內痔
齒線
外痔

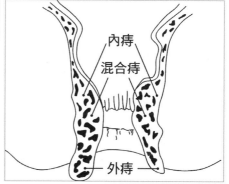

內痔
混合痔
外痔

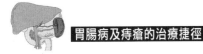
紅腫熱痛）。❹血栓性外痔（外痔靜脈破裂、局部色紫腫痛）。

3、**混合痔**：位於齒狀線上下同一位置上，內外彼此相連，由痔內靜脈叢和痔外靜脈叢同時曲張而成。齒線上下痔核隆起連成一體，括約肌間溝消失，有的單個存在，有的呈環狀，具有內外痔的兩種症狀。其症狀表現為大便夾有鮮血，肛門腫塊脫出不能自行還納，肛門不潔，搔癢流黏液，嚴重時痔核水腫，脫出嵌頓致疼痛劇烈，便血日久可以出現貧血症狀，其發病因素與內外痔相同。

要了解痔瘡，首先要知道齒狀線的功用；

齒線是肛管皮膚與直腸黏膜的交界線。可見到一條鉅齒狀的曲線，是胚胎發育期肛膜破裂所形成的痕跡。因此，痕跡殘缺不齊呈鉅齒狀而得名，因上下組織完全不同，在解剖和臨床上具有重要意義。

⊙**神經**：齒線以上屬植物神經，齒線以下屬脊神經。

⊙**血管**：齒線以上的動脈來自直腸上動脈，其靜脈回流於門靜脈，齒線以下的動脈來自髂內動脈，其靜脈回流於下髂靜脈。

⊙**淋巴**：齒線上淋巴回流到內臟淋巴結群（向上匯入盆腔）；齒線以下淋巴經腹股溝入體淋巴結群（向下匯入腹腔溝）。

⊙**上皮**：齒線以上為直腸黏膜，以柱狀上皮為主，齒線以下為肛管上皮，以鱗狀上皮為主。齒狀線是肛門直腸病感染的主要門戶，約百分之八十五的肛腸疾病都發源於此。

【治法】；

1、**內治法**：根據體質之不同將痔分為熱傷血絡、濕熱下注、氣脫不攝、腸燥津虧等多種，分別選用知柏地黃湯、槐花散、龍膽瀉肝湯、補中益氣湯、消痔散、乙痔湯、止痛如神湯、四物消風湯、萆解分清湯、斷紅腸湯丸等治療。

2、**外治法**：

⊙針灸（承山、長強、期門、其角、其正、腰奇）。

⊙中藥外薰（朴硝、明礬、硼砂）（大黃、芒硝、五倍子）。

⊙外敷消腫膏

以上等方法對初期或痔疾剛發生的有效，但對三、四期內痔或內痔嵌頓有繼發感染者效微，本法（包括外敷枯痔膏）較適用在年老體衰，或內痔並伴有其他嚴重疾病不能作手術治療的人。

⊙外敷枯痔膏。

⊙結紮法，在齒狀線以上作單純結紮法或分段結紮法。

⊙消痔靈注射法，適用於一、二期內痔。

⊙枯痔法，枯痔散外敷或枯痔釘插入。

⊙明礬液壓縮療法。

⊙紅內線熱凝法，以紅內線熱能直接照射於痔核凝結出血點。

⊙冷凍療法，其缺點是待新生組織的期間，會排出惡臭分泌物。

⊙外科切除。小痔用橡皮圈套疊法。

⊙雷射氣化，用雷射直接氣化燒灼。

目前西醫醫院已採用紅外線療法，稱之 IRC，對於一、二期內痔有不錯的療效，過程不會太痛，它可彌補部分橡板圈結紮法所無法處理的第一、二期內痔，尤其是出血性內痔有不錯的效果。

肛腸疾病除了內痔、外痔、混合痔之外尚有；

（一）肛周膿腫

肛門直腸周圍間隙發生急慢性化膿感染而成的膿腫，我國醫學屬癰疽範疇，稱為「坐馬癰」。本病多因過食肥甘厚味或恣食辛辣醇酒等物，濕熱內生，流溢大腸，蘊阻於肛門，鬱而化毒，結聚腫塊，潰破成癰。或因肛門損傷，外傷感染發炎化膿而致病，導致經絡阻塞，氣血停滯而成。其感染病灶大都來自肛腺感染。內服黃連解毒湯合五味消毒飲，或仙方活命飲加銀花、連翹、蒲公英，若濕熱下注小便黃而淋瀝不暢者，選龍膽瀉肝湯加減。外治急症可先切

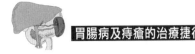
開引流，嚴重者須用掛線療法以免痔瘻發生。

（二）痔瘻

直腸、肛門的周圍受細菌感染，膿液由直腸流至肛門周圍，此膿液流出後，其穴口杜塞而成管狀者稱為「痔瘻」，由肛開口之狀態區分為全痔瘻與不全痔瘻，本病多由結核菌引起，部分由化膿菌或梅毒引起，由化膿菌引起者，肛周會紅腫並有激痛，而結核菌引起者較不痛。外治用掛線療法。

（三）肛裂

本病是肛管齒狀線下皮膚破裂而引起的一腫梭形潰瘍。多發於肛門後正中央位，大便時痛如刀割，便後滴血，肛門擴約肌持續收縮，甚至痙攣。局部血液循環障礙，致使肛裂長期不癒。可外敷紫雲膏或黃藥膏或百力環素，服止痛如神湯，若有排便問題應先調整腸胃，腸胃好、消化好、大便順暢，自然不會擠壓肛門而破裂。

（四）直腸脫垂

是由氣血不足，中氣下陷的結果。在小兒是氣血未旺，在老人是由於氣血衰退，或者分娩較多，久瀉久痢，久病體虛，長期咳嗽等所造成。服補中益氣湯加減，外注消痔靈。我對此症認為以西醫手術為主比較安全。

（五）肛門尖銳濕疣

本病是一種由病毒感染引起，發生在肛門部的贅生物，外敷腐蝕膏除去。內服抗病毒中草藥，保持肛門清潔。

（六）直腸息肉

是直腸內良性腫瘤，由腺樣組織構成。有單發與多發。中醫認為因濕熱下注大腸，氣機不利，經絡阻滯、瘀血濁氣凝集所致。外治綁線注射法祛除。

（七）肛門濕疹

肛門皮膚搔癢流湯謂之，此症頑固難治，日久可有繼發皮損，多見於中年以上男性。本病為濕熱下注鬱於肛門皮膚所致，或由於

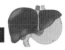

肛門局部的痔瘻、痔瘡、肛裂、肛竇炎等有黏液分泌物刺激，或蟯蟲，陰虱等刺激均可發生。精神長期抑鬱，情志不遂，以及外用藥物，化纖衣褲等亦能招致本病。內服祛濕藥，如胃苓湯加五味消毒飲，外膚黃藥膏，或百利環素。

（八）肛竇炎

肛竇炎是指齒線上方肛隱窩部位的炎症性病變，其特點是常常引發肛周膿腫。肛隱窩開口向上，易受便祕、腹瀉及進食刺激性食物而蘊育炎症。臨床表現為肛內疼痛不適、墜脹、沉重，便時疼痛加劇，可引起會陰及薦尾部不適。本病多見於成年男性或女性，指診括約肌緊張並於肛隱窩處明顯觸及壓痛或硬結，肛門鏡檢可見患部充血暗紅或少量膿性分泌物溢出，若以鉗輕觸則有明顯疼痛。本病的治療，以切開開掛線較為常用。

（九）肛管直腸癌

在消化道惡性腫瘤中僅次於胃癌，中醫稱之為鎖肛痔。發病原因尚未明確。中醫痔科少有處理。

（十）肛乳頭肥大

肥大性肛乳頭是指受慢性炎症刺激而增大的肛乳頭，亦稱肛乳頭炎。其形如柱狀，頂大蒂細，表面光滑呈乳白色，不易出血。隨排便脫出肛外。其病因與肛管部受感染、外傷或刺激有關，常同時合併有肛竇炎，臨床表現為便時腫物自肛內脫出，大者需以手推回，平時自覺肛內異物不適感。肥大性肛乳頭以其生長的位置與獨特形態不難診斷，但有時須與直腸息肉相鑒別。前者生於齒線部，系肛管上皮組織增生，乳白色，質硬，不易出血，後者生於齒線以上，系直腸黏膜被覆，鮮紅色，質軟，極易出血。

肥大性肛乳頭應積極手術治療，手術很簡單，具安全性，術後不易復發。根據蒂部的粗細可採用結扎術或直接切除。

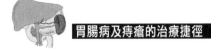

【痔瘡之保健方法】：

要預防痔瘡或其他的肛門疾病，平日的保健十分重要，飲食上，避免刺激性食物，如煙、酒、辛辣、油膩及不易消化的食物，多吃水果、蔬菜，保持大便的暢通，生活上，避免久站、久坐、久蹲，忌束腰過緊，多做肛門縮放的運動，如廁時，應速戰速決，便後避免用力擦拭肛門口，若已罹患肛門疾病，或發現有輕微症狀發生，則應多行溫水坐浴，促進血液循環，舒暢患部，尤以便後立刻施行最為有效，倘若症狀嚴重者，應立即就醫，方為正確之道。

以下介紹解釋痔之種類（請參考書後附錄彩圖）：

圖 1：為 III 期內痔脫出併發出血

圖 2：為 III 期內痔脫出併發水腫

圖 3：為肛乳頭肥大

圖 4：為混合痔

圖 5：為贅皮外痔

圖 6：為肛門濕疹

圖 7：為血栓性外痔

圖 8：為痔瘻，正在進行掛線療法

圖 9：為用塑膠肛門鏡檢查內痔之情形

圖 10：綁線枯痔變黑之情形

圖 11：為血栓性外痔，為肛門狹窄時，排便時用力過猛，肛門受糞便擠壓形成靜脈迴流不暢，可造成靜脈破裂而發生，在皮下形成內有類似瘀血的血栓及管狀物，肛門會有劇烈疼痛，需用電刀切開並以止血鉗取出痔內腫物方能消除。

茲舉臨床數例以為參考：

（一）習慣性肛裂

筆者以前就是因消化道功能不良，經常腹瀉，肛門一再受到衝

擊，腹部壓力增加，直腸肛門充血，黏膜脆弱，肛裂重複發生久治不癒，癒而再發，終而演變成陳舊性之裂肛，連手的尾指也不能伸入，痛苦不堪，醫院要我手術，我沒有接受，後由同門師兄用三品一條槍及林大鵬恩師所傳的黃藥膏費時兩個月才治癒。

吳先生，三十餘歲，久患肛裂出血之症，看過許多中醫服藥多次就是無效，由於肛裂排便時會痛，痛時出血與內痔出血相仿，不同的是，內痔為植物神經出血，疼痛不明顯，肛裂與排便的順暢與否有重要關係，排便質地若不良，常導致便時因用力而使肛口破裂，故治此症宜內服中藥調整腸胃並外敷清熱止血藥，好的才會快，開給腸胃散加仙鶴草、側柏葉，服藥一週，加灌敷黃藥膏數次，複診時即稱此藥甚效病情多有改善，再治而癒。

（二）肛門濕疹

肛門濕疹跟肛門搔癢常牽扯在一起，搔癢常因濕疹而引發，而濕疹又常導致搔癢，因此患肛門濕疹的人常有搔癢併發病的主訴，把它當成皮膚病的一種亦不為過，只因它發生在肛門的部位便比較特殊，所以醫學界就將它列入肛腸疾病範圍了。

肛門濕疹是怎麼發生？

我國醫學認為是風熱濕邪侵襲，或尿糞不潔侵蝕感染，或食積蟲擾或飲食失節，或精神抑鬱，脾失健運，內蘊濕熱而發作。

現代醫學認為肛門濕疹的病因是複雜的，常見的有：一 變態反應，如局部病灶感染，食致敏食物，使皮膚發生敏感作用。 疾病因素；如消化不良，營養失調，胃腸疾病，腸道寄生蟲病，因痔瘻繼發感染等。都可誘發本病。 內分泌功能失調：常因過度疲勞，精神緊張、憂鬱及某些內分泌性疾病，如糖尿病等（此病較少發生）。

肛門濕疾病久，則常有破皮流湯，甚而糜爛成膿，搔癢紅腫，有的蒼白濕潤，肛門皺摺增厚重疊成繭，病久常併發肛裂，我的外

治法是先清洗再消毒，先敷萬能膏（百利環素），待乾再敷黃藥膏，當日即可止癢，數次即可收口，約一星期可癒；但敷藥時應注意，除肛口周圍需敷藥之外，肛門內亦需灌敷黃藥膏，方能斷絕源頭使肛門濕疹從根治起這樣才能收效。若不從肛口灌藥，只敷肛周，則不但效微，且易致再發。

本病若為胃腸引起，影響排便不正常時，如拉稀、便祕交替者，則內服治療胃腸藥調整其功能，使之正常，不致衝擊肛門導致黏膜紅腫才是治本之道。

尤先生，1961 年出生，住土城市裕民路，初診時症狀是肛門口附近不時覺得濕濕的很不舒服，不痛亦不癢，若休息多一點則症狀會減緩一些。初聽後以為是濕疹，可在檢查肛周後認為與典型的濕疹不太一樣，僅有肛門白色浸潤與肛門皺摺增多變厚，此為大腸濕熱下注，問之，尤先生有大便先硬後溏的習慣，這種現象足以證明，其病之發生與腸胃等消化吸收功能有關，故治此症宜先利脾胃之濕酌以清熱，方用胃苓湯加五味消毒飲，胃苓湯在利脾胃之濕，五味消毒飲在於清脾胃之熱，五天後回診，病人自訴濕濕的感覺已無，同時排便亦轉佳。另一位先生為中年人，除有上症一直流水樣湯外還加上肛門癢，我給胃苓湯加白鮮皮、地膚子、苦參根，並未敷藥，其病一週即癒。（見附錄圖 12）

痔瘡在診斷技巧上相當重要，不能光憑患者的主訴及問診而草率判斷，還要詳加檢查才是，若未詳加檢查而據以開藥容易形成誤治，作者認為除問診外，實際進行肛診比切脈來得確實，判斷為何種型態之痔瘡再對症治療這樣才不致於誤治，在未進行肛診之時，參看上唇系帶的變化亦蠻有參考價值，若上唇系帶有小肉結，提示痔瘡信號，肉結在右側提示痔瘡在對應肛門右側，左側對應左側，肉小結偏中上，提示痔核在肛門截石位如鐘錶四、五點處，正中靠下，提示痔核在肛門截石位十至十二點處，上唇系帶內贅發紅腫，

提示內痔正在發作，系帶上方紅腫，則提示外痔發作，若僅為白色小結，則痔仍停留在慢性發炎狀態，若能用肉眼檢查肛門，正確判斷病情後再決定治療的方法才是治療本病之道。

臨床心得認為痔瘡不能與肛腸疾病混淆，如以上數例都屬於肛周疾病，並非真正的痔瘡，而其治法須內外兼治，且事前的衛教及事後患者的配合非常重要，光外用藥或光內服藥都不是全面性的治法，常會掛一漏萬，若全面性的考量後再決定治法，常能事半功倍。

本病屬中醫的外科，但其發生又與內科的胃腸息息相關，故治此病時除了詳加辨證外，還要檢查肛門的情形及相關會影響的內科疾病，再一並治療，不能光憑患者片面的主訴不詳加檢查便據以用藥，這樣容易造成不必要的誤醫，徒然擔誤患者的病情。

三十九、肛腸疾病治驗病例

（一）肛門口不舒

陳○任先生，46 歲，病例號碼：0001898，2012 年 3 月 27 日來診時主訴肛門口不舒，自覺有外痔發生，大便一日 2 至 3 次，排便時肛門口老是覺得痛癢。除了這些主訴外，望其舌頭黃白濕膩苔，知其有口乾舌燥的現象，還有脹氣胃酸逆流的症狀。此口乾舌燥的現象是從飲食不當導致胃腸積滯而來，問診之下果然常以吃麵類為主食，就連平常吃的也是精緻白米，很少吃水果五穀雜糧之類，故維生素 B 群嚴重的不足。

維生素 B 群是在幫助消化的，而精緻的麵及白米飯類都缺少維生素 B 群，沒有維生素 B 就不能幫助澱粉燃燒分解消化吸收，同時精緻的麵及白米飯類都缺少纖維質，是故腸胃的蠕動變慢，因此在無法完全吸收的情況下，內容物囤積在體內過久導致異常發酵，形成中醫所謂的濕熱，發酵後的內容物吸收腸內的水分則

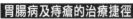

更形膨脹，所謂的肚子脹氣常由此而生，腸脹氣胃酸分泌更形增加，易導致胃酸逆流，脹氣就是內容物不能得到完全消化之謂，故在患者排便時常不能一次排解乾淨，必須分成好幾次，大便形狀細小成成一截一截，排便後在擦肛門口時，非用多張的衛生紙，總是有擦不乾淨的感覺。

肛門是消化道的最後一道關口，如果經常接受到糞便的衝擊，久之易形成肛門異變，大便若是一顆顆硬硬的，擠破肛門黏膜更容易形成肛裂，大便若黏膩難出，排便時力量加大時也會使肛門努肉凸出，而形成外痔。檢查陳先生的肛門即是如此，雖有努肉多顆凸出，但努肉不大並不會妨礙糞便的排出，可不必處理，故除了給予灌藥外敷外還須從調整腸胃並從飲食改善著手。

此病方有根治的轉機，於是開給腸胃散 8 克、理中湯 6 克，再配合乳酸菌以整腸，使其胃腸功能正常，排便時有大腸黏液潤滑，大便好出，自不會形成肛裂出血並息肉凸出，這是最好的治療方法，我按這種方式治療，並給予內服調理胃腸的藥一直服用數個星期後，排便越來越順，肛門自不覺得有肛裂的痛苦，終於把他的肛門頑疾從胃病治好，排便順暢後肛門不舒的感覺自然就解除了。

（二）肛門尖銳濕疣

肛門尖銳濕疣是肛腸疾病之一，尖銳濕疣的英文名為 Condylomainata，主要感染在上皮細胞，如菜花狀，人類是唯一的宿主，故稱人類頭瘤病毒 HPV。它好發於生殖器及肛門，症狀是癢，肛門老是濕濕的，它具有傳染性，在不注重衛生條件下的人較易發生，常伴有肛門濕疹。

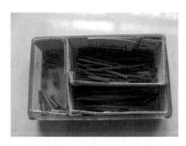

三品一條槍，即俗稱的藥針

2012 年 4 月中旬，有一位年輕人因肛癢至不能睡又屢治不癒前來求診，他因肛門長有一顆一顆的小東西，以為自己得了痔瘡，檢查之下才知是肛門濕疣，經同意後給予點藥，次日複診即言不癢而且點藥後該晚很好睡，結果不數日，變黑之肛門濕疣全掉，痼疾從此治癒。(見附錄圖 13、圖 14)

（三）、習慣性肛裂治驗錄

肛裂是肛門疾病中常見的，症狀是排便時肛門如撕裂般地疼痛，接著流出不少鮮血，排便完之後疼痛接著減輕，次日排便時又重複著同樣的情形，一般人都以為這是罹患痔瘡的一種症狀而不曉得所患的疾病是「肛裂」，事實上肛裂跟痔瘡有絕對的不同，如果不馬上治療，容易併發感染，每次排便肛口皆疼痛不堪，肛口越來越小，若經久不治，很可能演變成陳舊性肛裂。

我有很多患肛裂的患者求診，他們都以為自己患的是痔瘡，有的肛裂甚深，在肛門周圍出現了幾道深的裂痕，有的只是初期肛裂而已，裂痕不深，初期的只要連續灌藥幾次便可治癒，嚴重的則要半個月或一個月的時間不等，那得要看病情而定。

肛裂是有習慣性的，當肛裂發生後，雖在短期治癒，亦有短期內復發的可能，尤其肛門狹小、皮膚白皙、常腹瀉或便祕的人更易再發，如因此而不堅持治療，常使病況越來越嚴重，終成陳舊性裂肛，陳舊性裂肛的症狀是肛門狹小，粗紋皺摺增多，手尾指不能放進肛口，稍碰觸即痛，大便變形，每排便則肛口撕裂流血，疼痛非常嚴重至敷藥不能恢復時，須以現代醫學方法做肛門擴肛之手術。

楊○周先生，1954 年次，住土城市中正路，因肛裂初診，檢查肛周皮膚泛紅微有黏液，每因排便後造成肛裂流血，雖曾多次經西醫注射（未摸藥）癒而再發，伴有口臭、口乾、大便多次之胃腸功能不良之現象，自覺腹脹、口乾、睡不好諸種自認為火氣大之症狀（事實上即是消化功能不良所引起的胃火）。

筆者認為肛裂之發生常與胃腸功能不良有關，須從調整胃腸功能做起，使之排便正常，減少肛口之充血方是治本之道，乃採內外兼治法，內服白頭翁湯和腸胃散，給予清熱消導通便，外治以黃藥膏灌劑，數日後肛口即較正常，次月某日複診時又來抱怨說：「肛門最近怎麼又裂開流血？為什麼不會斷根？」我答說：「治療此疾，需有耐心，當患肛裂後常會有復發之可能，尤其肛窄、膚白、黏膜脆弱加上胃腸常發生問題引起排便不正常的人最易發生，治療此病不能因外敷藥症狀稍轉好即自認為痊癒而不用續治，觀念上那是錯誤的，因此除了堅持內外治療外，本身生活起居、飲食方面更應注意。」

　　楊先生之肛裂即是如此，我再以內外兼治法治之，約一星期基本治癒，之後，偶而裂開，因係輕微，又因晚上工作加班之故常不能如願來所診療，故要求拿回黃藥膏自行擦拭，但試擦十數日之結果皆不理想，心中頗有疑惑，為何來所灌藥一次即效次日即舒，三日即癒呢？問我用藥是不是不一樣？余答曰：「藥皆是一樣，但自行擦拭藥無法到達肛口內，若以（浣）腸器注入肛內『有吃到藥』，故消炎之力較雄且較全面故易收效，此為不同之處。」他恍然大悟，之後才乖乖聽話堅持治療。如此反復發作多次，亦治療多次，方全面治癒，現已無肛裂之苦。

　　平常人不易肛裂，但一當生活習慣改變，如熬夜、久坐、或飲食異常，如多食辛辣、菸酒、油炸及精緻食物、過飽、飲食不定食等，易造成大便習慣改變，如便祕、屎硬、便細小黏膩難出，或腹瀉無度都易造成裂肛，肛門為消化道的最後一道關口，從「口」開始到「肛門」為止都要善盡保護之責，否則毛病叢生，因此看待肛門，要如同看待自己的胃腸一樣。

（四）、痔瘡腫痛
　　住在診所斜對面經營自助餐生意的陳姓老闆娘，於 1997 年底

突然外痔腫痛發作，因站著坐著皆不舒服而來求診，根據描述，起先我以為可能是肛周膿腫，因為肛周膿腫炎性發展的很快，但在檢查之下才發現她得的病不是肛周膿腫，而是一般的炎性外痔，一般性的炎性外痔也屬於瘡瘍的急性發作，因此給予消腫瘍的仙方活命飲，有炎症必須消炎，中醫屬於清熱解毒的範圍，因此須配合黃連解毒湯，若再加上瘡癰聖藥—連翹，以及排膿清熱解毒藥—蒲公英則更好不過，陳老闆娘拿了三天的藥回去，隔了一陣子因他病前來，據言，上藥取回去之後，只服幾包藥痔腫便消下去了，直稱該藥真是管用，因為治療很快就好，所以沒有馬上回來複診。

（五）、肛裂引起肛門濕疹

王先生，病例號碼：0002056 號，36 歲，5 月 21 日初診，因肛門痛且癢來診，之前曾到過大醫院診療，之後因懶得再去醫院，便自己照醫院的處方到藥房拿藥回去自行外敷，結果敷了半年病依然如故，不得已才前來求診。檢查之下發現肛裂嚴重，肛門口有四道極深的裂痕，而其裂痕因傷口感染的關係蔓延至整個肛門都是紅通通的，還夾有傷口。

此病之發生亦是常食精緻之米麵而少食水果的關係，精緻的食物缺少纖維質及維生素，故常導致大便難出，大便難出故只好用力，但用力過度的結果而引起肛裂，肛裂又引起感染，此病由是而生，故治療之法除給予灌藥外敷外，尚須內服中藥以調整腸胃功能使其排便順暢，方能從根本治起，結果敷藥多次後肛裂逐漸收口，痛癢減輕終於治癒。（治療前後對照圖見附錄圖 15、圖 16）

（六）肛門努肉（贅肉）

1985 年次的某先生，還正在當兵，因肛口長了一塊東西，擦屁股老是擦不乾淨，非常不舒服，要我給予診療，我一看是息肉凸出，

即問他平常喜吃何物為主食？他言雖是吃飯較多但也經常吃麵，這種情形就跟以上所述例子雷同，他還說大便經常黏黏的，一次大不乾淨，這些症狀皆是濕熱精緻之物吃太多之故，於是給予點藥去除，一方面開內服調整胃腸的藥，並囑其飲食方式應改變，這樣病情才不易復發。（治療前後對照圖見附錄圖 17、圖 18）。

（七）、肛門口痛治驗史

肛門口周圍疼痛，是一種炎症的現象，發生的原因，大都由肛竇細菌感染蔓延而來，此細菌之滋生與飲食不潔有關，肛門口不乾淨也是導致肛口疼痛的因素。

黃○和先生，74 歲，住土城，已退休。初診日為 2013 年 3 月 25 日，主訴肛門痛，不知肛門口內有沒有長不好的東西，要求檢查治療。

經指診檢查肛門口稍按壓則痛得哇哇大叫，手指無法伸入，視診肛外並無膿腫，判斷應為肛周炎症，脈弦數，血壓 145/105/84，大便可，有時手腳會抽筋，治療原則應該清熱解毒，內外兼治，外用黃連外消膏灌肛，如圖所示，內服藥為：真人活命飲 6 克、乙字湯 4 克、芍藥甘草湯 4 克。3 月 26 日、3 月 27 日、3 月 28 日都按時來灌藥，因痛的感覺減緩不多，至 3 月 28 時要求他拿水藥內服較快，他只好同意，通常現在的病人除非痛得受不了，一般都不願意服水藥，不是嫌麻煩，要不就是嫌貴，黃先生被病所逼，不得已只好先拿三帖試試。

方為：黃芩 4 錢、黃柏 3 錢、銀花 4 錢、連翹 4 錢、蒲公英 4 錢、大丁癀 4 錢、倒地蜈蚣 4 錢、元胡 3 錢、蘇木 3 錢、五靈脂 3 錢、浦黃 3 錢、白芷 3 錢，共三帖，之後的 3 月 29 日及 30 日都是灌藥，不過 30 日時又拿三帖，因他覺得疼痛已趨緩和，4 月 3 日及 4 月 5 日都有拿水藥都是三帖，其他的來診都是灌藥，4 月 6 日為最後一天，我觸按他的肛門已不覺得疼痛，因此治療

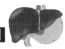

至此已告基本痊癒，後來他來改看皮膚過敏的毛病，我也一一把病治好。附錄圖 19 是灌藥的照片。

　　肛門疾病種類甚多，像這種用肉眼看不出來的疾病，只能用按壓方式判別，會痛就是炎症，所以從肛內灌藥消炎止痛，用內服水藥以清熱解毒，即可把此病症治好。

　　痔瘡不能與肛腸疾病混淆，如以上數例都是屬於肛周疾病，並非真正的痔瘡，而其治法必須內外兼治，且事前的衛教及事後患者的配合非常重要，光外用藥或光內服藥都不是全面性的治法，常會掛一漏萬，若全面性的考量後再決定治法，常能事半功倍。

　　本病屬中醫的外科，但其發生又與內科息息相關，故治此病時除了詳加辨證外，還要檢查肛門的情形及相關會影響的內科疾病，再一並治療，不能光憑患者片面的主訴不詳加檢查便具以用藥，這樣容易造成不必要的誤醫，徒然擔誤患者的病情。

（八）四期內痔脫出用結紮法最快

　　內痔到第三期（見附錄圖 20、圖 21）時易於隨排便脫出，便後常須用手塞入，如到第四期，則即使處在並非排便的時候，也會輕易脫出，若不即時回推至肛口內，肛門墜脹，行動不舒，且組織容易造成壞死，而帶來不必要的困擾，西醫以手術為主，中醫自古即有綁線療法，成效不惶多讓。

　　陳先生，1942 年次，住台北市西藏路，病例號碼為：0002365，101 年 10 月 30 日初診，自訴患內痔十多年，每於走路時會不自覺脫出，時有夾血流出，在一般情況下不會，因考慮患有肝癌（已栓塞四次），不敢開刀，故而求治中醫。

　　初診時是來詢問治療情況並未施術，11 月 5 日則正式綁線治療，並隨即在綁線上方打枯痔液，讓其顏色轉黑壞死，由於在齒狀線上施術，痛感不甚，11 月 6 日來檢查，情況良好，一星期後，

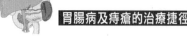

自訴綁線脫落時夾血流出，隨及給予注射消痔靈止血，11 月 13 日複診已無出血亦無內痔脫出，基本痊癒。（治療前後圖見附錄圖 22、圖 23）。

【診治思維】：中醫對於內痔脫出，自古即有外治療法之記載，此症服藥讓其靜脈回收應是緩不濟急，陳先生所患應為四期內痔脫出，因罹患肝炎開刀有所顧忌，轉而求治中醫，為減緩病人痛苦及治療時間，故給予施術治療，十多年的疾病在十多天內結束，已得到完美結局。(治療前後對照圖見附錄圖 22、圖 23)

（九）、肛門莫名其妙出血

肛門出血發生最多的原因是初期的內痔，其次是肛裂，內痔出血，血色鮮紅不會痛，肛裂出血則大便時先肛門口一陣撕裂痛然後出血，血色依然鮮紅，用手觸摸傷口會痛，但也有一種原因不是內痔也不是肛裂，卻不斷流出鮮血的情況，稱之為腸風下血。

陳先生，49 歲，0002739 號，2013 年 5 月 4 日初診，謂有內痔出血的疾病，患此症已有一段時間，我用肛門鏡檢查，發現雖有內痔但並未有出血的痕跡，因此不能斷定此症之因為內痔所造成，其脈緩和，身體並無異樣，問其排便自稱非常正常，但卻有口乾舌燥的現象，口乾舌燥最大的原因還是來自胃腸，故還是以順其排便此病方能得到應有的改善，思考之後決定以腸胃散 7 克、槐花散 7 克七日份與之，5 月 13 日複診時言服藥 3 日後即無流血，同時大便變得很順，想要將它徹底治好，於是又以同樣的藥與之，終於治癒。

（十）、肛門口腫痛

2012 年 7 月 7 日，王○生來診，謂近日肛門口腫痛，有時伴有流血，要求診治。我問其排便正常，但其人肚大壯碩，由直覺

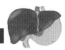

判斷腸內應有宿便未淨，開給真人活命飲 8 克、腸胃散 6 克，共七日份，並加用黃藥膏外擦。直至 2013 年 5 月 14 日時方因胃痛而來複診，問上症肛痛之事，自訴服藥並擦藥後病即隨之而癒，直至現在並未復發。

（十一）、胃腸的問題導致肛裂癢痛

蕭○○先生，40 歲，病例號碼：000556 號，2011 年 4 月 30 日初診，自訴肛門癢痛，大便經常夾有血絲，因而緊張地趕來看診，問其大便質地軟散，一日數行，知其消化機能出現問題。平時喜吃麵食，麵為甚少纖維之濕物，故排便常成不消化物，開給真人活命飲 7 克、腸胃散 7 克予服，藥完即癒，2011 年 3 月 10 又因肛裂來診，自稱最近經常酗酒，又喜麵食，故病又復發，此症之來還是由飲食不當而起，給藥槐花散 6 克、腸胃散 8 克，並加黃藥膏外用，3 月 17 日又診已有進步，但排便尚未完全復元，再給藥七日後癒。

（十二）、肛門口痛

有些病人的主訴是肛門口內疼痛不堪，但是用肉眼又看不出異樣，用手指帶手套去探時，病人可清楚的告訴你疼痛的位置，痛的地方觸摸起來較硬，餘無異常。

住在同社區的李○娟女士，60 歲，2013 年 7 月 18 日曾因肛門口內痛坐在椅子上坐不住而來求診，她說明來意後我幫她檢查，檢查結果是在肛口內 8 點鐘方向觸診會痛，應為肛竇感染發炎，為什麼會感染發炎？應是不潔之食物侵襲所導致，治法應內服兼外治，外治就是用浣腸器把中藥調製的消炎油膏灌到肛口病位，由於她不喜吃藥，所以剛開始的三天早晚都來灌黑藥膏，前兩天感覺沒進步，第三天則感覺有好一點，這時她開始發牢騷，

怎麼才好一陣子病又來？非常煩惱，我說：「妳不吃藥效果就慢。」之後才勉強拿了幾帖水藥。

處方如後：倒地蜈蚣5錢、大丁癀8錢、黃芩5錢、銀花4錢、連翹4錢、蘇木3錢、延胡索3錢、川楝子3錢、紅花2錢、赤芍3錢、桃仁3錢、茯苓3錢、澤瀉3錢、白芷3錢、防風2錢，共三帖藥，之後又再來灌一次，再之後就沒來了，隔兩天我在中庭看到她，問她病情，她說已完全不痛了，所以沒有去複診，見她好得那麼快我也就沒壓力了。

（十三）、肛門口裂痛而流血

2013年7月23日，賴○福先生，50歲，病例號碼：0002859號，住在裕民路，是我1992年在裕民路開業時的老患者，自從我搬離了該處，他就一直找不到我，心裡很急，因為他的肛裂症狀又再發生，自訴在沒找到我時，曾到醫院看診，醫院教他用藥水浸泡肛門，雖治療多次但不管用，後在網路上找到我，才又到診所來，我發現他的肛裂嚴重，會痛又容易流血，知他排便要出來那一剎那，因糞便較硬故容易擠破傷口導致肛裂一再重覆發生，因此要治療此病，一定要內服調整胃腸的藥讓大便容易出。

其次要用浣腸器把藥灌敷痛位，使傷口快速癒合，內服的藥為槐花散7克、腸胃散7克，灌的藥為黃藥膏，連灌三天病就好一半，剩下的部分則讓他自己用黃藥膏擦，7月27日改看痠痛，問他肛門怎麼不灌藥？他說已經好了，我只好恭喜他了。

肛門會裂跟排便的質地很有關係，排便的質地又跟胃腸的消化功能有關，所以要治好肛門的病，就必須兩者配合，不是用藥水泡泡肛門就可了事的。

（十四）、肛周膿腫

黃○○小姐，17歲，住土城，2013年8月7日來診，其實過去她常因感冒咳嗽來診所拿藥，都能都到滿意的效果，這一次也不知是什麼原因突然肛口周圍腫痛不能按，輕輕觸碰則哇哇大叫，痛處腫脹凸起，準是細菌感染發炎，還好膿頭尚未見到，若膿頭已見、身微熱發燒時，可能要用外科手術切開引流，由於膿頭尚未成形，服清熱解毒的中藥應可使病情緩和。

我讓她拿了三帖藥，內容如後：倒地蜈蚣5錢、大丁癀5錢、黃芩5錢、黃連3錢、蒲公英4錢、銀花4錢、連翹4錢、茯苓4錢、澤瀉3錢、白朮4錢、白芷3錢、防風2錢，並拿一瓶黑藥膏外擦，為什麼會得此病，絕對跟飲食有關，跟胃腸功能有關，她的大便硬如羊屎，這就證明了肛門的膿腫原因來自腸的末端，8月20日因眼麥粒腫而來，謂前症服完藥膿腫即消，且肛門不再痛，唯在服藥期間會伴有拉肚子的情況，不過拉完肚子反而舒服，長眼針的藥我開的是：銀花3克、連翹3克、蒲公英3克、黃芩3克、黃連2克。

（十五）、肛門癰

癰是氣血被毒邪壅遏不通，發於皮肉之間的一種急性化膿性疾病。本病發無定處，隨處可生，範圍較廣，除臍癰外，皆相當於西醫的急性淋巴結炎，急性蜂窩組織炎及淺表膿腫。癰是皮膚病的一種，但長在肛門口附近的癰，稱之為肛門癰，或臟毒，在大陸早已將肛門癰歸屬於肛腸疾病。它是一種熱毒，實際上就是現代醫學所謂的細菌感染所造成的肛門直腸周圍膿腫。特徵是肛周某處高腫，焮熱疼痛，不易外潰，潰後易成肛漏。

案例：陳○○，病例號碼：0000882號，24歲，男性。2012年7月3日因肛門長個莫名其妙的東西而來診，主訴肛門近日怪怪的，熱熱的，摸之有一粒東西凸起來而且隱隱作痛，不知是長

了什麼？請你幫我看一看，我把其脈浮弦滑數，舌有白滑苔，問診最近大便情形，他說不好大，大便都是一粒一粒的，擦屁股會痛。後在檢查肛門，發現長的正是肛門癰。

　　肛癰為腸胃濕熱蘊所引起，他長的地方正好是在肛口附近，故而稱之。此病之因，乃在肛門內上 3 公分齒狀線處的肛竇內有細菌感染，若不趕快治療很容易引發肛周膿腫，屆時就要大費周章了。治則是清熱解毒，開給真人活命飲 8 克、黃連解毒湯 6 克共三天份，請他三天後再來複診，結果他老兄 16 日才來，來診的目的是因為近兩天一直腹瀉，要來看腹瀉，我問他肛門的問題，他說服藥第二天癰就潰破消下去了，藥還蠻有效，我想要把肛癰痊癒的情形拍下，以作比較，但被他所婉拒。

　　【診治思維】：如前所言，癰是氣血被毒邪壅遏不通，發於皮肉之間的一種急性化膿性疾病，且長在肛口的肛癰若不急於治療，容易引發肛周膿腫，故在急性期時應速予清熱解毒使炎症消退，四診合參，因此給於上方，故患者服完三日份的藥肛癰即時而消。附錄圖 24 是治療前的照片。

四十、肛門直腸的功能

　　從臨床治驗病例中體會到肛門直腸末端的疾病確實跟胃腸的功能有著密切的關係，肛門直腸的健康與否對於痔疾的發生扮演著重要角色，在此有必要做一生理概述。其功能敘述如下：

（一）、內分泌功能

　　直腸黏膜內的杯狀細胞，分泌鹼性腺液，有潤滑糞便、幫助排便、保護腸黏膜的作用。肛線的分泌液也起保護肛管的作用。

（二）、免疫功能

　　大腸黏膜表面廣泛地被覆著免疫球蛋白，黏膜內有免疫活性細

胞，此兩者組成了大腸體液免疫和細胞性免疫體系。是特殊的黏膜免疫系統。肛管區局部組織亦具有對抗腸內細菌的特殊免疫機構，被認為是肛門疾病術後創口很少發生嚴重感染的原因之一。

（三）、吸收功能

大腸主要吸收水和電解質，其中直腸也具有吸收水分、及少量葡萄糖、牛奶、及一些藥物的功能。

（四）、運動功能

結腸的運動形式包括促進內容物混合的黏膜揉搓作用，將內容物推移到下一結腸袋的分節推進運動，幾節腸段一齊收縮，形成將糞便推向前的收縮波，最後到達肛門。

（五）、排便反射

排便是身體各部參加的錯綜複雜的協調的生理反射機能，包括隨意和不隨意活動。

（六）排便自制

是指隨意延緩排便的能力，包含鑑別直腸內容物性質的能力及保持睡眠狀態下控制糞便的能力，它是一個複雜的生理機制。

因為直腸末端有這些生理特點，當它們發生故障時肛腸疾病於是產生，所以要治肛腸疾病常會牽扯到消化系統的調整才能把病的根本原因治好即是此故。

後 語

以前說肝病是國病，可是現在好像轉移到胃腸病，因為罹患胃腸病的人確實比罹患肝病的人為多，這是我臨床多年所感，為什麼呢？因為人要活就要吃，每天都要面對吃的問題，但許多人卻因為吃的食物不對、吃的飲食太精緻、吃的時間不對、吃的太飽等等而產生了很多的問題，諸如胃痛、胃脹、腹滿、潰瘍、胃酸過多、食

道逆流、便祕、腹瀉等等，因為產生了這些病症當久治不癒後而發生困擾，其實這些病症可透過中醫藥物治療及生活飲食的自我調整而快速獲得改善，並不一定要藉由西藥才是唯一途徑。

另外由胃腸病所引起的諸多相關病症，如頭痛、頭暈、胸悶、神疲、眠淺、憂鬱症、經痛、白帶、腰酸、眼澀、尿少不利等，亦可透過調治胃腸而間接獲得改善或治癒，這種不治頭而頭痛自癒的療法，是中醫神奇之處，其實，說穿了只不過是找到了真正的病因，而從病源上著手而已，這種治法是中醫的擅長，這是很多人不明白的，如果中醫也是頭痛治頭，那裡不好就治那裡，講究控制就好的話，那中醫就不姓「中」了。

我為什麼要寫這本書？主要的目的是讓罹患此病的人有一條明路可以指引，在中西醫治療出現盲點時，還有一線新希望，不至於盲目無助，在苦海中載浮載沉，我知道受到病痛折磨而求治無門時，那是多麼無奈的事，我要讓他們瞭解，治病的方法還有很多，不是一有上述諸病就非得往大醫院跑，服西藥控制不行，中醫行家一樣可以處理的很好，所以當病情停滯不前甚至還往後退時，不妨回頭嘗試中醫的治法，也許會對罹患此等病情者有所幫助，腦筋急轉彎一下，說不定你就這樣的脫離苦海了，這是筆者所要強調的。

痔瘡發生的原因除了是肛門靜脈叢的迴流不暢，所引起的病變外，還跟胃腸功能不良所引起的大便不順暢有關，這種醫學常識是許多人都沒有想過的，筆者看過太多這種病例，所以非常清楚的知道像這種跟胃腸有關的肛腸疾病，只要把胃腸調好使功能恢復讓大便順暢排出，肛門口不受衝擊，自然肛門的疾病就會獲得快速改善，而不是一味的在肛門局部上下功夫，如果肛門疾病只診治肛門這樣常會導致治療失敗的危險，徒然拖延病情，因此必須全方位考慮才能全面，書中多例就是在告訴罹患肛疾的朋友，痔瘡有些是跟胃腸有關的，這是我多年的經驗。

不管是胃腸還是痔瘡，都是人們容易罹患的疾病，不得不去注

意，如果不幸罹患了它們，只能積極求治，尋求解決之道。在病癒之後要懂得預防，也要知道養生，才不會重蹈覆轍，書中治法及病例都是多年經驗，非常值得參考。

　　雖然書中部分資料來自網路，但有些還是值得參考，特也順便舉出，期盼能對讀者有所幫助，假如我所寫的書能提供給你一些幫助，獲得正確醫療資訊，進而早日脫離苦海，那我的心願就已經達成，但願大家都能健康快樂的過生活。

參考文獻

⊙《中華肛腸圖譜》，榮文舟編註，科學技術文獻出版社

⊙《脾胃輯要》，中國醫藥大學中醫系主編

⊙《臨床常見胃腸病中西醫學保健法》，薛銘文編，食物自有大藥林青穀著檸檬樹國際書版集團

⊙《人體的地圖》，高橋長雄原著，張豐榮編譯

⊙《實用中醫方劑學》游士勳、張錦清編著，來自網路

⊙《胃腸病中醫良方》　王惠中編著，啟業書局出版

⊙《康健雜誌》168 期，郭佳容作

健康養生小百科好書推薦

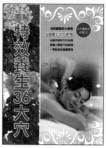

圖解特效養生36大穴
NT：300（附DVD）

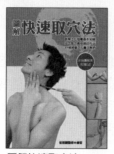

圖解快速取穴法
NT：300（附DVD）

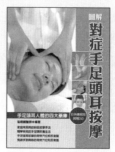

圖解對症手足頭耳按摩
NT：300（附DVD）

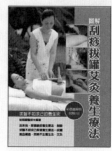

圖解刮痧拔罐艾灸
養生療法
NT：300（附DVD）

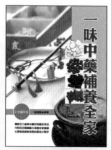

一味中藥補養全家
NT：280

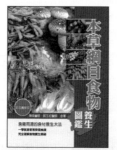

本草綱目食物養生圖鑑
NT：300

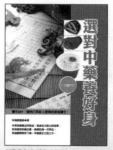

選對中藥養好身
NT：300

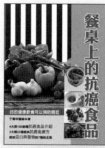

餐桌上的抗癌食品
NT：280

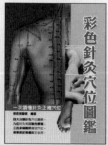

彩色針灸穴位圖鑑
NT：280

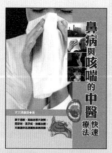

鼻病與咳喘的中醫
快速療法
NT：300

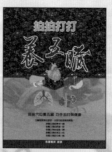

拍拍打打養五臟
NT：300

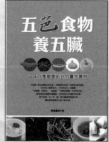

五色食物養五臟
NT：280

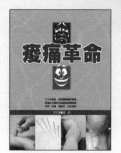

疼痛革命

NT：300

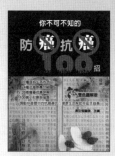

你不可不知的防癌
抗癌100招

NT：300

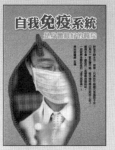

自我免疫系統是身體
最好的醫院

NT：270

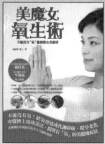

美魔女氧生術

NT：280

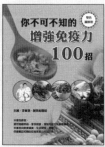

你不可不知的增強
免疫力100招

NT：280

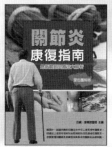

節炎康復指南

NT：270

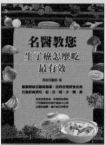

名醫教您：
生了癌怎麼吃最有效

NT：260

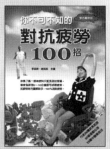

你不可不知的對抗疲勞
100招

NT：280

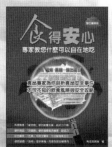

食得安心：專家教您什
麼可以自在地吃

NT：260

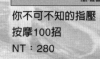

你不可不知的指壓
按摩100招

NT：280

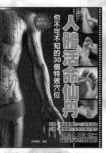

人體活命仙丹：你不可
不知的30個特效穴位

NT：280

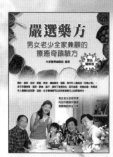

嚴選藥方：男女老少全
家兼顧的療癒奇蹟驗方

NT：280

心理勵志小百科好書推薦

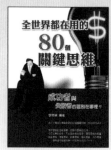

全世界都在用的80個
關鍵思維NT：280

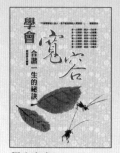

學會寬容
NT：280

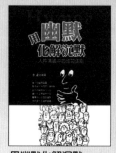

用幽默化解沉默
NT：280

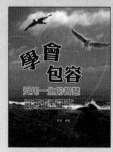

學會包容
NT：280

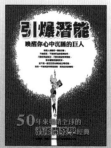

引爆潛能
NT：280

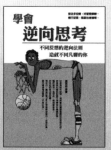

學會逆向思考
NT：280

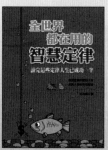

全世界都在用的智慧
定律 NT：300

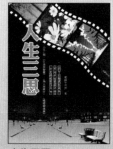

人生三思
NT：270

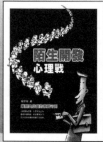

陌生開發心理戰
NT：270

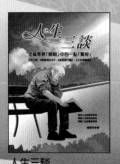

人生三談
NT：270

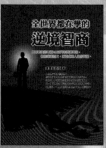

全世界都在學的逆境
智商NT：280

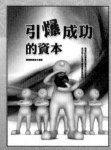

引爆成功的資本
NT：280